TRAITÉ

DE

LA DYSPEPSIE

PARIS. — IMP. DE V. GOUPY, RUE GARANCIÈRE, 5.

TRAITÉ

DE

LA DYSPEPSIE

PAR

Le Dr BEAU

ANCIEN MÉDECIN DE L'HOPITAL DE LA CHARITÉ
PROFESSEUR AGRÉGÉ DE LA FACULTÉ DE MÉDECINE DE PARIS
MEMBRE DE L'ACADÉMIE IMPÉRIALE DE MÉDECINE
CHEVALIER DE LA LÉGION D'HONNEUR, ETC.

PARIS

P. ASSELIN, SUCCESSEUR DE BÉCHET JEUNE ET LABÉ

LIBRAIRE DE LA FACULTÉ DE MÉDECINE

PLACE DE L'ÉCOLE DE MÉDECINE

1866

PRÉFACE

Une préface à une publication posthume du docteur Beau semblera peut-être superflue à ceux qui liront ce livre. Aussi n'est-ce pas dans le sens grammatical du mot qu'il convient d'envisager les quelques considérations préliminaires qui suivent, et dont le principal but est d'expliquer comment nous avons eu le triste mais honorable privilége de doter la science d'une œuvre à laquelle son auteur travaillait depuis tant d'années. Après la mort si peu prévue de notre maître et ami, les anciennes et précieuses relations qui nous attachaient à sa famille, jointes à la connaissance approfondie que nous possédions des opinions de Beau sur divers points de la science médicale, nous désignèrent pour examiner, colliger et mettre en ordre les matériaux inédits laissés par ce travailleur infatigable. C'est ainsi qu'au milieu d'une foule de notes, empreintes de son génie, nous avons eu le bonheur de rencontrer une œuvre à peu près complète, œuvre magistrale, destinée à porter la lumière sur une des questions les plus vastes et les plus complexes de la médecine, sur un des sujets d'étude qui exercèrent le plus les brillantes et solides qualités de cet esprit d'élite, sur la *Dyspepsie* en un mot, dont le savant clinicien de la Charité fit en quelque sorte la clef de voûte de l'édifice pathologique, alors que les auteurs contemporains ne voyaient encore dans les phénomènes désignés par ce titre qu'un état organopathique local et circonscrit.

Nous rappellerons à ce propos les sources auxquelles Beau puisa les inspirations qui devaient féconder le champ qu'il se proposait de cultiver? Ses lectures de prédilection étaient celles que nous ont transmises les maîtres de l'antiquité ; et ces auteurs sagaces lui apprirent de bonne heure que les vrais et grands médecins étaient ceux qui avaient pris en grande considération le fonctionnement anormal des organes digestifs comme point de départ du plus grand nombre des maladies. Mais Beau n'était pas seulement un admirateur éclairé des anciens ; se tenant autant que qui que ce fût au courant des découvertes modernes, il aimait à rapprocher la tradition antique de la médecine physiologique actuelle, et c'est ainsi qu'il est arrivé à proclamer l'importance considérable de l'influence pathogénique de la dyspepsie et à placer celle-ci au rang élevé qu'elle doit occuper désormais dans le cadre nosologique.

A ce sujet, on n'a pas manqué de taxer d'exagération les opinions de l'auteur, mais il suffira de lire les pages qu'il a consacrées à l'enchaînement des phénomènes dyspeptiques, hémopathiques et névropathiques, pour se convaincre qu'en cette matière du moins, les doctrines ont toujours été d'accord chez lui avec l'enseignement de la clinique, et qu'il a certainement ouvert à la thérapeutique des horizons aussi étendus que nouveaux.

On verra d'ailleurs dans le cours de cette publication que pour Beau la science, au moment où il écrivait, n'avait pas dit son dernier mot sur la dyspepsie : voilà pourquoi, sans doute, et par un sentiment de modestie bien propre à son caractère, notre savant ami n'avait donné à son travail que le titre d'*essai;* mais, après avoir lu cette œuvre remarquable, on reconnaîtra avec nous qu'aucune autre traitant du même sujet n'a mieux que celle-ci justifié le titre sous lequel nous la publions.

Terminons par l'expression d'un regret ; combien n'eût-il pas été désirable que Beau eût pu lui-même donner les derniers soins à la publication d'un ouvrage qui devait assurer le triomphe de ses idées les plus chères ! A Dieu ne plaise que notre insuffisance ait ici la prétention de le remplacer. Loin de là, nous avons considéré comme un impérieux devoir de reproduire intégralement dans cette première édition le manuscrit de l'auteur, sans lui faire subir aucune modification. Nous avons voulu que ce travail si important fût livré au public médical dans toute son originalité, nous réservant de revenir ultérieurement, s'il y a lieu, par des annotations, sur un sujet que la marche incessante de la science ne nous permet pas de considérer aujourd'hui comme définitivement épuisé.

Dr HÉDOUIN.

Mars 1866.

TRAITÉ

DE LA DYSPEPSIE

CONSIDÉRATIONS HISTORIQUES

Le mot *dyspepsie* n'a pas toujours eu la signification qu'on lui reconnaît à présent. Chez les médecins humanistes du XVIe siècle, commentateurs d'Hippocrate et de Galien, la dyspepsie était une lésion de l'acte digestif qui entraînait *la dépravation* ou *la corruption* des aliments. On donnait le nom de *bradypepsie* à la simple faiblesse de la digestion, et celui d'*apepsie* à l'absence complète de la digestion [1].

Vogel changea cette signification du mot dyspepsie : pour lui, c'est une digestion lente et difficile, *tarda difficilisque concoctio* [2]. On voit donc que la dyspepsie de Vogel est la même chose que la bradypepsie des galénistes. C'est encore la même maladie que celle qui se trouve décrite dans différents auteurs sous les noms suivants :

[1] *Gorræi opera*, p. 170. Parisiis, 1622.

[2] *Apparatus ad nosologiam methodicam*, p. 114. Amstelodami, 1775.

de imbecillitate ventriculi, de debili coctione ventriculi, de stomachi debilitate, etc., etc.

Cullen modifia encore le sens du mot dyspepsie. Il réunit sous ce nom plusieurs symptômes gastriques, qui jusque-là avaient été décrits séparément dans la pathologie de l'estomac.

« Le défaut d'appétit, dit Cullen, le dégoût, le vomissement qui survient quelquefois, les distensions subites et passagères de l'estomac, les rapports de différents genres, une chaleur brûlante vers le cœur, des douleurs dans la région de l'estomac, et la constipation sont des symptômes qui se rencontrent fréquemment chez la même personne, et que l'on peut en conséquence présumer dépendre d'une seule et même cause prochaine. C'est pourquoi on peut les considérer sous ces deux points de vue, comme une seule et même maladie à laquelle nous avons donné le nom de *dyspepsie*[1]. »

Cette réduction des principales lésions fonctionnelles de l'estomac en une maladie unique appelée *dyspepsie*, constitue un grand progrès de simplification, auquel on doit chercher à contribuer en montrant que le nombre des phénomènes morbides de l'estomac qui constituent l'affection dyspeptique est plus considérable encore que ne le pensait Cullen. Et, pour le dire en passant, nous nous sommes toujours demandé avec étonnement, pourquoi ce pathologiste distingué, qui nous montre si bien la nécessité de réunir l'anorexie, le dégoût, le vomissement, etc., sous le nom de dyspepsie, dans le but de faire

[1] Cullen, *Éléments de médecine pratique*, traduits par Bosquillon, t. II, p. 263.

de ces différents phénomènes une espèce morbide, pourquoi, disons-nous, Cullen décrit-il le *pyrosis* ou *fer chaud* à part et bien loin de la dyspepsie[1].

Mais ce qui étonne bien davantage encore de la part de Cullen, c'est que, dans l'article qu'il consacre à la dyspepsie, cet auteur ne fasse aucune mention des effets qui doivent résulter, pour tout l'organisme, d'une altération des fonctions si importantes de l'estomac. Il est impossible, en effet, que la digestion soit troublée, diminuée ou affaiblie, sans que la sanguification le soit également, et avec elle toutes les grandes fonctions du corps humain. Cullen, très-érudit comme on l'était de son temps, ne devait certes pas ignorer que cette influence pathogénique de l'estomac avait été reconnue en termes plus ou moins énergiques par tous les maîtres de la science.

Or, comme la considération des résultats généraux ou éloignés de l'affection dyspeptique est une chose extrêmement importante dans l'histoire de cette maladie, nous allons faire une revue succincte des auteurs qui en ont parlé avant le temps où écrivait Cullen.

Hippocrate dit que l'estomac est pour les animaux ce que la terre est pour les plantes : « ut in arboribus terra, sic in animalibus alvus succum alibilem suppeditat[2]. » Il s'ensuit que l'homme qui digère mal est comparable à un arbre qui, fixé sur un sol stérile, finit par se dessécher et périr.

Celse attribue à la faiblesse de l'estomac plusieurs symptômes locaux et généraux : « stomachum autem in-

[1] Cullen, ouv. cit., p. 403.

[2] *De Humoribus*, cap. IV.

firmum indicant *pallor*, *macies*, præcordiorum dolor, nausea et nolentium vomitus ; in jejuno dolor capitis [1]. »

Galien est beaucoup plus explicite dans la considération de l'influence pathogénique de l'estomac : « ventris torpor omnium confusio ; torporem autem intelligimus in coquendis cibis ventriculi infirmitatem, omnium plane corporis vitiorum causam esse [2]. »

Cette opinion de Galien, si fermement exprimée, se retrouve reproduite à peu près dans les mêmes termes par Benedetti, qui le premier, à l'époque de la Renaissance, s'occupa d'observer la nature au lieu de commenter les anciens. « Morborum fere omnium, dit cet auteur, causa est stomachi infirmitas [3]. »

L'auteur qui peut-être a le plus vivement compris la puissante influence pathogénique de l'estomac lésé dans ses fonctions est le célèbre van Helmont. Il créa, pour mieux s'en rendre compte, sa fiction mystique de l'*archée* qui gouvernait le duumvirat de la digestion, la rate et l'estomac, et qui, suivant ses différents degrés de colère ou d'irritation, envoyait toutes sortes de maladies dans les différents points du corps humain.

Baglivi, dans un article sur l'*inappétence*, indique à grands traits les conséquences de l'état de l'estomac sur l'organisme : « in omnibus morbis si viget appetitus, bonum ; inappetentia semper mala, semper suspecta, semper timenda. Dum viget stomachus, vigent omnia [4]. »

[1] *De Medicina*, lib. I, cap. VIII.

[2] *Galeni opera*, tertia classe, p. 169. H. apud Juntas, 1565.

[3] Alexander Benedictus, *Opera*, p. 1125. Basileæ, 1539.

[4] *Baglivi opera*, p. 74. Lugduni, 1714.

Heister fait également dépendre de l'estomac l'état de santé et de maladie. Il commence son chapitre XVI, sur les maladies de l'estomac et des intestins, par ces paroles : « cum... ab actione integra vel læsa ventriculi magna pars et sanitatis et morborum dependeat, operæ pretium erit ut de præcipuis reliquis hoc in capite agamus[1]. »

Certes, ces opinions incontestées des auteurs précédents et de quelques autres, dont nous parlerons plus loin et que nous ne citons pas actuellement dans le but d'éviter des répétitions, devaient être amplement connues de Cullen. Et l'on ne voit pas pour quelle raison cet auteur a omis, dans son article de la dyspepsie, de faire mention des symptômes généraux qui se montrent chez ceux dont les fonctions digestives sont dérangées.

Malgré cette lacune, on doit reconnaître que Cullen a fait beaucoup pour l'histoire de la dyspepsie, en groupant sous ce nom les différents symptômes fournis par l'organe principal de la digestion.

On ne comprit pas d'abord l'importance de cette réduction des phénomènes dyspeptiques, et la voix de Cullen fut une voix sans écho. Notre compatriote Pinel, loin de mettre à profit la concentration de Cullen, fait, dans l'article des névroses de la digestion, l'histoire détaillée de la cardialgie, de la gastrodynie, du pyrosis, du vomissement, du mérycisme, de l'anorexie, de la boulimie, du pica, etc., et de la dyspepsie, qui pour lui est caractérisée « par une digestion lente, souvent pénible, et quelquefois même douloureuse[2]. »

[1] *Compendium medicinæ practicæ*, p. 351. Amstelodami, 1748.

[2] *Nosographie philosophique*, p. 202, 214, 224 ; t. III. Paris, 1818.

Après Pinel, vint Broussais. Cet auteur, remarquable par sa puissante dialectique, fit une unité pathologique de toutes les altérations fonctionnelles de l'estomac; il regardait cette unité stomacale, avec les auteurs cités précédemment, comme la cause de la plupart des maladies; mais il tenait expressément à ce que cette unité morbide, qu'il appelait *gastrite*, fût nécessairement et toujours constituée par l'inflammation de la membrane muqueuse de l'estomac. Cette exagération, ou plutôt cette fiction, met la doctrine de Broussais bien au-dessous de celle de van Helmont. En effet, le médecin brabançon admet que son archée siége avec l'estomac et la rate dans l'hypochondre gauche, et que de là elle envoie, suivant ses irritations et ses colères, des maladies dans les différents points de l'organisme : voilà certainement une imagination bien singulière ; mais les conséquences thérapeutiques de cette idée sont très-rationnelles et parfaitement cliniques, c'est que les colères et les irritations de l'archée doivent être calmées par une foule de moyens différents, suivant les cas et suivant les individus. La gastrite de Broussais, au contraire, dans tous les cas et chez tous les individus, ne peut être calmée que par la diète, l'eau de gomme et les sangsues.

Cette doctrine erronée de Broussais concernant la nature essentiellement phlegmasique de tous les dérangements digestifs fut renversée facilement par l'observation de ces cas nombreux de prétendues gastrites, guéries comme par enchantement à l'aide des toniques et d'une bonne alimentation. Ces maladies, qui guérissaient ainsi et qui n'étaient pas des gastrites, malgré le symptôme de douleur qui les caractérisait, s'appelèrent *gastralgies*.

Ce nom nouveau naquit ainsi dans la réaction contre Broussais, et il fut substitué aux noms anciens de *cardialgie* et de *gastrodynie*.

On peut voir dans Barras, qui est pour ainsi dire l'historien de la gastralgie, les symptômes constituants de cette maladie, et les différences qui la séparent de la gastrite ; cette dernière affection étant considérée, par Barras lui-même, comme beaucoup plus importante, comme beaucoup plus fréquente, qu'elle n'est réellement.

Le nom de gastralgie fit rapidement fortune, et comme on vit peu à peu que la gastrite proprement dite est comparativement très-rare, il ne fut plus guère question que de gastralgie, pour désigner les souffrances de l'estomac. Mais comme l'expression de gastralgie ne peut s'appliquer précisément qu'aux dérangements douloureux de ce viscère, on manqua de terme pour désigner les lésions indolentes de l'acte digestif qui, dès lors, furent délaissées et inobservées.

Chomel fut le premier qui sentit cette lacune. Il comprit que le symptôme douleur n'était qu'un symptôme sans importance caractéristique dans l'altération des fonctions digestives, et qu'il fallait avant tout une dénomination qui s'adressât à la difficulté de l'acte digestif, considérée en elle-même. Il revint donc au terme de dyspepsie. Il a fait sur cette affection des leçons cliniques consignées dans les journaux de médecine de l'époque, et plus tard un ouvrage qui a paru quelque temps avant sa mort[1].

[1] Chomel, *Des Dyspepsies*. Paris, 1857.

La dyspepsie de Chomel est la même que celle de Vogel, *tarda difficilisque concoctio;* c'est encore la bradypepsie de Gorrée. Cette digestion difficile et pénible de Chomel s'accompagne habituellement de certaines prédominances symptomatiques qui le portent à en faire autant de formes différentes. C'est ainsi que Chomel admet des dyspepsies *flatulente*, *gastralgique*, *boulimique*, *acide* et *alcaline*, parce que dans certains cas la gêne et la difficulté de la digestion coïncident avec des gaz, de la douleur, de la boulimie, des éructations acides ou alcalines.

On voit par là que le cadre de Chomel est moins large que celui de Cullen, car pour le médecin écossais, la simple anorexie, le simple dégoût, etc., non accompagnés de gêne et de difficulté dans le passage des aliments, suffisent pour constituer une dyspepsie, tandis que pour Chomel il faut nécessairement qu'il y ait gêne et difficulté de la digestion en sus de tout autre symptôme.

Cependant Chomel l'emporte sur Cullen en un point très-important, c'est qu'il reconnaît des symptômes généraux ou sympathiques à la dyspepsie, tels que la céphalalgie, la somnolence, l'insomnie, la palpitation, la dyspnée [1], etc... Il reconnaît aussi que la dyspepsie finit par entraîner graduellement la diminution de l'embonpoint et des forces. Mais chose étonnante ! il se tait complétement sur les altérations du sang et notamment sur l'anémie qui doit résulter de l'altération des fonctions digestives. Le dyspeptique de Chomel, privé d'une suffi-

[1] Nous verrons plus loin que Cullen faisait de tous ces symptômes nerveux une espèce morbide particulière, qu'avec beaucoup d'autres il appelait *hypochondrie*.

sante réparation alimentaire, s'amaigrit, déperit, s'affaiblit, mais il conserve invariablement son sang à l'état de composition normale; et jamais il ne tombe dans des lésions organiques qui seraient les effets plus ou moins éloignés du trouble ou de la faiblesse de ses fonctions digestives.

Malgré cette notable imperfection, quel est l'ouvrage qui n'en a pas? on doit reconnaître que Chomel a restauré l'idée et le nom de dyspepsie, après la chute de Broussais, et sous ce rapport il a bien mérité de la science.

IDÉE GÉNÉRALE DE LA DYSPEPSIE

On comprend, d'après les considérations précédentes, ce qui constitue pour nous l'affection dyspeptique. Il y a dyspepsie quand il y a trouble, faiblesse ou absence de l'acte digestif, quels qu'en soient les symptômes et quelles qu'en soient les causes; et tout naturellement nous tenons aussi à ce qu'on ne sépare pas, dans l'idée de dyspepsie, la diminution, l'absence ou l'altération des produits alimentaires absorbables, de la faiblesse, de l'absence ou du trouble de l'action digestive. Par conséquent, la dyspepsie telle que nous la comprenons réunit les trois affections morbides de la digestion définies plus haut par Gorrée : la bradypepsie, l'apepsie et la dyspepsie.

L'étude que nous allons faire n'est pas celle d'une lésion anatomique, mais bien d'une lésion fonctionnelle; et cette étude est en elle-même parfaitement légitime. Nous allons étudier la lésion de la fonction digestive comme on étudie la lésion de la fonction respiratoire. Et de même qu'on fait l'investigation scientifique de cette dernière sous les différents noms de dyspnée, d'asphyxie ou d'anématosie, en l'étudiant au point de vue idiopathique, sympathique ou symptomatique, et en poursuivant de point en point toutes les conséquences prochaines et éloignées dans l'organisme; de même nous chercherons à parcourir cette voie d'investigation analytique ou tout ce qui concerne les symptômes et les causes des lésions de la fonction digestive.

L'estomac, siége principal de la digestion, étant un viscère d'une importance radicale dans l'organisme animal au point de vue physiologique, n'est pas moins important au point de vue pathologique. Et comme à l'état de santé, l'estomac prépare et modifie les matériaux qui doivent réparer le sang, lequel sang doit à son tour servir à toutes les grandes fonctions de nutrition, de sécrétion, etc..., il s'ensuit que lorsqu'il y a dyspepsie, il doit y avoir, outre les symptômes locaux de cette lésion fonctionnelle, des symptômes plus ou moins éloignés dépendant non-seulement des altérations consécutives du sang, mais encore d'une foule d'autres lésions soit fonctionnelles, soit organiques.

Cet aperçu nous montre que les symptômes de la dyspepsie doivent être en nombre considérable. Nous pouvons dire aussi d'avance que ses causes sont très-nombreuses. Elles proviennent les unes de l'état anomal des *ingesta*, et les autres de l'état de l'estomac troublé ou affaibli d'une manière idiopathique, sympathique ou symptomatique.

Tel est l'ensemble de la vaste question que nous nous proposons de traiter. Nous rencontrerons chemin faisant bien des incertitudes et bien des difficultés ; mais nous devons chercher à poursuivre cette œuvre jusqu'au bout, en rappelant que ce n'est pas un traité complet que nous publions, mais seulement un simple essai sur la dyspepsie.

DES SYMPTOMES DE LA DYSPEPSIE

Comme les symptômes de la dyspepsie, considérés dans leur ensemble, dépendent d'abord de l'estomac malade, puis du sang altéré, puis des autres organes consécutivement lésés soit dans leurs fonctions, soit dans leurs tissus, on doit chercher tout de suite à les distribuer par ordres et par séries.

Or ces symptômes, bien que très-nombreux, se classent assez naturellement en trois ordres que nous allons exposer sommairement avant de les énumérer en détail.

Il y a d'abord un *premier* ordre de symptômes dyspeptiques proprement dits, c'est-à-dire de symptômes qui sont localisés dans le tube digestif, et particulièrement dans sa partie gastrique, et qui apparaissent les premiers. Nous les appellerons *symptômes primitifs*.

Après cela, nous ferons remarquer que l'estomac ne peut pas être affecté de dyspepsie sans souffrir tout à la fois, bien qu'en proportion variable, et dans ses parois et dans ses produits digestifs absorbables. La dyspepsie stomacale embrasse donc la gastropathie et la chylopathie[1]. De cette double source morbide dérivent deux

[1] Nous comprenons sous ce nom de *chyle*, qui veut dire *suc*, toute la partie utile et absorbable de la digestion.

séries de symptômes qui marchent parallèlement l'une à l'autre. La chylopathie donne lieu à l'altération consécutive du sang et aux symptômes hémopathiques : la gastropathie produit, par irradiation nerveuse, des symptômes nerveux ou névropathiques plus ou moins éloignés.

Or la réunion de ces deux séries de symptômes hémopathiques et névropathiques qui prédominent l'un ou l'autre suivant les cas et les individus, constituent les symptômes dyspeptiques du deuxième ordre, ou *secondaires*.

Enfin nous appellerons symptômes du troisième ordre ou *ternaires*, les différentes lésions de tissus ou les lésions organiques qui se développent sous l'influence de l'état dyspeptique.

On voit donc, pour résumer la différence des états morbides de ces trois ordres, que dans le premier on a affaire à une simple lésion fonctionnelle de l'estomac, dans le second il y a altération de sang, et dans le troisième lésion de tissus. Nous verrons que le nombre des symptômes va en augmentant du premier au troisième ordre.

Cette distinction des symptômes dyspeptiques nous paraît d'autant plus naturelle que nous la trouvons consignée, d'une manière à peu près semblable et sous forme aphoristique, dans Frédéric Hoffmann. Voici, en effet, comment cet auteur s'exprime à ce sujet : « Valet enim omnino commune illud proverbium : vitium primæ concoctionis, quæ fit in primis viis, non facile corrigitur in secunda, quæ in visceribus sanguificationi et depurationi inservientibus peragitur, multo minus in tertia, quæ acta nutritionis absolvitur. » Enfin il termine par la grande indication thérapeutique : « Maxime omnium vero ventriculi habenda est ratio. »

Nous allons maintenant passer en revue ces trois ordres de symptômes.

SYMPTOMES PRIMITIFS.

Ces symptômes sont, comme nous l'avons dit, bornés au tube digestif et particulièrement à l'estomac. Ils sont très-nombreux ; ce sont tous ces phénomènes morbides qui indiquent un désordre quelconque des fonctions digestives. Nous verrons plus tard quels sont ceux qui se groupent ensemble pour constituer des formes particulières de dyspepsie.

L'appétit présente les modifications les plus nombreuses. Il peut être simplement diminué, ou nul (anorexie). Il peut y avoir, de plus, dégoût ou horreur des aliments, et ce dégoût va quelquefois jusqu'à la nausée. Quelquefois l'appétit est perverti et porte sur des substances non alimentaires (pica, malacia). D'autres fois il est exclusif et porte sur certains aliments, à l'exclusion de tous les autres, pour lesquels il y a dégoût ou simplement indifférence. Enfin, l'appétit est excessif (boulimie, faim canine, faim-galle). Il faut distinguer ici quelques variétés de boulimie : celle-ci peut s'annoncer subitement et s'accompagner de syncope si l'appétit n'est pas satisfait ; cela se voit souvent chez les voyageurs qui gravissent à jeun de hautes montagnes, ce qui dépend soit de l'ascension en elle-même, soit de l'air extrêmement vif qu'ils respirent. Enfin chez certains malades l'appétit, qui s'était fait sentir comme excessif, se calme subitement après l'ingestion d'une ou de deux bouchées d'aliments. Chez d'autres, au contraire, l'appétit n'est pas calmé par l'ingestion alimentaire; il est permanent ou continu. Il est commun de voir une grande inégalité dans l'état d'appétence : des malades vont manger avec voracité pendant un jour ou deux, puis après ils retombent, pour quelque temps, dans l'anorexie ou le dégoût, pour revenir plus tard à un appétit excessif.

La soif peut se conserver modérée ou naturelle au milieu de tous ces symptômes dyspeptiques. Quelquefois elle est nulle; d'autres fois elle est excessive (polydypsie), et le malade boit plusieurs litres de liquide, soit avant, soit surtout après le repas. Le plus souvent le malade désire boire froid. Quelques-uns appètent une boisson acide, d'autres les boissons amères, les alcooliques ou l'eau pure, etc.

Avec le sentiment plus ou moins modifié de la faim ou de la soif, il y a d'autres sensations qui dépendent de la présence dans l'estomac, soit des matières ingérées, soit de certains produits plus ou moins anomaux, tels que les gaz, les mucosités gastriques, la bile, le sang, etc.

L'ingestion des matières alimentaires, même en très-petite quantité, provoque, quelquefois immédiatement, d'autres fois au bout d'une ou de deux heures, des sensations variables. A un degré léger, c'est un sentiment incommode de gêne, de malaise, ou de corps étranger dans l'estomac. Le dyspeptique exprime cette sensation en disant *qu'il sent son estomac, qu'il se sent ou qu'il s'entend digérer.* Quand la difficulté de la digestion est plus considérable, le malade ressent une gêne et une pesanteur très-fatigante à la région épigastrique; enfin apparaît la douleur qui revêt toutes sortes de formes, le sentiment de brûlure et d'*inflammation*, celui de lancement névralgique ou de crampe porté souvent au point de lui arracher des plaintes et même des cris. Ces souffrances gastriques se terminent, habituellement, brusquement après que la digestion est finie et que l'anneau pylorique est franchi par les matières alimentaires; d'autres fois elles se prolongent plus ou moins longtemps après la digestion. Enfin nous ajouterons que certaines dyspepsies sont caractérisées par un séjour très-prolongé des matières alimentaires dans l'estomac, tandis que d'autres fois les aliments à peine digérés le traversent avec une rapidité surprenante.

Parmi les sensations provoquées par l'ingestion alimentaire il en est une qui doit être considérée à part, à cause de son importance : c'est la nausée. Elle existe souvent seule comme sensation morbide ou dyspeptique; mais elle s'accompagne aussi assez fréquemment de simples efforts de vomissement, et enfin de vomissement de matières ingérées. Quelquefois les aliments sont vomis en totalité; d'autres fois l'estomac fait comme une espèce de choix par suite duquel tel aliment est rejeté, tel autre est conservé. Ordinairement l'expulsion des matières par le vomissement met fin à la gêne ou à la douleur produite par la présence des aliments dans l'estomac.

A côté du vomissement nous devons mentionner un

autre mode d'expulsion des matières de l'estomac, c'est la régurgitation. Elle est habituelle dans l'enfance. Par elle les aliments sont rendus sans nausées, sans effort convulsif et par un simple mouvement antipéristaltique de l'estomac et de l'œsophage. Quelquefois les matières alimentaires arrivent à la bouche par régurgitation, toutes mastiquées une seconde fois et avalées. C'est, en un mot, un véritable acte de rumination qui a été observé chez des dyspeptiques.

Après les aliments, nous allons parler, ainsi que nous l'avons annoncé, de certains produits organiques dont la présence dans l'estomac et le tube digestif donne lieu à des symptômes divers.

1° *Les gaz.* — La présence de gaz abondants dans le tube digestif est fréquente chez les dyspeptiques.

C'est la présence ou la formation subite des gaz dans l'estomac qui donne lieu à ces gonflements apparents et très-gênants de la région épigastrique, soit avant, soit surtout après l'ingestion des aliments. Nous avons vu des hystériques chez lesquelles l'emprisonnement des gaz dans l'estomac qui était distendu, mettait en relief la forme de ce viscère qui, d'après nos livres classiques, est celle d'une cornemuse.

C'est la présence de ces gaz en abondante quantité et leur dégagement d'une partie à l'autre du tube digestif, qui produit ces borborygmes souvent extraordinaires qui tourmentent certains dyspeptiques nosomanes, surtout pendant la nuit.

Si les gaz de l'estomac s'accompagnent d'une proportion notable de liquide ingéré, on perçoit un véritable bruit gastrique de *succussion hippocratique* dans les divers mouvements que fait le malade, ou quand on exécute avec les mains des déplacements brusques à la région épigastrique. Ce bruit peut même, comme ceux qui proviennent d'un pneumo-thorax, présenter un timbre métallique.

L'expansion de ces gaz, soit par le rectum, soit par la bouche, n'existe pas nécessairement toutes les fois qu'il y a flatulence. Les éructations sont inodores ou bien acides, alcalines, fétides, etc... Les éructations, comme les vomissements, soulagent souvent les malades, en enlevant la douleur ou la gêne causée par la présence ou l'accumulation des gaz dans l'estomac ; quelquefois ces éructations sont douloureuses.

2° *Mucosités gastriques.* — Sous l'influence des troubles gastriques, il se produit souvent dans l'estomac une quantité anomale de mucosités plus ou moins altérées. Les malades les rejettent en éprouvant un soulagement dans ce sentiment de gêne, de pesanteur ou de douleur, que leur présence causait dans la région gastrique. Elles ressemblent à une solution concentrée de gomme, et sont appelées *pituite* par les malades. Elles sont insipides, ou fétides, ou acides, quelquefois brûlantes, etc...

Les malades les rendent tantôt à jeun, tantôt après les repas, et dans ce dernier cas elles sont quelquefois mélangées et rejetées avec les aliments ; d'autres fois, chose étonnante, le malade, bien que venant de manger, rejette la pituite seule à l'exclusion des aliments qui restent dans le tube digestif.

Les mucosités gastriques sont rendues ou par vomissement, ou par régurgitation. Ce dernier mode d'expulsion est habituel dans les dyspepsies caractérisées par une sensation de liquide brûlant (pyrosis) qui remonte de l'estomac à la gorge et jusque dans la bouche.

Mais nous n'avons pas fini l'exposition des symptômes locaux présentés par le tube digestif.

Le malade a un goût habituellement pâteux, avec sécheresse de la bouche. Dans ce cas, la langue présente ordinairement à jeun un enduit blanchâtre ou jaunâtre, qui n'est pas autre chose que le résultat d'une salive épaissie qui s'est concrétée et pour ainsi dire combinée, en se solidifiant, avec les papilles épidermiques de la langue. La couleur jaunâtre de l'enduit est ainsi colorée par la salive, qui souvent est rendue jaunâtre elle-même par suite du dérangement de l'action des glandes digestives. La salive peut être jaunâtre comme l'urine et comme la sueur, qui chez quelques individus teint en jaune léger le linge qui en a été imbibé pendant quelque temps.

Au lieu d'être pâteux le goût peut être acide, sucré, amer, fétide, etc.... Le malade trouve une saveur de terre ou de plâtre aux aliments les plus sapides, auxquels il rapporte les sensations d'amertume, d'acidité ou de plâtre, qu'il a dans la bouche.

L'haleine des malades présente alors ces différentes modifications; elle est quelquefois d'une fétidité repoussante; ce qui s'explique encore tout naturellement par différentes altérations de la salive ou des mucosités buccales qui peuvent être fétides, comme la transpiration et la sueur le sont chez quelques individus, même dans l'état de santé.

En général, il y a dans la bouche un sentiment d'épaississement de la salive et de la sécheresse ; mais d'autres fois c'est un état inverse que l'on observe. L'on voit des dyspeptiques qui sont affectés de ptyalisme comme s'ils avaient été mercurialisés. Sydenham a observé le même symptôme chez des hystériques ; or nous verrons plus loin que les hystériques offrent au plus haut degré les symptômes de la dyspepsie.

Il n'est pas jusqu'aux dents qui ne présentent aussi quelques modifications dues à l'affection dyspeptique ; ordinairement couvertes de mucus épaissi autour de leur collet, elles sont quelquefois altérées dans leur émail, qui est plus ou moins détruit par suite de l'acidité de la salive ou des mucosités gastriques.

Les différentes modifications du goût, de l'état de sécheresse ou d'humidité de la bouche, ont lieu ou bien à jeun, ou après l'ingestion alimentaire. Des malades digérant avec difficulté un mets quelconque en ressentent d'une manière désagréable le goût, sans que ce goût résulte d'éructation ou de régurgitation ; on dirait vraiment que des parcelles moléculaires de cet aliment reviennent à la bouche ayant la salive pour véhicule.

L'intestin, dont nous n'avons pas parlé d'une manière spéciale dans cette exposition symptomatique, participe aux souffrances de l'estomac. Habituellement il a sa part des flatuosités, des malaises, des douleurs de la dyspepsie ; mais il est difficile de séparer précisément les symptômes dyspeptiques de l'intestin de ceux de l'estomac. Nous mentionnerons seulement les symptômes propres à l'intestin, en ce qui concerne les phénomènes de défécation

tion. Nous dirons brièvement que dans la grande majorité des cas de dyspepsie il y a constipation ; d'autres fois, et surtout dans les dyspepsies graves, il y a diarrhée. Nous aurons plus tard l'occasion de revenir là-dessus, pour compléter l'étude de ces symptômes.

Tels sont les symptômes connus de la dyspepsie, les symptômes qui nous sont présentés par l'observation du tube digestif. Nous dirons d'une manière générale que ces différents symptômes, qui prédominent en certaines proportions suivant les individus, se montrent dans deux circonstances opposées de l'estomac, ou dans l'état de vacuité ou dans celui d'ingestion alimentaire. C'est par exception que les symptômes se montrent au même degré d'intensité avant ou après le repas. Nous ajouterons que les digestions sont favorisées ou contrariées par une foule de circonstances, suivant les individus. Quelques-uns digèrent mieux en restant dans le repos, d'autres en marchant; quelques-uns restant dans le silence, d'autres parlant beaucoup; à d'autres il faut une position particulière, d'être assis, d'être couchés ou de se tenir debout, etc.

Nous venons de dire que les symptômes locaux de la dyspepsie se montrent en certaine proportion pour faire telle ou telle prédominance, et pour constituer par là certaines espèces cliniques qui ont leur nom en pathologie. Nous ne manquerons pas d'exposer les principales de ces espèces symptomatiques; mais il nous faudra auparavant donner la série des symptômes secondaires, qui, en clinique, ne peuvent guère être séparés des symptômes primitifs que nous venons de présenter. En un mot, nous faisons actuellement l'analyse; après, nous ferons la synthèse.

Dans la symptomatologie qui précède, nous avons, presque sans y songer, accolé un symptôme secondaire à un symptôme primitif: c'est quand nous avons dit que certains appétits excessifs et non satisfaits s'accompagnaient de syncope. Nous verrons que dans les différentes espèces de dyspepsies il y a une foule de phénomènes éloignés qui, sous une influence sympathique, peuvent venir ainsi doubler les symptômes gastriques, et souvent même les masquer.

Parmi les symptômes locaux de la dyspepsie il en est un qui existe souvent, et que nous avons omis : c'est un sentiment de dyspnée que le malade éprouve dans la région de l'estomac. Ce point de suffocation est le premier anneau d'une série dyspnéique qui souvent s'étend jusqu'au larynx; nous en traiterons plus au long dans le chapitre des symptômes secondaires. Si nous le mentionnons dans le présent chapitre, c'est pour établir une transition toute naturelle, comme on le verra, entre les symptômes primitifs et les symptômes secondaires.

SYMPTOMES SECONDAIRES.

Les symptômes secondaires, avons-nous dit, sont constitués par les deux séries hémopathique et névropathique qui résultent du dérangement des fonctions gastriques. Nous avons présenté ces deux séries comme parallèles; mais toutefois elles ne le sont pas parfaitement. La série des altérations du sang nous paraît primer pathogéniquement la série des symptômes nerveux ; c'est un fait d'observation journalière consacré depuis longtemps par l'aphorisme d'Hippocrate : *Sanguis moderator nervorum.* Cette raison devrait nous engager à faire l'exposition des symptômes hémopathiques avant celle des symptômes névropathiques ; mais comme ces derniers se trouvent habituellement mélangés en nombre variable avec les symptômes primitifs ou locaux dont nous venons de parler, nous n'avons pas voulu les en séparer par un intervalle aussi considérable que celui consacré à l'exposition de la série hémopathique.

Série névropathique.

Les nerfs de l'estomac mettant ce viscère d'une importance radicale en rapport immédiat ou médiat avec les différents organes, associent, pour ainsi dire, les souffrances de l'estomac aux souffrances d'un grand nombre d'organes : *Omnibus dat et ab omnibus accipit*, a-t-on dit avec vérité de l'estomac. Si donc l'estomac reçoit l'impression des différentes souffrances de l'organisme, il doit, à son tour, exercer plus ou moins loin une influence symptomatogénique. Nous montrerons en son lieu comment l'influence centripète qui agit des organes sur l'estomac détermine les dyspepsies sympathiques ; nous allons maintenant parcourir la série des symptômes produits par l'influence gastrique qui s'étend du centre gastrique aux organes périphériques.

Les symptômes de la série névropathique, que nous allons parcourir, sont constitués, comme on le verra, par différents phénomènes morbides de sensibilité générale ou spéciale des fonctions centrales, de contractilité ou de sécrétion. Et d'avance, pour nous préparer à comprendre toute la portée de cette influence de l'estomac qui peut susciter des troubles intenses en différents points de l'organisme par voie de sympathie, il faut tout d'abord reproduire l'impression exprimée à ce sujet par différents observateurs.

Nous exposons de nouveau, à ce sujet, l'opinion mystique de van Helmont, qui avait pour ainsi dire personnifié, sous le nom d'*archée*, le centre nerveux qui siége dans la région de l'estomac. Wepfer, par suite de ses observations sur les divers empoisonnements, était arrivé à la même idée[1]. A l'exemple de van Helmont et de Glisson qu'il cite avec éloge, il établit dans le tube digestif un *président de tout le genre nerveux* : « Nollem a quopiam sinistrè interpretari, quasi existentiam *præsidis systematis nervosi*, seu *archæi* dubiam facere, enervare aut plane annihilare constituerim : tot argumenta supersunt quæ illam confirmant, ut nemo sanâ mente præditus, eam rejicere queat[2]. »

Il faut donc par avance nous habituer à cette idée, que si la boîte crânienne renferme le centre nerveux de la vie animale, la région épigastrique renferme le centre nerveux de la vie organique. Toutefois, nous devons reconnaître que le centre nerveux abdominal (plexus solaire, ganglions semi-lunaires), qui se confond pour ainsi dire avec l'estomac, n'a plus l'apparence matérielle et le relief du centre nerveux encéphalique.

[1] *Historia cicutæ aquaticæ*, p. 100. Basileæ, 1716.
[2] Ibid., p. 105.

Avant de commencer l'inspection de la série névropathique que nous allons parcourir, nous devons dire que les symptômes divers qui la constituent apparaissent dans une très-grande proportion de fréquence chez les femmes ; on les observe aussi chez les hommes qui participent exceptionnellement de la nature féminine, sous le rapport des nerfs qu'ils ont faibles, délicats et impressionnables.

Nous laissons dans cette exposition l'ordre offert par le plus ou le moins de proximité de l'estomac, des différents phénomènes sympathiques qui ont ce viscère pour centre.

Dyspnée. — Nous avons déjà mentionné ce symptôme dans le chapitre des symptômes primitifs, en annonçant que nous aurions à en parler encore à l'occasion des symptômes sympathiques ou secondaires. Effectivement, la dyspnée que nous appellerons *gastrique*, et qui est tout à fait indépendante de la présence des gaz dans l'estomac, joue ce double rôle dans la symptomatologie de la dyspepsie ; elle est, selon ses degrés, phénomène primitif ou secondaire.

A son premier degré elle est localisée dans la région épigastrique. A son second degré elle monte de l'estomac à la partie profonde du thorax, en arrière du milieu du sternum. Enfin elle peut s'élever encore de ce point rétro-sternal jusqu'au larynx, où elle donne une sensation de strangulation avec ou sans spasme glottique.

Ces trois stations dyspnéiques qui se trouvent souvent réunies sur la même personne et qui se succèdent, comme nous venons de le dire, de bas en haut, portent tout naturellement à rechercher si elles ne sont pas localisées dans un seul et même nerf.

Quand on considère d'un côté que la sensation dyspnée est regardée par Rolando et d'autres physiologistes comme le résultat de la souffrance du nerf pneumogastrique, et d'un autre côté quand on réfléchit au trajet de la dyspnée gastrique qui monte de la région épigastrique à la gorge, en se confondant pour ainsi dire avec le trajet des nerfs pneumogastriques, on est porté tout naturellement à localiser la dyspnée gastrique ou dyspeptique dans le nerf pneumogastrique. En d'autres termes, la dyspnée gastrique serait une névralgie ascendante du nerf pneumogastrique.

Quant aux trois siéges de la dyspnée accusée par les dyspeptiques, à la région épigastrique, à la partie profonde et moyenne du sternum, et au larynx, ils constitueraient tout autant de points névralgiques qui affecteraient le nerf pneumogastrique à la sortie de l'estomac, au plexus pulmonaire, et au larynx à la terminaison du nerf récurrent.

En outre de la sensation d'oppression qu'éprouvent les malades, il s'y joint assez souvent la sensation fausse d'un corps étranger qui, dans ce cas, est habituellement une boule ; on l'appelle *boule hystérique* parce que ce phénomène se montre au nombre de ceux qui constituent la maladie hystérique. Nous aurons l'occasion de revenir là-dessus.

Toux. — On admet depuis longtemps une toux qui a son point de départ dans l'estomac souffrant, et que pour cette raison on appelle *toux gastrique*. C'est cette similitude d'origine qui nous a fait appeler *gastrique* la dyspnée dont nous venons de faire une exposition succincte.

La toux gastrique est une toux sèche, c'est-à-dire sans expectoration de muco-pus, survenant par quinte, et sollicitée par un sentiment de picotement au larynx. Les malades ajoutent que ce picotement du larynx est déterminé par *quelque chose* qui monte de la région épigastrique.

Cette production de la toux gastrique par un *aura* qui a son point de départ dans l'estomac, et qui s'élève en suivant la ligne médiane, tend à nous faire localiser la toux gastrique dans le pneumogastrique qui porterait, de l'estomac dans le larynx par le nerf récurrent, le sentiment de picotement qui excite la toux.

La toux gastrique et la dyspnée gastrique existent souvent sur le même malade, tantôt alternant, tantôt coïncidant ensemble.

Aphonie, raucité. — Il n'est pas rare de voir des personnes dyspeptiques qui, pendant les souffrances gastriques qui précèdent ou suivent l'ingestion alimentaire, présentent de l'aphonie ou plus rarement de la raucité. Nous avons vu, il n'y a pas longtemps, une jeune fille de seize ans chez laquelle les fonctions digestives s'étaient dérangées à la suite d'un travail trop assidu, et qui avait la voix extrêmement rauque pendant tout le travail de la digestion; comme la raucité de la voix s'accompagnait chez elle d'une toux gastrique très-notable, ses parents la croyaient affectée d'une maladie de poitrine; sous l'influence d'un traitement convenable, les digestions s'améliorèrent, puis survint la disparition rapide de la raucité et de la toux.

Il est encore rationnel d'admettre que l'influence gastrique qui détermine la production de la raucité et de l'aphonie, arrive au larynx par le nerf pneumogastrique et le récurrent.

Bâillement. — Il n'y a rien de commun comme d'observer le bâillement dans les moments où l'estomac est souffrant, soit par vacuité, soit par plénitude.

Le *hoquet* existe aussi comme symptôme de souffrance gastrique, mais plus rarement que le bâillement. Nous avons connu un homme dont l'estomac très-délicat ne pouvait pas digérer du vin de Champagne sans éprouver un hoquet très-incommode, accompagné de nombreuses éructations.

Cauchemar. — Ce phénomène est, comme on le sait, un sentiment de poids incommode sur la région épigastrique, pendant le sommeil, avec impossibilité de se mouvoir, de parler, de respirer, etc..., qui est rapporté par le patient à la pression d'un être fantastique, enfanté dans un rêve, et qui finit par un réveil en sursaut, au milieu d'une grande anxiété.

Il faut comprendre le cauchemar comme un symptôme complexe, dans lequel il y a tout à la fois une oppression réelle et une fiction. L'oppression réelle part de l'estomac ; c'est tout simplement la dyspnée gastrique dont nous avons déjà parlé, et qui a lieu pendant le sommeil. Mais cette dyspnée est transformée, par suite des conceptions délirantes du rêve, en une suffocation produite mécaniquement par quelque être fantastique ; de telle sorte que l'horreur inspirée au patient par cette sorte d'apparition vient doubler l'intensité de la dyspnée réelle qui en a été l'occasion et comme le point de départ.

Névralgie intercostale. — La névralgie intercostale est ordinairement symptomatique d'une gastropathie, ainsi que nous l'avons déjà établi en 1847 [1]. M. Bassereau, qui a popularisé la connaissance de cette névralgie, admet qu'elle « est le plus souvent symptomatique de l'affection de quelque viscère, dont la souffrance est transmise aux nerfs intercostaux par les anastomoses que le grand splanchnique a avec eux [2]. » Cet observateur distingué précise encore davantage le foyer d'où part l'irradiation qui suit le nerf splanchnique pour venir affecter douloureusement le nerf intercostal, et il localise ce foyer dans l'utérus et ses annexes. Pour établir ce point de pathogénie, il se fonde sur ce fait, que la névralgie intercostale se rencontre plus fréquemment sur les femmes que sur les hommes, et que les femmes affectées présentent, dans la plupart des cas, un trouble des fonctions utérines.

Certes, on ne peut nier que l'utérus ne soit souvent le foyer d'où part la première irradiation nerveuse qui va provoquer l'apparition de la névralgie intercostale; mais dans ce cas l'utérus n'est pas le foyer immédiat de la névralgie intercostale, il n'en est que le foyer médiat; en un mot, l'utérus provoque l'apparition de la névralgie intercostale, en déterminant d'abord une gastropathie qui est la cause immédiate de cette névralgie. Quand nous ferons l'histoire des causes de la dyspepsie, nous montre-

[1] *Archives*, février 1847, p. 161.

[2] *Thèse de Paris*, 1840, n° 110, p. 22.

rons dans ses principaux détails cette influence pathogénique de l'appareil utérin sur l'altération des fonctions digestives.

Ce qui établit ce fait, que la névralgie intercostale dépend d'une gastropathie, c'est que les différents points dorsal, moyen et terminal de cette névralgie, se font sentir ensemble ou séparément, spontanément ou par la pression, chez des personnes qui accusent un malaise gastrique, soit avant, soit après l'ingestion alimentaire. On observe cette névralgie, non-seulement dans les cas de dyspepsie idiopathique, mais encore quand la gastropathie tient à une lésion organique, telle qu'un cancer de l'estomac ; nous en possédons trois observations.

Parmi les symptômes présentés par l'illustre captif de Sainte-Hélène, affecté, comme l'on sait, d'un cancer à l'estomac, il en est un dont il se plaignait souvent : c'était une douleur aiguë, lancinante, qui se faisait sentir sous le sein gauche; l'Empereur l'appelait son *coup de canif*. A quoi rapporter ce point douloureux, sinon à une névralgie intercostale ?

Au premier abord, on ne voit pas quel lien peut établir un rapport pathogénique entre l'estomac et le nerf intercostal; mais en y réfléchissant, on comprend que les choses se passent de la manière suivante :

Il part de l'estomac malade un *aura* qui traverse des filets du plexus solaire, atteint les ganglions semi-lunaires, remonte par les nerfs splanchniques aux ganglions thoraciques, et de là se réfléchit sur les nerfs rachidiens qui comprennent les nerfs intercostaux. L'*aura*, qui était muet ou indolent pour monter de l'estomac aux ganglions thoraciques, devient sensible ou névralgique du moment qu'il a atteint le nerf rachidien et qu'il descend avec lui l'espace intercostal.

La douleur qui constitue la névralgie dorso-intercostale est donc une véritable douleur réflexe, dont le foyer d'excitation se trouve dans l'estomac. On sait qu'elle affecte le plus ordinairement les septième et huitième nerfs intercostaux qui rampent dans la paroi thoraco-épigastrique ; c'est surtout à gauche qu'on l'observe.

Palpitations, syncope, névralgie cardiaque. — Nous réunissons dans un même article ces symptômes cardiaques excités par la gastropathie.

Nous avons déjà mentionné l'un d'eux, la syncope, dans le chapitre des symptômes primitifs de la dyspepsie, en rappelant que certains appétits impérieux et non satisfaits provoquent des défaillances et même des syncopes. Nous ajouterons que ce symptôme est provoqué aussi par l'état de plénitude des estomacs malades, mais beaucoup moins souvent que par l'état de vacuité.

Les palpitations se développent dans des conditions opposées, c'est-à-dire qu'on les observe moins souvent avant qu'après l'ingestion alimentaire.

Nous comprenons sous le nom de névralgie cardiaque, un sentiment d'anxiété très-pénible avec douleur rapportée au cœur, et quelquefois avec irradiation douloureuse dans le sommet du thorax et dans le bras gauche. Cette réunion de symptômes qui, pour beaucoup d'auteurs, constitue l'angine de poitrine, existe quelquefois comme symptôme de gastropathie.

Les palpitations, la syncope et la névralgie cardiaque

sont visiblement liées à la gastropathie quand, ainsi que tous les symptômes névropathiques dont nous faisons la revue, elles se manifestent sous l'influence des souffrances gastriques avant ou après l'ingestion des aliments. Les malades précisent encore davantage cette origine gastrique en disant que les palpitations, la syncope et la névralgie cardiaque sont précédées et déterminées par quelque chose qui part de la région épigastrique et leur va au cœur.

Rien n'empêche d'admettre qu'ici encore c'est le pneumogastrique qui est la voie par laquelle *l'aura* est porté de l'estomac aux nerfs du cœur.

Céphalalgie. — On comprend sous ce nom générique différentes douleurs qui sont ressenties à la région crânienne. Eh bien, la céphalalgie est souvent excitée par un mauvais état de l'estomac : c'est un fait qu'il suffit d'annoncer et qui n'a pas besoin de démonstration. Chomel insistait dans son enseignement sur la fréquence des céphalalgies dyspeptiques.

Vertiges. — Il en est de même des vertiges, qui se montrent autant dans l'état de vacuité de l'estomac que dans son état de plénitude. M. Trousseau s'est appesanti sur l'importance et sur la fréquence du vertige dyspeptique.

La *somnolence* est encore un symptôme qui souvent dénote une digestion laborieuse et difficile.

Insomnie. — Par contre on observe souvent que les dyspeptiques qui dorment immédiatement après les repas, ont de l'insomnie pendant la plus grande partie de la nuit. Nous avons connu un homme bien portant, du reste, qui ne pouvait pas éprouver pendant la nuit un sentiment de gêne, même le plus léger, à l'estomac, sans se voir condamné par cela même à une insomnie complète.

Altérations de l'intelligence, du caractère. — On a souvent l'occasion, dans les souffrances stomacales, d'observer des modifications variables de l'intelligence. Ainsi quelques individus sont affectés d'une paresse ou d'un engourdissement de l'intelligence, tant que dure la digestion ; d'autres, au contraire, présentent de l'excitation cérébrale ou même du délire : ce dernier phénomène se rencontre particulièrement chez les enfants, surtout dans le moment où l'estomac est vide et où il y a un besoin de réparation alimentaire sans que le malade en ait conscience.

Il en est de même du caractère, qui s'altère souvent et momentanément par le fait de la digestion, chez certains dyspeptiques.

« Les principes de la plus simple psychologie, dit un observateur distingué, nous apprennent que l'âme n'est impressionnée qu'au moyen des organes qui lui sont soumis, et qui la mettent en rapport avec les objets extérieurs ; d'où il suit que quand ces organes sont mal conservés, mal restaurés ou irrités, cet état de dégradation exerce une influence nécessaire sur les sensations qui sont les moyens intermédiaires et occasionnels des opérations intellectuelles.

« Ainsi la manière habituelle dont la digestion se fait, et surtout se termine, nous rend habituellement tristes, gais, taciturnes, parlants, moroses ou mélancoliques, sans que nous nous en doutions, et surtout sans que nous puissions nous y refuser[1]. »

Modifications de la sensibilité. — Nous devons noter les différentes altérations de la sensibilité générale ou spéciale comme liées aux souffrances de l'estomac. Nous avons vu des dyspeptiques frappés d'analgésie pendant l'état de torpeur et d'accablement qui accompagne quelquefois la digestion. D'autres présentent, dans le même temps, des bourdonnements d'oreilles, des troubles de la vision, etc... Nous reviendrons sur tous ces phénomènes à l'occasion des symptômes permanents de la dyspepsie.

Lésions de la motilité. — Dans les mêmes conditions passagères où se montrent les modifications de la sensibilité, on observe aussi des troubles ou des lésions de la motilité. Des malades sont affectés d'un tel accablement qu'ils ne peuvent pas marcher, ou qu'ils sont incapables d'exécuter des actes notables de contraction musculaire. Quelques-uns, tels que les enfants, ont au contraire des convulsions s'ils éprouvent une digestion laborieuse, ou s'ils souffrent d'un besoin de réparation alimentaire.

Nous avons donné nos soins à un homme à tempérament nerveux, dont l'estomac avait été pendant longtemps fatigué par des repas tout à fait irréguliers et rares, et qui était affecté de crampes douloureuses aux mollets toutes les fois que la digestion était un peu laborieuse.

Mouvements fébriles, congestions locales. — Il est assez ordinaire d'observer des mouvements fébriles chez les

[1] Brillat Savarin, *Physiologie du goût*, t. Ier, Médit. XVI; 82, Influence de la digestion.

dyspeptiques, pendant le malaise qui accompagne la digestion. On retrouve dans ces mouvements fébriles, d'une manière souvent notable, les stades réunis ou séparés des fièvres intermittentes. Ainsi, chez quelques malades, c'est d'abord un sentiment de froid et même de frissonnement avec pâleur et horripilation ; nous ajouterons que ce phénomène est provoqué par un abaissement souvent léger de la température, auquel le dyspeptique résiste difficilement. D'autres fois, avec ou sans frissonnement antécédent, il y a sentiment de chaleur incommode ; le pouls est fréquent, plein ; les mains sont chaudes, les joues sont fluxionnées. Tous ces symptômes tombent quand la digestion est terminée.

Chez les femmes nerveuses, on voit souvent le besoin d'alimentation provoquer l'apparition de fluxions sanguines qui, sous forme de bouffées, montent de l'estomac à la face et dans toute la tête. On sait maintenant que ces congestions tiennent à une paralysie momentanée des vaisseaux capillaires, qui, frappés de dilatation atonique, contiennent une très-grande quantité de sang.

Sécrétions. — Par ses récents travaux, M. Claude Bernard[1] nous a appris que les sécrétions sont singulièrement modifiées par certains états de l'innervation. Nous ajouterons que ces troubles de l'innervation ont souvent leur centre dans l'estomac.

Nous avons déjà mentionné le ptyalisme comme un des symptômes primitifs ou locaux de la dyspepsie. Nous revenons ici sur ce phénomène, pour dire qu'on doit le comprendre parmi les symptômes névropathiques qui

[1] Académie des sciences, séance du 9 août 1858.

ont leur foyer dans l'estomac, en ce sens qu'il ne se manifeste quelquefois que pendant le temps de la digestion.

Une autre sécrétion qui se montre aussi pendant les difficultés de la digestion est une sueur profuse. On voit des convalescents inondés de sueur immédiatement après l'ingestion d'un bouillon ou d'un potage.

Quelques dyspeptiques se plaignent d'uriner fréquemment et abondamment pendant le travail de la digestion. Les urines présentent alors les caractères qu'on a reconnus aux urines *nerveuses*, c'est-à-dire qu'elles sont claires, inodores et abondantes. Il arrive d'autres fois que les urines sont rendues avec douleur ou difficulté.

Enfin, nous devons faire mention dans cet article de certaines pollutions spermatiques qui affectent les dyspeptiques après des excès de table, ou l'ingestion de mets ou de liquides nuisibles à l'estomac.

Cette influence de l'estomac dans la production des sécrétions physiologiques doit être reconnue même dans la production de certaines sécrétions morbides. Ainsi on ne peut nier que des leucorrhées intermittentes ne se manifestent immédiatement après une souffrance de l'estomac, une digestion laborieuse ou l'ingestion d'un aliment de mauvaise nature.

Névropathie sexuelle. — Pendant l'état d'accablement, de torpeur qui affecte les dyspeptiques dans l'état de vacuité ou de plénitude gastrique, on observe ordinairement un défaut complet d'érection qui peut se prolonger longtemps et qui fait souvent le tourment des malades. Mais comme dans les névroses à côté de l'atonie se montre souvent l'hypéresthésie, on observe quelquefois par contre du priapisme très-douloureux chez certains dyspeptiques. Ces priapismes ne s'accompagnent pas de désirs vénériens, et doivent être considérés comme de simples crampes douloureuses des corps caverneux.

Nous terminerons ici la série des symptômes névropathiques qui ont leur foyer dans les souffrances de l'estomac. Nous n'avons pas fait une énumération complète de ces symptômes; tous les jours la clinique nous en montre de nouveaux. Nous avons voulu surtout mettre en évidence ce point de doctrine, que dans l'histoire de la dyspepsie il y a un cadre de symptômes névropathiques ; le progrès consistera à remplir ce cadre le plus possible.

Nous ajouterons que la fixation des symptômes qui naissent de l'estomac malade par irritation sympathique, est assez difficile ; car quand ces symptômes sont produits dans l'acte digestif, on peut toujours se demander s'ils dépendent d'une pure irradiation sympathique, ou bien d'un produit digestif irritant transporté plus ou moins loin de l'estomac par le mouvement de la circulation. Cette incertitude n'existe plus quand il s'agit de symptômes névropathiques produits pendant les souffrances de vacuité et de besoin de l'estomac

Nous verrons plus loin qu'il y a des symptômes névropathiques qu'on ne peut plus rapporter uniquement à l'estomac souffrant, parce qu'ils existent en dehors des souffrances de l'estomac. Ces symptômes, ainsi que ceux dont nous venons de faire l'exposition, se rapportent pour une part notable à l'altération du sang qui suit l'état dyspeptique. C'est là une question importante dont nous allons nous occuper.

Série hémopathique.

Cette série, avons-nous dit, constitue avec la précédente les symptômes secondaires de la dyspepsie.

L'altération de composition du sang est une conséquence nécessaire de l'altération de la fonction digestive. Il est impossible, en effet, qu'il y ait des troubles symptomatiques indiquant un dérangement de la digestion, sans que les produits utiles de la digestion en soient altérés, soit dans leur quantité, soit dans leur qualité. Or, comme ces produits utiles de la digestion servent à entretenir le sang dans un état de composition normal et à réparer les pertes qu'il fait chaque jour dans les actes divers de l'organisme, il faut de toute nécessité que l'altération du sang soit une conséquence de la dyspepsie.

Ainsi donc, comme nous l'avons dit, la série hémopathique dérive de la souffrance des produits utiles de la digestion, ou chylopathie, de la même manière que la série névropathique résulte, par irradiation sympathique, de la souffrance des parois stomacales ou de la gastropathie. La première vient de l'altération des produits de l'acte digestif, la seconde a son origine dans les nerfs de l'organe digestif. Nous verrons que la prédominance de l'une ou de l'autre de ces deux séries symptomatogéniques donne lieu à des formes différentes de dyspepsie.

Le sang étant un liquide composé d'une multitude d'éléments différents, on comprend *à priori* que ces éléments soient inégalement affectés dans les altérations sanguines qui résultent de l'état dyspeptique, et que même il y en ait quelques-uns d'affectés au plus haut point, sans que les autres le soient. On comprend, disons-nous, que les choses se passent ainsi, si l'on pense à tenir compte de la nature différente des causes de la dyspepsie et des aptitudes individuelles, des tempéraments, etc.

Nous réduisons à trois le nombre des éléments du sang, dont nous allons étudier les lésions au point de vue de la dyspepsie : ce sont l'élément globulaire, l'élément albumineux, l'élément fibrineux. Ces lésions sont surtout des lésions de quantité. Les anciens qui, à différentes époques, ont observé les fâcheux effets des altérations des fonctions digestives, comprenaient les précédentes lésions sous le nom générique et assez juste d'*appauvrissement du sang*. Nous les exposerons séparément tous sous le nom d'*anémie globulaire*, *anémie albumineuse*, *anémie fibrineuse*.

DE L'ANÉMIE GLOBULAIRE.

L'anémie globulaire s'appelle aussi *anémie*, *aglobulie* et encore *hydrémie*, *hydrohémie*, parce que le sang privé d'une partie de ses globules renferme ordinairement une quantité surabondante de sérum.

Il faut distinguer l'anémie globulaire de l'anémie vraie. Ces deux états morbides que beaucoup de médecins confondent sont séparés pourtant par des symptômes bien différents. Nous renvoyons là-dessus à la description comparative que nous en avons faite dans un autre ouvrage [1].

Dans l'état actuel de la science, tel qu'il a été fixé par les travaux de MM. Andral, Gavarret, Becquerel et Rodier, on ne regarde pas la dyspepsie comme la cause ordi-

[1] *Traité d'auscultation*, p. 440.

naire de l'anémie globulaire; et quand il y a coïncidence des symptômes de dyspepsie et d'anémie, ce qui se voit fréquemment, comme l'on sait, on ne manque guère de considérer les symptômes dyspeptiques comme l'effet de l'anémie. On fait une très-large part, dans la fixation des espèces étiologiques d'anémie globulaire, à une anémie que l'on croit produite spontanément par une affection primitive de sang, et que pour cette raison on appelle *anémie spontanée*, laquelle anémie spontanée peut donner lieu à des phénomènes dyspeptiques.

A ce sujet, je ferai remarquer que le sang ne se fait pas et ne se répare pas tout seul: il faut donc chercher les causes de son appauvrissement dans une détérioration des conditions physiologiques qui l'entretiennent à son état de composition normale. Or la digestion étant, sans aucun doute, la première et la plus importante des conditions hématogéniques, il est juste de s'adresser à elle pour savoir si, dans un cas donné d'anémie globulaire, cette grande fonction n'a pas subi une altération qui puisse rendre compte de l'abaissement survenu dans la quantité de l'élément globulaire du sang: et, par conséquent, lorsqu'un malade présente en même temps des symptômes de dyspepsie et d'anémie, il est parfaitement légitime, en l'absence de toute cause bien manifeste d'anémie, telle qu'une perte sanguine, de regarder la dyspepsie comme la cause et non comme l'effet de l'anémie globulaire.

Les plus fermes partisans de l'anémie spontanée accordent sans hésiter une anémie symptomatique des abstinences complètes d'alimentation, comme on en observe, par exemple, chez les malades en proie à des vomissements incoercibles, ou chez les malheureux qui sont dans un dénûment complet. Certes, voilà une cause d'anémie qui ne peut être niée, car les globules sanguins ne peuvent pas se faire spontanément, quand il y a absence complète de matière alimentaire réparatrice.

Si donc l'absence complète d'aliments entraîne nécessairement après elle une aglobulie, il faut, pour être conséquent, accorder qu'une diminution de la moitié, du tiers, du quart, etc., des aliments quotidiens doit entraîner aussi une diminution de moitié, du tiers ou du quart dans la production des globules sanguins, c'est-à-dire en d'autres termes que le défaut de quantité doit être en raison directe du défaut de l'ingestion alimentaire.

Si maintenant nous prenons en considération le vieil adage : *On ne vit pas de ce qu'on ingère, mais seulement de ce qu'on digère*, nous pousserons plus loin cette investigation pathologique et nous dirons qu'un malade qui ingère une quantité suffisante d'aliments et qui ne la digère pas, c'est-à-dire qui ne la transforme pas en produits utiles à l'assimilation, est exactement dans le même cas que celui qui n'ingère rien. Nous ajouterons encore que celui qui, après une ingestion d'aliments en quantité normale, n'en digère habituellement que la moitié, le tiers ou le quart, sera aussi pour la production des globules dans la même situation que celui qui n'ingère que la moitié, le tiers ou le quart de la quantité d'aliments qui lui serait nécessaire. Par conséquent, concluons que le défaut de quantité des globules sanguins est en raison directe du défaut et de l'ingestion et de la digestion.

Lorsque la digestion est altérée au point de ne pas donner lieu à une suffisante quantité de produits utiles, il y a habituellement des symptômes qui marquent cette lésion fonctionnelle : ces symptômes sont des douleurs ou des malaises gastriques, des nausées, des éructations, etc., dont l'intensité est proportionnelle à la diminution des sucs digestifs; mais quelquefois il n'en est rien, il peut y avoir absence plus ou moins complète de produits utiles ou chylopathie, sans manifestations notables de douleur ou de gêne gastriques, c'est-à-dire sans gastrodynie. En face des malades qui ingèrent ainsi des quantités normales d'aliments et qui ne souffrent pas pour les mal digérer, on ne manque pas de regarder comme spontanée l'anémie qui résulte de cette dyspepsie latente. Nous verrons plus tard que l'inverse a lieu ; on voit des dyspeptiques dont la digestion est très-douloureuse sans chylopathie et sans anémie.

Après l'anémie d'origine dyspeptique, une autre espèce étiologique d'anémie très-concevable et parfaitement démontrée est celle qui résulte des pertes sanguines, c'est-à-dire l'*anémie post-hémorrhagique*. Dans la première, les globules manquent parce que la matière qui les régénère n'est pas produite par l'acte digestif; dans la seconde, leur défaut tient à ce qu'ils ont été soustraits directement par une spoliation sanguine.

Quand l'anémie post-hémorrhagique ne porte aucune atteinte à l'intégrité des fonctions digestives, le travail de la digestion, par suite de l'apport de matériaux convenablement élaborés, a bientôt réparé les pertes que la spoliation sanguine avait déterminées dans l'élément globulaire du sang. Mais d'autres fois il n'en est pas ainsi. La débilité, introduite dans l'organisme par la perte de sang, porte particulièrement son influence sur les fonctions digestives. Celles-ci sont affaiblies ou même anéanties ; il n'y a plus de matériaux utiles fournis par le tube digestif au système sanguin, et l'élément globulaire reste à l'état d'insuffisance : de telle sorte enfin que l'anémie primitivement post-hémorrhagique est entretenue ou aggravée jusqu'à la complète restauration des fonctions digestives par une anémie dyspeptique qui est alors l'effet symptomatique de la spoliation sanguine. On est souvent forcé d'admettre en pathologie de ces espèces de cercles vicieux constitués par un phénomène passant de l'état d'effet à celui de cause. Toutes les fois donc qu'un malade est affecté d'anémie globulaire à la suite d'une perte sanguine, et que cette perte a eu lieu longtemps auparavant, on peut être sûr que l'anémie primitivement post-hémorrhagique est actuellement dyspeptique.

Les considérations dans lesquelles nous venons d'entrer nous conduisent tout naturellement à parler d'une autre espèce étiologique d'anémie, très-voisine de celle qui est consécutive aux spoliations sanguines.

Dans cette anémie la spoliation, au lieu de se faire par une perte de sang, se fait par une sécrétion glandulaire. On sait que les glandes tirent du sang les matériaux de leurs produits, par conséquent plus ces produits seront surabondants, plus la spoliation du sang sera considérable, surtout si le travail glandulaire est un acte transitoire ou passager de l'organisme. Mais le plus ordinairement, si on suppose l'individu dans de bonnes conditions hygiéniques, cette anémie de spoliation glandulaire est empêchée par une restauration du sang due à un surcroît immédiat d'action et d'énergie des fonctions digestives. Quand cette restauration n'a pas lieu par suite d'un défaut d'accroissement proportionnel de l'appétit et de l'action digestive, alors l'anémie de spoliation glandulaire apparaît avec les symptômes ordinaires.

Ce genre d'anémie se montre particulièrement chez les nourrices. L'abondante sécrétion du lait qui se fait chez elles ne se réalise qu'aux dépens des matériaux du sang réparés aussitôt par un apport considérable de produits alimentaires. C'est pour cela que les bonnes nourrices mangent beaucoup, digèrent bien et sont remarquables par leur teint, leurs forces et leur apparence d'excellente santé. Si, au contraire, une nourrice n'a pas un appétit proportionnel à la sécrétion lactée, le sang n'est pas suffisamment réparé, et l'anémie de spoliation se montre bientôt avec ses conséquences ordinaires. Ce défaut de proportion entre l'énergie digestive et la sécrétion du lait constitue une catégorie de *mauvaises nourrices*.

On voit donc qu'il y a un genre d'anémie globulaire tenant à une spoliation du sang déterminée soit par une perte de sang, soit par une sécrétion, soit même par un exercice musculaire exagéré. Mais cette anémie ne dure pas, à moins qu'elle ne soit maintenue par une insuffisance de l'action digestive. Par conséquent, l'anémie due primitivement à une spoliation du sang peut finir par être dyspeptique, puisque son maintien et sa persistance accusent nécessairement une dyspepsie. Cette dyspepsie peut être absolue ou bien relative, c'est-à-dire caractérisée par un état des fonctions digestives qui, restant à l'état ordinaire, n'a pas augmenté d'intensité en proportion de la spoliation du sang, et dès lors est insuffisante.

Symptômes de l'anémie globulaire.

Il n'est pas hors de notre sujet de parler des symptômes de l'anémie; seulement nous n'entrerons pas dans tous les détails de cette exposition. Nous nous bornerons à tracer les grands caractères symptomatiques de l'anémie globulaire.

Les deux grands caractères symptomatiques de l'anémie globulaire sont la pâleur et la laxité ; on peut y ajouter comme symptômes accessoires la maigreur, la faiblesse et la névropathie. Chacun de ces symptômes prédomine suivant les individus, et produit alors des formes particulières d'anémie, comme nous le dirons plus loin.

La pâleur est une conséquence immédiate de l'anémie globulaire ; car la coloration rouge du sang résidant dans les globules, moins il y aura de globules, moins les tissus qui tirent leur couleur rouge du sang qui les pénètre seront eux-mêmes colorés.

Pour constater les différents degrés de la pâleur anémique, dont l'intensité varie extrêmement, il ne faut pas se contenter d'examiner le teint de la peau et même celui des joues. Quelquefois, en effet, on le trouvera très-pâle chez des personnes qui ne sont nullement affectées d'aglobulie, et cela tient alors à ce que, par suite d'une organisation particulière, ces personnes ont fort peu de capillaires sanguins à la peau. C'est donc une nécessité de faire cette constatation sur des tissus riches en capillaires sanguins, comme par exemple sur les membranes muqueuse, des lèvres, et de la langue. Toutes les fois que cette membrane sera décolorée, on pourra conclure qu'il y a pâleur réelle et aglobulie par conséquent.

La laxité. A l'état sain, et dans l'état normal de la proportion de l'élément globulaire, le sang exerce sur tous les tissus un certain effet de resserrement permanent, qu'on appelle *ton* ou *tonicité*. Dans l'aglobulie il en est tout autrement, et les tissus passent de l'état du *strictum* physiologique, à celui de la laxité ou du *laxum*. On peut se demander, sans qu'il soit possible de trancher positivement la question, si ce relâchement des tissus tient immédiatement à l'abaissement des globules ou s'il ne dépend pas plutôt de la surabondance de sérum qui accompagne ordinairement l'aglobulie, peut-être résulte-t-il de la combinaison de ces deux lésions du liquide sanguin?

Les organes dans lesquels cette laxité est bien évidente sont les muscles, les vaisseaux, la peau, l'iris, etc.

Les muscles frappés de laxité par l'anémie globulaire forment, quand on les saisit dans la main, à l'état de relâchement, une masse pâteuse et mollasse. Ils se contractent très-imparfaitement, et si leur contraction est portée à un certain degré d'intensité, ils deviennent à l'instant même le siége d'une vive douleur, comme si la nature voulait montrer qu'ils sont hors d'état d'agir avec énergie. C'est ainsi qu'on doit expliquer la douleur de courbature que les jeunes filles chlorotiques accusent dans les muscles des jambes quand elles ont monté un escalier.

Le *laxum* affecte aussi les vaisseaux sanguins, où il

devient la cause de plusieurs symptômes assez caractéristiques de l'anémie globulaire. Les points les plus affectés du système sanguin sont le cœur et les capillaires. Le cœur subit le *laxum* anémique comme tous les autres muscles ; il en résulte un agrandissement de toutes les cavités qui conservent entre elles leurs rapports normaux de capacité. Cette ampliation atonique du cœur, qui peut se constater à la percussion, entraîne à sa suite un volume plus grand de l'ondée sanguine, qui se forme dans ses cavités ; de là, la plénitude du pouls artériel et les bruits carotidiens que l'on observe dans l'anémie globulaire, de là encore le bruit de souffle qui s'entend au premier temps du cœur, dans la même maladie, et qui s'explique par le rétrécissement qui résulte du rapport nouveau survenu entre les cavités dilatées et les orifices artériels restés à leur état ordinaire. Quant aux vaisseaux capillaires, leur dilatation nous paraît démontrée par l'état de bouffissure des parties où il y a beaucoup de ces vaisseaux, comme à la face. La laxité de la peau contribue sans doute aussi à cette bouffissure, ainsi qu'à l'œdème léger que l'on observe, soit aux paupières, soit aux malléoles.

Par cette ampliation atonique du système sanguin, nous avons expliqué les bruits artériels, le bruit de souffle cardiaque ; nous expliquons encore par là la plénitude extrême du pouls, et surtout la mollesse du cordon artériel dans l'intervalle des battements du pouls. La mollesse du cordon artériel tient au relâchement des parois artérielles qui n'ont plus leur force de constriction tonique, et sans doute au sang qui, s'échappant plus facilement par les capillaires dilatés, n'est plus retenu et comme emprisonné dans les artères par l'obstacle de tonicité qui, à l'état sain, s'oppose à la facile sortie de l'arbre artériel.

Il y a un organe qui subit à un haut degré le *laxum* de l'anémie, c'est l'iris. Il en résulte un agrandissement variable de l'ouverture pupillaire. Aussi, la dilatation de la pupille est-elle le signe le plus apparent et en quelque sorte le cachet de la laxité anémique.

L'embonpoint normal résulte du bon état du sang, et quand ce liquide nourricier est frappé d'anémie globulaire, la nutrition des divers tissus se trouve en souffrance. L'amaigrissement est donc un symptôme de l'anémie ; pour l'apprécier à son juste degré, il ne faut pas le juger absolument, mais bien relativement. En effet, tel individu anémique n'est pas maigre absolument parlant, et frappe au contraire par son apparence de force et d'embonpoint; mais si vous le questionnez à ce sujet, il vous répondra qu'il était beaucoup plus fort antérieurement et qu'il a, pour ainsi dire, fondu depuis qu'il est malade. Il faut donc constater la maigreur comparativement dans l'état sain et morbide, comme on juge la dilatation de la pupille, le volume du pouls et autres phénomènes analogues ; sans cette précaution, on commettrait des erreurs incessantes.

Il faudra bien se garder aussi de prendre pour de l'embonpoint la bouffissure qui existe si fréquemment chez les anémiques. L'état réel de l'embonpoint se juge moins à la face qu'au tronc et aux membres ; et l'on est souvent frappé d'étonnement en constatant sur les parties cachées par les vêtements une émaciation qu'on n'aurait jamais pu déduire de l'aspect de la figure.

C'est ici le cas de parler d'un phénomène qui se rattache à l'amaigrissement. Nous voulons parler du sillon de l'ongle, que nous avons donné ailleurs comme signe rétrospectif et indicateur d'une maladie antécédente [1]. En même temps que la nutrition est entravée dans les tissus, par suite de la nutrition anémique, il y a moins de matériaux apportés pour la sécrétion de la matière unguéale, et par conséquent l'ongle a moins d'épaisseur, c'est-à-dire a un sillon, dans une étendue qui répond à la durée de l'anémie.

La faiblesse existe dans l'anémie globulaire, puisque les muscles sont amaigris et frappés de laxité. Mais il y a une autre circonstance qui, en dehors de l'amaigrissement et de la laxité des muscles, produit la faiblesse, c'est une diminution de l'innervation qui va quelquefois jusqu'à la paralysie. Cette cause de la faiblesse musculaire rentre dans les lésions de l'innervation ou dans les névropathies dont nous allons nous occuper.

Névropathies. — Nous ne nous appesantirons pas beaucoup sur la névropathie symptomatique de l'anémie globulaire, parce que c'est un point admis aujourd'hui par tous les médecins. Nous nous bornerons donc à une exposition succincte des principaux symptômes névropathiques qui dérivent de l'anémie.

Outre l'aphorisme d'Hippocrate déjà cité et qui consacre l'influence de l'anémie globulaire sur la production des phénomènes névrotiques, nous pourrions produire à

[1] *Archives de médecine*, août 1846.

l'appui de cette influence les noms des médecins qui ont une juste autorité dans la science, soit parmi les anciens, soit parmi les modernes, tels que : Sydenham, Hoffmann, Boerhaave, Tissot, Whyt, Andral, Bouillaud, Trousseau, Pidoux, etc. ; mais ce serait faire à ce sujet un luxe de citations rendues presque superflues depuis la publication d'un mémoire important de M. Landry, sur les maladies nerveuses[1].

On doit ranger dans les névropathies qui dépendent de l'anémie globulaire :

1° En ce qui concerne la contraction musculaire, la faiblesse contractive a tous les degrés, allant même jusqu'à la paralysie, et dans un sens opposé les convulsions variables, toniques, cloniques, générales, partielles, continues, passagères, etc.

2° En fait de sensibilité générale, nous trouvons différents troubles de cette sensibilité : l'analgésie, l'anesthésie de la peau, des membranes muqueuses, des muscles, etc. ; et puis, à l'inverse, les exaltations de la sensibilité, les hyperesthésies, les névralgies de différents organes, les sensations bizarres, indescriptibles, accusées en différentes régions par les malades, sensations qui sont fixes, erratiques, continues ou intermittentes.

3° On doit signaler parmi les troubles de laxité spéciale, autres que ceux du toucher dont il vient d'être question, la faiblesse, l'aberration et l'exaltation des sens de la vue, de l'ouïe, du goût, de l'odorat et du sens génésique.

[1] *Recherches sur les causes et les indications curatives des maladies nerveuses.*

4° En ce qui concerne les fonctions cérébrales et intellectuelles, nous trouvons comme symptômes fréquents ou possibles de l'anémie, la somnolence, le coma, l'insomnie, le vertige, la céphalalgie, l'agitation, la tristesse, la mélancolie, le délire, la folie.

5° Enfin parmi les phénomènes nerveux qui se rattachent à l'anémie, on doit comprendre certaines sécrétions exagérées, telles que la polyurie, le ptyalisme, la spermatorrhée et la leucorrhée, la diaphorèse, etc., qui, ainsi que nous l'avons dit déjà, après M. Claude Bernard, accusent une action locale des nerfs, des reins, des glandes salivaires, etc.; sous l'influence de ces nerfs il y a eu une affluence considérable de sang, et par conséquent une surabondance de matériaux destinés à être séparés du sang par ce travail glandulaire. On voit par là que ces symptômes névropathiques de sécrétion rentrent dans les phénomènes de laxité anémique dont il a été question plus haut.

Tel est en raccourci le tableau des principaux symptômes nerveux qui résultent de l'anémie globulaire. Nous ferons remarquer en passant que certains phénomènes qui, au premier abord, paraissent d'une nature essentiellement différente, comme par exemple l'état convulsif du muscle et sa paralysie, l'anesthésie et l'hyperesthésie, accusent pourtant une origine ou un fond identique, puisqu'ils dérivent tous de l'anémie. Ces symptômes nerveux en apparence différents, que quelques personnes encore regardent, les uns comme sthéniques, les autres comme asthéniques, se rattachent donc à une condition essentiellement asthénique, l'aglobulie.

On a dû être frappé de voir que la plupart des symptômes nerveux dus à l'anémie globulaire ont déjà été présentés comme des phénomènes dus à l'irradiation de l'estomac souffrant. Cette double origine du symptôme nerveux ne saurait être niée dans la dyspepsie. Elle est mise hors de doute, parce que d'un côté on observe des symptômes nerveux, précisément quand il y a souffrance de l'estomac, soit par suite de plénitude stomacale, soit par suite de vacuité ; et, d'un autre côté, on a vu les mêmes symptômes se montrer dans certains cas où l'anémie était de cause hémorrhagique, et par conséquent en dehors de toute gastropathie.

Toutefois il y a cette différence entre les symptômes nerveux de l'anémie et ceux de la gastropathie que les premiers peuvent exister par la seule influence de l'anémie, tandis que les seconds ne dépendent pas uniquement de la gastropathie ; il faut une autre condition pour les produire et cette condition est encore l'anémie dont l'influence vient s'ajouter pour une certaine part à celle de la gastropathie. Ainsi, pour ne parler ici que des symptômes qui sont une irradiation immédiate et évidente de l'estomac malade, comme la toux gastrique, la dyspepsie gastrique, la névralgie intercostale, etc., ces symptômes n'existent guère au début de la dyspepsie, même quand la douleur ou le malaise gastriques sont très-intenses ; on ne les observe qu'au bout d'un certain temps, c'est-à-dire lorsque, par suite du progrès de l'affection dyspeptique, le sang a perdu une partie notable de ses globules, l'anémie globulaire vient alors faire éclater les troubles nerveux péri-gastriques qui, sans cette condition, n'auraient pas assez de l'excitation du foyer gastrique pour se produire.

On comprendra maintenant pourquoi nous avons dit, en distinguant les séries névropathique et hémopathique de la dyspepsie, pourquoi nous avons avancé que la série hémopathique était plus importante que la série névropathique, et la primait en un mot dans la pathogénie des symptômes de l'affection dyspeptique.

Ainsi donc il faut un certain abaissement de l'élément globulaire du sang, pour que les symptômes nerveux provenant du [foyer gastrique puissent se produire ; mais, comme on doit bien le penser, le degré d'aglobulie suffisant pour amener la manifestation des phénomènes périgastriques varie extrêmement suivant les individus. Chez telle personne à tempérament très-nerveux, une diminution légère des globules suffira pour occasionner cette manifestation, tandis qu'i! faudra un abaissement beaucoup plus grand chez une autre personne moins nerveuse ; enfin on pourra voir des malades si peu nerveux que, bien qu'affectés depuis longtemps d'une dyspepsie avec anémie considérable, ils ne présenteront jamais de phénomènes névropathiques.

On doit pressentir par là que la dyspepsie, cette maladie si vaste par ses causes et par les symptômes, doit donner lieu à des manifestations nombreuses et variables suivant le tempérament, l'idiosyncrasie et la diathèse des malades. C'est là effectivement un point extrêmement important de l'histoire de la dyspepsie, sur lequel nous aurons plusieurs fois l'occasion de revenir.

DES PRÉDOMINANCES

PRÉSENTÉES PAR LES SYMPTÔMES PRIMITIFS, NÉVROPATHIQUES ET ANÉMIQUES.

Bien que nous n'ayons pas fini l'exposition des symptômes secondaires de la dyspepsie, nous devons, avant d'aller plus loin, résumer en quelque sorte ce que nous avons dit des symptômes primitifs, des symptômes névropathiques et des symptômes anémiques, en montrant les espèces cliniques les plus habituelles qui résultent de la prédominance d'un ou de plusieurs de ces symptômes.

Il est presque inutile de faire remarquer que les symptômes dont il s'agit et qui sont si nombreux, comme nous l'avons vu, n'existent pas tous, ni au même degré d'intensité dans chaque individu dyspeptique. Quelques-uns sont nuls ou peu apparents, tandis que d'autres sont très-marqués, et ils le sont quelquefois tellement que leurs différentes prédominances paraissent constituer tout autant de maladies foncièrement différentes.

Nous allons faire une histoire succincte de ces prédominances, que nous allons tout naturellement classer en trois espèces, suivant les symptômes qui ont été décrits jusqu'à présent; par conséquent, nous aurons des prédominances de symptômes primitifs, des prédominances névropathiques, des prédominances anémiques.

Prédominances des symptômes primitifs ou digestifs.

Les principaux symptômes primitifs sont, comme nous l'avons vu, l'anorexie, le dégoût, l'appétit exclusif de certains aliments, l'appétit de substances non alimentaires, (pica, malacia), la boulimie, la polydypsie, le passage difficile des aliments (dyspepsie proprement dite), la gastralgie, la nausée, le vomissement, la régurgitation avec ou sans rumination, la présence de gaz dans l'estomac avec ou sans éructation, le gargouillement de l'estomac à la palpation ou à la succussion, le rejet de matières pituiteuses (gastrorrhée), qui peuvent être acides avec sentiment de brûlure dans l'œsophage (pyrosis), le goût pâteux, la fétidité de l'haleine, la douleur et les gaz de l'intestin.

Eh bien, tous ces symptômes, quand ils existent et quand ils acquièrent une intensité qui les fait prédominer, constituent tout autant d'espèces symptomatiques qui les ont fait considérer pendant longtemps comme des maladies différentes. C'est ainsi qu'on a décrit à part, comme on peut le voir en lisant les auteurs anciens et modernes, l'anorexie, le dégoût, le pica, la boulimie, la polydypsie, la dyspepsie, la gastralgie, le vomissement, la flatulence, la gastrorrhée, le pyrosis, etc., etc.

Nous avons déjà dit que Cullen avait fait une grande œuvre de simplification en réunissant tous ces phénomènes gastriques comme les symptômes variables d'une même affection fonctionnelle qu'il a appelée dyspepsie ; mais Cullen s'est arrêté trop tôt, en ne poursuivant pas plus loin l'étude des désordres qui résultent pour l'organisme du dérangement de la fonction digestive.

Ainsi, dans les cas où la dyspepsie est marquée par une prédominance de symptômes primitifs, surtout quand elle n'est pas à son début, il y a habituellement une certaine proportion de symptômes secondaires, névropathiques ou anémiques, qui ne frappent pas le médecin, et qui sont pour ainsi dire sur le second plan de la maladie. On les trouvera toujours si on veut les chercher avec soin.

D'autres fois il arrive que les symptômes primitifs, d'abord prédominants, finissent par s'effacer, et sont couverts à leur tour par les symptômes secondaires qui deviennent prédominants et passent du second plan au premier.

Prédominances des symptômes secondaires névropathiques.

Les symptômes névropathiques qui naissent de l'estomac dyspeptique, par irradiation nerveuse, forment, par leurs prédominances, des espèces cliniques nombreuses, on verra que plusieurs sont considérées à tort comme indépendantes de la dyspepsie.

Nous distinguerons ces prédominances en celles qui portent sur un symptôme unique, et en celles qui sont constatées par des symptômes multiples groupés sous un nom de convention.

A. *Prédominances à symptôme unique.* — Nous comprenons dans cette division les prédominances marquées par un symptôme circonscrit, telles que la toux, la dyspnée, l'aphonie, la névralgie intercostale, la palpitation, la céphalalgie, le vertige, la somnolence, le ptyalisme, la leucorrhée, le priapisme, l'impuissance, etc.

Nous ne reproduirons pas tout ce que nous avons dit en faisant l'exposition de ces symptômes névropathiques, et nous ne ferons pas davantage une histoire détaillée de chacune de ces prédominances.

Il importe extrêmement en clinique de rechercher le fond dyspeptique qui est la base de ces prédominances. Il sera presque toujours facile de trouver les symptômes primitifs, tels que l'anorexie, le dégoût, le gonflement flatulent, le sentiment de gêne et de pesanteur à l'épigastre, le vomissement, la gastralgie, etc., bien que ces symptômes primitifs soient rares, peu intenses et masqués dès lors par la prédominance névropathique. Dans certains cas exceptionnels les symptômes primitifs sont fort peu marqués, et la dyspepsie est pour ainsi dire latente. Ceux qui n'ont pas une grande habitude de l'investigation des malaises gastriques pourront alors s'y tromper, jusqu'à ce que l'apparition inattendue d'un symptôme primitif vienne mettre sur la voie.

Comme les prédominances névropathiques dont il est question en ce moment se manifestent dans les différentes cavités ou régions du corps, on commettrait de graves erreurs en méconnaissant le fond gastrique d'où elles émanent. Il en est une surtout sur laquelle nous devons à ce sujet attirer l'attention, c'est la *dyspnée gastrique.*

Elle se rencontre souvent non-seulement chez les femmes, mais encore chez les hommes. Elle est quelquefois très-intense et intermittente, et alors on ne manque guère de la prendre pour un type extrêmement pur d'asthme nerveux ou sans matière; dans ce cas, l'auscultation doit, à défaut d'autres symptômes, trancher seule cette difficulté diagnostique. Dans l'asthme, les voies bronchiques sont difficilement perméables à l'air, ce qui est mis en évidence par les râles vibrants et les absences partielles du murmure vésiculaire; dans la dyspnée gastrique, au contraire, les voies bronchiques sont parfaitement perméables à l'air, ce qui se juge à la pureté et à l'intensité du murmure vésiculaire : par conséquent, la dyspnée gastrique est une dyspnée nerveuse de l'espèce la plus pure, une névralgie en un mot du nerf pneumogastrique, mais ce n'est pas un asthme ; tandis que l'asthme est une dyspnée produite mécaniquement par des obstacles qui s'opposent au libre passage de l'air dans les bronches. Nous croyons avoir démontré ailleurs[1] que ces obstacles, qui, pour beaucoup de médecins seraient l'effet d'une contraction spasmodique des parois bronchiques, dépendent uniquement d'un mucus sécrété dans les bronches sous l'influence des causes les plus diverses, telles qu'une cause morale et même une dyspepsie. Nous avons vu à l'hôpital Cochin un jeune homme asthmatique et dyspeptique en même temps, qui ne manquait jamais d'avoir une attaque d'asthme vrai (dyspnée, râle vibrant, toux expectoration de mucus), pendant le travail pénible et douloureux de la digestion de son dîner seulement. Son asthme disparut avec sa dyspepsie, qui céda à l'emploi des vésicatoires volants répétés. La sécrétion de mucus, cause de la dyspnée asthmatique, survenait donc ici névropathiquement sous l'influence de la gastropathie, comme le ptyalisme, comme la leucorrhée et d'autres sécrétions, soit physiologiques, soit morbides. L'asthme peut donc être considéré comme une affection nerveuse, dans les cas où il dépend soit d'une cause morale, soit d'une influence gastrique comme dans le fait précédent ; mais on ne peut

[1] *Archives de médecine*, novembre 1848.

pas accepter que ce soit une affection sans matière, comme la dyspnée gastrique.

B. *Prédominances névropathiques à symptômes multiples.* — Les prédominances dont nous allons parler sont des collections de symptômes névropathiques reconnus depuis longtemps comme des espèces cliniques circonscrites et groupées sous différents noms. Ce sont l'hypochondrie, l'hystérie et la folie.

Hypochondrie. — Ce mot a deux significations qu'il ne faut pas confondre, sous peine d'introduire une grande confusion dans la pathologie des névroses. Il y a l'hypochondrie des modernes et l'hypochondrie des anciens. L'hypochondrie des modernes est tout à fait synonyme de maladie imaginaire ou de nosomanie; tandis que, pour les anciens, l'hypochondrie est une collection de symptômes nerveux avec ou sans nosomanie dont le foyer ou la prédominance se trouve dans la zone des hypochondres et de l'épigastre. C'est de cette dernière que nous allons nous occuper.

L'hypochondrie ou l'affection prédominante dans les hypochondres a reçu différents noms par lesquels on voit que, pour les auteurs qui les emploient, cette maladie avait son siége principal dans les organes digestifs. Ainsi tout le monde accorde que l'affection des hypochondres a été décrite par Dioclès et Aétius sous le nom de *morbus flatuosus.* C'est le *morbus mirachialis* des Arabes, de *mirach* qui signifie ventre ou péritoine.

Non-seulement l'hypochondrie a été regardée par un grand nombre d'auteurs comme partant des viscères digestifs, mais son siége a été plus particulièrement fixé dans l'estomac par Dioclès, Hygmore, Hoffmann, etc., et de nos jours par Louyer-Villermay[1] qui s'est séparé de la plupart des modernes dans la compréhension de l'hypochondrie qu'il exposait comme les auteurs anciens.

Nous avons donné, dans un autre ouvrage[2], une description de l'hypochondrie tirée d'un auteur ancien, d'Hygmore ; nous allons ici présenter les traits principaux de la maladie, tels qu'ils sont consignés dans l'ouvrage de Louyer-Villermay. Ceux qui voudront se donner la peine de comparer les deux tableaux verront qu'ils avaient en vue la même maladie.

« Le trouble des fonctions digestives, dit Louyer-Villermay[3], dont la lésion est d'abord lente, en général, et avec un sentiment de malaise, dessine la première nuance de l'hypochondrie ; sur un nombre considérable de personnes atteintes de cette névrose, que nous avons observées depuis vingt ans, à peine avons-nous rencontré trois ou quatre individus qui n'aient offert ce désordre primitif de l'estomac, des intestins ou des autres organes qui coopèrent à la digestion[4]. Après le repas, les malades se plai-

[1] Louyer-Villermay, *Traité des vapeurs ou maladies nerveuses.* Paris, 1832. « Chez les hypochondriaques, dit cet auteur, l'altération des fonctions de l'entendement n'est jamais essentielle ; c'est un symptôme de la maladie qui n'existe même pas toujours, et manque souvent quand celle-ci n'est pas déjà ancienne ou très-prononcée. » (T. I, p. 352.)

[2] *Traité d'auscultation*, p. 478.

[3] *Loco citato*, p. 331 *et passim.*

[4] Il est probable que dans ce très-petit nombre de cas exceptionnels les symptômes primitifs ou gastriques étaient peu apparents, et la dyspepsie latente. Nous avons déjà parlé de ces cas, nous y reviendrons au diagnostic.

gnent d'un sentiment de gêne et de plénitude vers l'estomac...; quelquefois même ils accusent une douleur gravative; ils éprouvent des tensions plus ou moins incommodes aux hypochondres et un gonflement considérable sur l'épigastre et sur les parties latérales; des borborygmes, des flatuosités se manifestent dans l'abdomen; des bâillements ont lieu, des vents, des rapports acides se dégagent... Le matin, à jeun, les malades sont fatigués par l'état pâteux de la bouche, quelquefois par son amertume, par une sorte de salivation, ou des mucosités variées..., enfin, par des vomissements muqueux, rarement alimentaires..., tantôt l'appétit est affaibli, nul, ou très-irrégulier... ; tantôt il y a alternative de voracité et d'inappétence. Dans un certain nombre de cas, l'appétit est fort bon, mais ce que le malade a mangé avec appétit il ne le digère qu'avec peine. D'autres fois on observe le contraire, la digestion s'opère sans douleur et même sans trouble apparent; mais le dégoût pour les aliments est extrême. On remarque chez certains malades une sorte de pica ou de malacia..., ce qui existe surtout chez les femmes hypochondriaques pendant leur grossesse. D'autres fois c'est une véritable boulimie. Quelques-uns de ces malades ressentent une soif assez intense..... »

Le plus souvent on remarque une constipation habituelle et parfois très-opiniâtre; chez quelques malades, elle alterne avec des coliques vagues et une diarrhée qui diminue les accidents quand elle est modérée. Le plus souvent l'urine est sécrétée comme à l'ordinaire; néanmoins, elle offre chez quelques individus une abondance et une limpidité insolites.

« Souvent des palpitations se font en même temps sentir à la région épigastrique ou à l'hypochondre gauche, et simulent les anévrysmes du tronc cœliaque. »

« A ces phénomènes, qui appartiennent exclusivement aux viscères de l'abdomen et qui marquent les premiers pas de la maladie, on doit ajouter les symptômes non moins multiples qui surviennent lorsque l'affection s'est communiquée aux organes voisins. »

Suivant le médecin Landré Beauvais [1], la toux dans l'hypochondrie est petite, sèche ou férine [2]. Chez plusieurs, il existe de l'oppression [3] et des douleurs dans le dos ou sur les côtés du thorax [4].

« Les palpitations du cœur sont ordinairement très-fréquentes et souvent fort étendues; d'autres fois ce sont des irrégularités ou des intermittences qui amènent également des syncopes plus ou moins rapprochées et prolongées.

« On voit dans l'hypochondrie, mais très-rarement, un sentiment de constriction vers la gorge, de strangulation qui est incommode, quoique beaucoup moins intense que l'étranglement dont se plaignent les femmes hystériques. Au reste, ce symptôme, qui n'est point inquiétant, porte chez l'homme un caractère distinctif. Il est le plus souvent local ou bien il se dissipe de l'estomac au larynx; tandis que chez les femmes, il semble presque toujours s'élever de l'hypogastre ou de la région de la ma-

[1] *Traité de séméiotique*. Paris, 1810.

[2] Toux gastrique.

[3] Dyspepsie gastrique.

[4] Névralgie intercostale.

trice, et suivre une route de mouvement oscillatoire[1].

« On rencontre un assez grand nombre de ces malades qui sont tourmentés par des maux de tête, des pesanteurs ou des embarras; d'autres accusent des étourdissements et des bourdonnements d'oreilles. »

« Plusieurs se plaignent d'éprouver tantôt des douleurs vagues mobiles.... tantôt des chaleurs ou un refroidissement très-prononcé ou des alternatives de froid et de chaud...; dans d'autres cas, ce sont des fourmillements, des horripilations, des engourdissements et des faiblesses qui simulent des paralysies, des crampes, des saccades, des contractions musculaires dans les bras, les jambes et les cuisses, ou des palpitations artérielles qui sont isochrones aux battements du pouls [2]... Dans d'autres cas, la sensibilité est émoussée dans certaines parties. On est tout étonné qu'elles ne répondent pas aux excitations qui lui ont été communiquées. » Et quelques malades redoutent l'heure du sommeil comme l'époque d'une exaltation orageuse.

« Bientôt les organes de nos relations intérieures participent au trouble de la vie nutritive ou intérieure, et c'est alors que commence une nouvelle série d'accidents nerveux.

« Les malades sont tourmentés par des terreurs paniques pour les causes les plus légères; ils recherchent la soli-

[1] Nous verrons plus loin que c'est exactement le même symptôme chez l'homme ou la femme.

[2] Les palpitations artérielles sont un symptôme dont il sera question quand nous ferons l'histoire des prédominances anémiques.

tude et manifestent une aversion extrême pour la société, l'exercice et le mouvement.

« Souvent ils s'abandonnent à une tristesse profonde, à une défiance ombrageuse, à des impatiences multipliées, ou à une irascibilité involontaire.

« En général, un trouble fugace et varié dans les idées leur rend toute contention d'esprit plus ou moins pénible. D'autres accusent un vague dans la tête, une sorte de vide, qu'on pourrait appeler *ivresse hypochondriaque*.

« L'imagination de ces malades est tellement inquiète et mobile, qu'elle embrasse une foule d'idées, et les quitte successivement avec une égale facilité. Tourmentés par les phénomènes de la maladie et par des terreurs paniques, ils se croient souvent menacés à la fois de plusieurs maladies mortelles... »

« Si la nutrition a lieu très-imparfaitement, le malade maigrit en peu de temps d'une manière sensible. Le teint devient pâle, les mains molles. Chez la femme il se déclare souvent un état leucorrhéique, les règles se dérangent ou diminuent...

« Jamais un seul malade ne présente l'ensemble des symptômes que nous avons exposés et qui sont déduits d'un très-grand nombre d'observations. »

On voit que cette exposition des symptômes de l'hypochondrie, qui elle-même n'est que la reproduction de la pathologie ancienne sur cette maladie, contient l'ensemble des symptômes que nous avons donnés jusqu'à présent comme dyspeptiques, moins toutefois les phénomènes anémiques qui ne sont pas très-accusés. La description de Louyer-Villermay est donc la dyspepsie considérée dans les symptômes primitifs et dans toutes les manifestations névropathiques que nous avons détaillées antérieurement, y compris les troubles divers de l'intelligence jusqu'à la folie exclusivement.

Les anciens médecins avaient donc réservé les noms de *dyspepsie*, d'*apepsie* et de *bradypepsie* aux phénomènes locaux de l'organe principal de la digestion ; mais, quand à ces phénomènes locaux il se joignait la série plus ou moins complète des phénomènes névropathiques d'irradiation gastrique, la collection de tous ces symptômes portait le nom d'*hypochondrie*, comme pour fixer le siége de cette vaste maladie dont la prédominance ou le foyer aux hypochondres était marqué par les douleurs ou malaises gastriques, par la tension gazeuse de l'épigastre ou des hypochondres et aussi par la présence en cette région des points douloureux de la névralgie intercostale.

Souvent on confond dans la pratique ces symptômes si différents et si variables de l'hypochondrie avec les maladies organiques aiguës ou chroniques, les fièvres, etc.; quand le malade présente des chaleurs alternant ou non avec du frisson, s'accompagnant de congestion sanguine à la face et de fréquence du pouls, on croira facilement, si l'on n'a pas une grande habitude de la dyspepsie névropathique, avoir affaire à une véritable fièvre. Nous avons vu de ces fausses fièvres qui simulaient à s'y méprendre une pleurésie, une fièvre typhoïde, ou une fièvre intermittente. Cette dernière méprise se commet presque toujours, quand les dyspeptiques, abandonnés à eux-mêmes dans le silence de la nuit, sont tourmentés par l'insomnie et une agitation profonde. Ils racontent le matin, en termes énergiques, leurs souffrances qu'ils expliquent par une fièvre intermittente survenant dans le premier sommeil; ils demandent instamment un médicament pour couper cette sorte de fièvre nerveuse qui résiste toujours au sulfate de quinine.

Hystérie. — Nous venons de voir que l'hypochondrie avait son point de départ dans une dyspepsie, ou plutôt que l'hypochondrie n'était autre chose qu'une dyspepsie ayant pour prédominances la flatulence gastrique et la série des symptômes névropathiques. Nous allons voir maintenant que l'hystérie a la même origine, c'est-à-dire que la première manifestation des symptômes hystériques a pour siége l'estomac ou la région gastrique. En effet, voici les symptômes les plus caractéristiques et les plus constants de l'hystérie.

Il y a ascendance d'un *aura* dyspnéique donnant souvent la sensation d'une sorte de boule, qui monte jusqu'à la gorge où elle produit soit une dysphagie intense, soit un spasme glottique qui se manifeste par la production d'un sifflement plus ou moins bruyant accompagné de strangulation, et puis apparaissent bientôt les convulsions dans les muscles du tronc ou des membres[1].

L'*aura* dyspnéique qui joue ici le rôle principal, c'est-à-dire ce rôle d'excitateur des mouvements réflexes de la convulsion dite hystérique, part de la région épigastrique, ou plutôt de l'estomac. Cet aura n'est pas autre chose que

[1] Il y a plusieurs cas rares d'hystérie convulsive dans lesquels la dyspnée gastrique, qui excite les mouvements convulsifs, ne monte que jusqu'à la partie moyenne du sternum.

ce symptôme névropathique immédiat de la dyspepsie, que nous avons décrit sous le nom de *dyspnée gastrique*, et que nous avons localisé dans le nerf pneumogastrique. Or, la dyspnée gastrique résulte toujours d'un estomac malade, ce qui revient à dire que l'hystérie dont elle est le symptôme radical n'est elle-même qu'une irradiation plus ou moins immédiate de la gastropathie qui entre dans la constitution de l'état dyspeptique.

Il faut donc admettre de grandes différences de forme et d'intensité dans la dyspnée gastrique. Quelquefois très-légère, elle constituera un symptôme peu marqué et qui échappe souvent à l'observation ; d'autres fois très-intense, avec ou sans la sensation de boule, elle formera une prédominance symptomatique vivement accusée par les malades qui éprouvent alors une oppression insupportable à laquelle s'enchaîne par action réflexe un état convulsif plus ou moins généralisé et plus ou moins intense des muscles de la vie animale.

Et ce qui montre l'identité de nature et de siége des dyspnées gastriques légères ou intenses, accompagnées ou non de sentiment de boule, suivies ou non de convulsions, c'est qu'elles sont toutes caractérisées, quand elles sont complètes, par un premier point dyspnéique à la région épigastrique, un second à la partie profonde et moyenne de la région sternale, et un troisième à la gorge. Nous ajouterons que, dans les cas *hystériques* de grande intensité, lorsque l'ascension de la dyspnée gastrique va provoquer une perte de connaissance en cas de convulsions, la névralgie dyspnéique du nerf pneumogastrique ne s'arrête pas à la gorge ; les malades sentent que l'aura s'élève encore de ce dernier point jusqu'à la tête, c'est-à-dire que la névralgie monte jusqu'à l'origine du nerf pneumogastrique, et que son ascension jusque dans l'encéphale y détermine une modification fonctionnelle d'où résulte une perte de connaissance.

Dans certains cas où la gastropathie, foyer de la dyspnée gastrique, est sous la dépendance d'une influence utérine, on peut observer, mais cela est rare, un aura monter de la région épigastrique et se relier à la dyspnée gastrique, de manière à constituer un aura en apparence unique qui va de l'utérus au larynx; mais ce sont là deux *aura* différents de forme et de siége qui se succèdent sans intervalle bien notable. Nous reviendrons sur ce sujet à l'occasion de l'étiologie, quand nous parlerons des dyspepsies d'origine utérine.

Puisque la dyspnée gastrique, manifestation radicale de la collection de symptômes qu'on appelle *hystérie*, puisque, disons-nous, cette dyspnée est un phénomène qui ressort par irradiation de la gastropathie, il s'ensuit que l'on doit constater l'existence d'autres symptômes gastropathiques, avant, pendant ou après les paroxysmes hystériques. C'est en effet ce que l'on a observé dans tous les temps. Tantôt on observe seulement des symptômes primitifs de dyspepsie, tels que l'anorexie, le dégoût, la gastralgie, la nausée, le vomissement, le gonflement gazeux de l'estomac, les éructations, etc.; tantôt on trouve en sus des symptômes névropathiques secondaires comme la dyspnée gastrique, tels que la toux gastrique, la névralgie intercostale, les palpitations, le ptyalisme, l'aphonie, etc. La boule dite hystérique, ou autrement la dyspepsie gastrique, existe donc dans l'hystérie au même titre que les deux groupes de phénomènes primitifs et secondaires que nous venons d'énumérer, c'est-à-dire comme symptôme de la gastropathie; seulement, il faut reconnaître que ce symptôme de dyspnée est plus riche ou plus étendu que les autres phénomènes gastriques, car il constitue à lui seul une longue série de manifestations très-notables, puisqu'il embrasse dans sa totalité les trois points successifs dont nous avons parlé : le spasme de la glotte, la convulsion des muscles de la vie animale, quelquefois enfin la perte de connaissance. Et l'on doit comprendre parfaitement pourquoi les observateurs, frappés de cette multiplicité de phénomènes fournis par la névralgie ascendante du pneumogastrique, ont été amenés à voir là non un simple symptôme de gastropathie, mais bien une maladie spéciale qu'ils ont appelée *hystérie*, parce que l'utérus est souvent le foyer qui excite la gastropathie dont la dyspnée gastrique, avec toutes ses manifestations, est le symptôme immédiat.

Ainsi donc toutes les personnes hystériques sont nécessairement dyspeptiques, mais hâtons-nous d'ajouter que tous les dyspeptiques ne sont pas hystériques; pourquoi? C'est que la dyspnée gastrique, symptôme fondamental de l'hystérie, est loin d'exister dans tous les cas de dyspepsie. Et de même qu'il y a des dyspepsies sans vomissement ou sans gastralgie, etc., d'autres sans toux gastrique ou sans névralgie intercostale, de même il y en a très-souvent sans dyspnée gastrique notable, c'est-à-dire sans dyspnée portée au point de monter au larynx, d'y exciter un spasme glottique, puis des convulsions générales.

Il faut donc pour le développement de l'affection dite hystérique, non-seulement une dyspepsie, mais encore une aptitude nerveuse qui dispose le dyspeptique aux manifestations névropathiques. Toutefois, cela ne suffit pas; car il faut encore, en sus de l'aptitude nerveuse générale, une idiosyncrasie qui dispose le nerf pneumogastrique à être affecté spécialement, pour qu'il devienne le siége de cette dyspnée ascendante qui va exciter le spasme de la glotte et les grandes convulsions de la vie animale.

Nous avons vu à l'hôpital Cochin, presque en même temps, deux jeunes filles dyspeptiques et névropathiques, qui présentaient à l'observation une anorexie profonde et prolongée, des vomissements fatigants, une névralgie intercostale qui leur arrachait souvent des cris : il y avait avec cela une analgésie complète et une paralysie musculaire des extrémités inférieures; mais elles n'avaient aucune sensation de dyspnée gastrique ou de boule ascendante, ni spasme glottique, ni convulsions. Ces deux malades présentaient donc des symptômes nerveux que l'on comprend habituellement sous le nom d'hystériques, mais elles n'avaient pas assurément les phénomènes qui caractérisent l'hystérie franche, c'est-à-dire ceux qui résultent de la dyspnée gastrique, ou de la névralgie ascendante du pneumogastrique. Rien n'empêche de dire qu'ici, au milieu de ces symptômes nerveux si marqués, le nerf pneumogastrique, par suite d'une organisation particulière, était resté intact et pur de toute influence gastropathique, malgré l'aptitude nerveuse de ces deux jeunes filles, et malgré surtout l'intensité d'une cause morale avouée qui avait déterminé cette double dyspepsie.

Il n'est pas rare de trouver chez les femmes de ces formes d'hystérie sans boule ou sans dyspnée ascendante. Mais on doit reconnaître en règle générale que l'hystérie franche, c'est-à-dire la gastropathie avec dyspnée ascendante, spasme glottique et convulsions, se voit ordinairement chez la femme. Pour l'homme, c'est à peu près l'inverse : la dyspepsie avec symptômes névropathiques, sans dyspnée gastrique notable, constitue la règle, tandis que la dyspepsie avec dyspnée, spasme glottique et convulsions, se rencontre à titre d'exception assez rare, dans le sexe masculin. Nous avons observé, à l'hôpital de la Charité, un cas parfaitement caractérisé de cette dernière forme chez un porteur d'eau, dyspeptique à la suite de grands chagrins.

Comme en médecine on cherche toujours à distinguer et à classer, on a appelé *hypochondrie* ces manifestations névropathiques quand elles ont lieu chez l'homme, et on les a appelées *hystérie*, c'est-à-dire utérines, quand elles ont lieu chez la femme, parce que chez cette dernière on avait parfaitement remarqué qu'elles étaient souvent dépendantes d'une métropathie. Cependant cette distinction n'était pas regardée comme consacrant une différence radicale dans ces manifestations névrosiques des deux sexes; aussi ont-elles été considérées comme ne constituant qu'une seule et même maladie par un grand nombre d'auteurs, et leurs histoires ont-elles été confondues sous un même titre et dans un même chapitre.

C'est ainsi que Sydenham, dans sa lettre à Guillaume Cole, traite de l'hystérie et de l'hypochondrie sous le nom générique d'*affection hystérique;* Stalh et Juncker, son élève, ne font qu'une seule histoire des deux maladies sous le nom de mal hypochondriaco-hystérique[1]; Stoll proclame également la même idée d'assimilation, et décrit le paroxysme hystérique dans une étude sur l'affection hypochondriaque[2]. Enfin l'on sait que dans le siècle passé il a paru plusieurs monographies par Pomme, Viridet, Pressarin, Whyt, etc., dans lesquelles l'hypochondrie et l'hystérie sont confondues sous le nom générique de *vapeurs dans les deux sexes.*

La déviation du mot *hypochondrie* qui, pour beaucoup de médecins de notre époque, a, ainsi que nous l'avons déjà dit, le sens précis de nosomanie, a jeté une grande obscurité dans cette partie de la pathologie. On s'est demandé et on se demande avec étonnement comment une collection de symptômes aussi évidents que ceux de l'hystérie avait pu être confondue avec un mal imaginaire, et comment on avait pu avoir l'étrange idée de les réunir dans la même exposition nosologique. Car pour la plus grande intelligence de cette confusion nosographique, il faut savoir que la plupart des médecins modernes, en regardant l'hypochondrie des anciens comme la pure nosomanie, donnent le nom d'hystérie à ce syndrome caractérisé par l'ascension d'un aura à forme de boule qui monte de l'abdomen à la gorge, et qui là excite un spasme glottique avec des convulsions générales.

Il résulte de cette manière inexacte de comprendre la dénomination d'hypochondrie et d'hystérie, que le très-

[1] Juncker, *Conspectus medicinæ*, p. 325. Halæ, 1734.

[2] Stoll, *Dissertationes medicæ*, p. 401, t. II. Viennæ, 1789.

grand nombre de cas de névropathies qui ne sont ni de la nosomanie ni de l'hystérie franche avec boule, spasme glottique et convulsions, et qui entraient dans les expositions symptomatiques comprises par Sydenham, Stoll, Stalh, Pomme, Whyt, etc..., sous le nom complexe de maladie hypochondro-hystérique, ont été présentés comme des faits nouveaux dans la pathologie nerveuse. On a appelé ce groupe morbide : *névropathie protéiforme* (Cerise), *surexcitation nerveuse* (Gillebert d'Hercourt), *névrosisme* (Bouchut), etc.

Comme on le voit, il n'y a pas là progrès réel, ou découverte d'un fait clinique nouveau. Ce n'est qu'un simple malentendu entre les anciens et les modernes ; car, nous le répétons, les anciens confondaient tous ces faits de névropathie protéiforme, de névrosisme, etc., avec l'hystérie caractérisée par l'ascension de la boule, sous le nom de mal hystéro-hypochondriaque[1].

Quant à la nosomanie, qui a usurpé tant de place dans la pathologie nerveuse actuelle, les anciens ne l'ont jamais étudiée à part, bien qu'il en soit souvent question dans une description de l'hypochondrie. On voit qu'elle est comprise par eux sous le nom générique de *mélancolie. Melancholia*, dit Sennert, *ut delirium sine febre cum tristitia et timore.* Ici le mot *timore* s'appliquait à la peur de tout, et particulièrement à la peur de la maladie. — Aussi le même auteur nous apprend-il que la mélancolie s'appelle hypochondriaque, quand elle a sa source dans les hypochondres : *melancholia hypochondriaca appellatur*,

[1] C'est pour cette raison que Frédéric Hoffmann définissait l'hystérie : *Morbus iste, aut potius morborum cohors*, etc.

quod ex hypochondriis ortum habeatur, et il ajoute que la mélancolie ne se trouve pas exclusivement dans l'affection des hypochondres, *neque semper cum affectione hypochondriaca melancholia conjungitur*. Tout ce qui a trait à la mélancolie en général et à ses espèces, est exposé par Sennert dans la partie consacrée aux maladies de la tête, tandis que l'histoire de l'hypochondrie se trouve placée dans le livre où il traite des maladies de l'abdomen (*Sennerti opera*, t. III, p. 101, Lugduni, 1676).

Folie. — Les phénomènes qui produisent les différents groupes symptomatiques compris sous le nom générique de *folie*, résultent immédiatement d'une affection du cerveau. Il n'y a pas de doute possible à ce sujet. Mais nous nous hâtons d'ajouter que les modifications du cerveau, qui donnent lieu à ces symptômes de la folie, peuvent être et sont réellement dans un très-grand nombre de cas sous la dépendance d'un état dyspeptique.

Nous avons dit plus haut, avec un grand nombre d'auteurs, que certains phénomènes cérébraux, tels que le vertige, la céphalalgie, l'insomnie, la somnolence, la torpeur ou une certaine excitation intellectuelle, sont souvent un résultat de la dyspepsie ; pourquoi n'en serait-il pas de même de ces altérations profondes de l'intelligence qui caractérisent la folie ?

Nous avons dit encore que dans le groupe symptomatique appelé hypochondrie par les anciens médecins, parce qu'il a son siége dans la zone des hypochondres, il y a souvent des symptômes cérébraux qui sont : des terreurs paniques, l'amour de la solitude, l'horreur du mouvement et de la société, une tristesse profonde, une défiance ombrageuse, des impatiences, une irascibilité involontaire, de l'inquiétude continuelle, etc... Eh bien! il arrive souvent que ces symptômes cérébraux acquièrent une intensité considérable : la raison et le jugement finissent par s'altérer d'une manière profonde en présentant, soit une forme chronique, soit une forme aiguë, et dès ce moment l'hypochondriaque devient aliéné.

Dans ce cas, l'aliénation a la même source et le même point de départ que l'hypochondrie, c'est-à-dire une gastropathie. Seulement chez l'aliéné le mal s'étend plus loin que chez le simple hypochondriaque, en raison d'une aptitude vésanique, particulière, héréditaire ou autre. Dès lors il faut accorder une disposition individuelle pour la folie, comme pour l'hystérie ou l'hypochondrie, car sans ces prédispositions nerveuses, la dyspepsie se réduirait à des symptômes locaux ou gastriques sans irradiation névropathique plus ou moins éloignée.

L'état dyspeptique ou la gastropathie ont été considérés avec plus ou moins de précision par un très-grand nombre d'auteurs comme une cause fréquente d'aliénation mentale. Nous citerons à ce sujet le passage suivant emprunté à l'article *Folie*, de Georget[1] :

« Tous les auteurs, sans exception, que nous sachions, ont considéré l'affection de l'organe de la pensée, chez les fous, comme étant le plus souvent le résultat d'une action sympathique, ordinairement de quelque viscère du bas-ventre. Ainsi, dans les hypothèses des anciens, nous voyons jouer le rôle principal à l'influence de la bile

[1] *Dictionnaire de médecine* en 30 volumes, t. XIII.

ou de l'atrabile, de vapeurs sombres se portant de l'abdomen au cerveau. Parmi les modernes, Dufour s'est particulièrement attaché à prouver que la folie dépend presque toujours des plexus nerveux du bas-ventre, sans la participation du cerveau, du moins primitivement : cet auteur dit positivement que « communément le siége du mal est dans le ventre; que quelquefois il se trouve dans le cerveau, ce qui rend peut-être la maladie incurable; que l'altération du cerveau ou les dilatations de ses vaisseaux ne doivent être, en quelque façon, que les derniers effets du mal, ou une espèce de terminaison. » M. Pinel dit : « qu'il semble, en général, que le *siége primitif* (la cause) de l'aliénation mentale est dans la région de l'estomac et des intestins, et que c'est de ce centre que se propage, comme par une espèce d'irradiation, le trouble de l'entendement. » M. Prost a surtout vu la cause de la folie dans l'affection de la muqueuse gastro-intestinale, et dans la présence des vers dans le canal digestif. Suivant M. Esquirol, les folies ont souvent leur siége (leur cause) dans les divers foyers de la sensibilité, placés dans les diverses régions du corps, et non toujours dans le cerveau. M. Gall est persuadé que « la cause de beaucoup de maladies mentales, susceptibles d'être guéries, se trouve dans le bas-ventre, » etc., etc.[1]

Pourquoi tous ces auteurs ont-ils placé le foyer de la folie dans l'abdomen ? C'est qu'ils ont observé le plus souvent que les prodromes de la folie étaient constitués par des symptômes abdominaux ou digestifs, tels que l'anorexie, le dégoût, les flatulences, les éructations, l'amaigrissement, l'altération du teint et des forces, etc. Dans ce

[1] Page 306.

cas, le cerveau, que nous supposons prédisposé à la vésanie, se trouve peu à peu modifié par l'influence gastropathique et aussi par une anémie croissante qui est un autre effet coïncidant à l'état dyspeptique, et tout à coup la folie éclate à l'occasion de la cause morale la plus légère. « Un Anglais, dit le docteur Perfect, cité par Pinel dans son *Traité d'aliénation*[1], avait acquis, à cinquante-huit ans, une fortune immense par le commerce; il résolut alors de se retirer à la campagne, et de jouir dans toute son étendue de ce qu'on appelle *otium cum dignitate*. Vers le quatrième mois de cet heureux changement, il commence à ressentir de l'accablement et une contraction spasmodique dans la région de l'estomac ; plus d'appétit; les idées confuses, et les battements des carotides devenus irréguliers et tumultueux ; l'abdomen parait resserré et tendu ; la tête est douloureuse ainsi que l'hypochondre gauche ; dès lors sentiment d'une chaleur fugace, soif fébrile, digestions imparfaites, conduite, propos, actes bizarres et pleins d'extravagance, et vrai délire mélancolique. »

Le même auteur, Pinel, cite plus loin[2] l'observation d'un jeune homme, négociant, qui perdit la raison après des excès de tout genre, des traitements mercuriels nombreux, et des voyages fréquents nécessités par son commerce. « Les traitements au mercure, dit Pinel, sont tour à tour commencés, suspendus, renouvelés sans ordre et sans règle. Dès lors, les symptômes les plus marqués

[1] Paris, 1809; p. 33.
[2] Page 47.

d'une hypochondrie profonde[1] : digestions laborieuses et très-imparfaites, flatuosités très-incommodes, rapports acides, alternatives de resserrement et de relâchement des intestins, douleurs vives de coliques devenues périodiques, frayeur sans cause, pusillanimité extrême, dégoût de la vie et plusieurs tentatives de commettre un suicide. »

Gall, cité par Georget dans le passage que nous avons rapporté de ce dernier auteur, dit avec beaucoup de vérité que « la cause de beaucoup de maladies mentales, susceptibles d'être guéries, se trouve dans le bas-ventre. » On est amené à accepter cette proposition de Gall par les raisons suivantes : 1° La tradition la plus ancienne a toujours fait guérir la folie par l'ellébore ou par la purgation, ce qui arrivait dans le cas où la dyspepsie qui avait occasionné la folie était de nature saburrale. 2° Beaucoup de folies guérissent par la disparition des symptômes abdominaux qui en avaient été l'état prodromique ; l'appétit devient normal, les digestions sont faciles, les flatulences cessent, etc., le teint revient ainsi que l'embonpoint. 3° On a généralement noté que, quand les aliénés prennent de l'embonpoint, leur folie devient incurable. Cela tient à ce qu'alors l'affection vésanique, qui pouvait tenir dans le commencement à un état mauvais du tube digestif, résulte à la longue d'une altération profonde et incurable du cerveau. C'est pour cela que la vie végétative a beau devenir meilleure par suite du rétablissement des fonctions digestives et de l'embonpoint, le cerveau, gravement altéré, ne peut plus être modifié, et l'aliénation devient irrémédiable. Preuve donc, comme dit Gall, que la cause

[1] Pinel comprenait l'hypochondrie comme les anciens.

de beaucoup de maladies mentales, susceptibles d'être guéries, se trouve dans l'abdomen.

Il y a d'autres affections nerveuses qui dépendent de la gastropathie comme les précédentes. Ainsi, pour parler des plus fréquentes, nous citerons la *contracture* qui survient sous l'influence des refroidissements. Mais, comme le fait très-bien remarquer M. Trousseau, la contracture, bien que résultant de l'impression du froid, affecte les individus qui ont déjà de la diarrhée, c'est-à-dire ceux dont le tube digestif est malade. Je citerai encore la *chorée*, qui dans certains cas parfaitement observés[1] était liée à un état dyspeptique produit, soit par un état saburral, soit par des helminthes. Enfin, il ne faut pas oublier l'épilepsie elle-même, qui, ainsi que la chorée, a été souvent guérie après l'expulsion de vers intestinaux, et qui dès lors était dépendante d'un état morbide du tube gastro-intestinal.

Nous ferons remarquer, comme résumé de l'exposition des prédominances nerveuses de la gastropathie, que quelques-unes d'entre elles accusent nécessairement un estomac malade dont elles sont un symptôme ou un syndrome immédiat, comme la toux gastrique, la dyspnée gastrique, etc., l'hypochondrie et la forme franche de l'hystérie, tandis que la folie, la chorée, l'épilepsie, etc., peuvent exister et existent souvent sans qu'il y ait gastropathie.

Nous devons aussi, après cette exposition, répéter ce que nous avons déjà dit, à savoir : que l'influence de la gastropathie sur le développement des symptômes nerveux

[1] Bouteille, *Traité de la chorée*, p. 291, 276, 279.

d'irradiation gastrique est singulièrement favorisée par l'état d'anémie qui, en plus ou moins grande proportion, suivant les sujets, marche parallèlement à ces symptômes nerveux, et qui résulte de la diminution des produits de la digestion liée à la gastropathie. C'est ainsi que les paralysies diffuses, qui surviennent si souvent dans le cours des maladies chroniques et dans la convalescence difficile des maladies aiguës, paralysies qui ont été groupées dans ces derniers temps par M. Gubler[1], dépendent ou d'une faiblesse considérable des organes digestifs, ou d'une anémie coïncidante, sans qu'on sache précisément auquel de ces deux états morbides les rapporter. Quelquefois cet état d'anémie domine pour ainsi dire par son intensité la dyspepsie, bien que dépendant d'elle, et constitue dès lors une prédominance dont nous avons à parler.

Prédominance d'anémie globulaire. — On doit admettre facilement que les plus légères altérations de l'acte digestif, capables d'entraîner après elles une diminution dans les produits utiles de la digestion, aillent retentir dans le sang, en y abaissant la proportion de l'élément globulaire, et cela en dehors de toute sensation douloureuse de l'estomac. Or, comme les fonctions digestives, même chez les gens bien portants, ne sont pas parfaites chaque jour d'une manière fixe et permanente, puisqu'elles peuvent être modifiées par la nature des mets, par l'influence des causes morales passagères, par la fatigue physique, par l'état de l'atmosphère, etc..., il s'ensuit que les globules du sang dont la réparation ne se fait que par la matière alimentaire convenablement di-

[1] *Archives générales de médecine*, années 1859, 1860 et 1861.

gérée et assimilée doivent varier en quantité suivant ces nombreuses variations de la fonction digestive. On est donc porté à admettre que dans l'état dit de santé la proportion des globules du sang n'est pas invariablement la même chez le même individu, et qu'elle doit par conséquent présenter habituellement de légères oscillations en plus ou en moins, comparables en quelque sorte à celles que nous donnent les échelles de nos instruments de précision météorologique. Ce n'est que dans ces grandes perturbations de l'organe digestif que, l'élément globulaire du sang venant à baisser d'une manière considérable, on se trouve à même d'observer les phénomènes qui résultent d'une anémie devenue par son intensité incompatible avec l'état de santé ; et c'est alors qu'on peut observer les prédominances anémiques qui sont reconnaissables à la pâleur notable de la peau et des membranes muqueuses et à la laxité de toutes les parties molles.

Or, ces prédominances anémiques, de même que les prédominances névropathiques, ne se ressemblent pas toutes. Nous devons donc en présenter à part les principales variétés.

Première variété. — Dans cette variété, on observe au plus haut degré les différents symptômes de plénitude présentés par le système vasculaire sanguin, tels que les battements des gros troncs artériels et du pouls, les palpitations cardiaques, les bruits de souffle et de rouet des carotides, et le bruit de souffle cardiaque du premier temps. Les bruits anomaux des carotides s'accompagnent d'un frémissement sensible au doigt, et souvent il y a sur les principales artères un véritable bruit normal qui s'accompagne d'un pouls *jerking*, c'est-à-dire d'un pouls marqué par une extension brusque des parois artérielles. Ces symptômes qui tiennent, comme nous l'avons dit plus haut, à une dilatation atonique du cœur, des artères et des capillaires, augmentent d'intensité quand le malade s'est livré à un exercice musculaire, comme celui de monter un escalier. Il éprouve alors des sensations de plénitude extrêmement pénibles dans les cavités thoracique et crânienne. La dyspnée apparaît d'une manière considérable et en même temps il y a des battements artériels intenses dans la tête qui s'accompagnent bientôt de vertiges, d'éblouissements ou de cécité momentanée.

C'est la considération de tous ces symptômes de plénitude, dus évidemment à l'exagération de l'ondée cardiaque, qui nous a fait admettre une polyémie séreuse, dans l'anémie globulaire. Mais ces phénomènes de plénitude ne se voient bien tels que nous les avons exposés plus haut, que dans certains cas assez rares d'aglobulie; c'est tout au plus si l'on en recueille quatre ou cinq observations par an dans un service ordinaire d'hôpital. Ils nous paraissent de nature à constituer la première variété de prédominance d'anémie globulaire, qu'on pourrait appeler *polyémique*. On peut rattacher à cette variété la *cachexie exophthalmique* qui est une espèce singulière d'anémie globulaire avec augmentation de volume de la glande thyroïde et du globe oculaire, forcé dès lors de sortir en partie de l'orbite. Cette cachexie est symptomatique d'une dyspepsie produite habituellement par de grandes causes morales. On a constaté dans cette maladie des phénomènes de plénitude vasculaire plus marqués encore que dans la simple anémie globulaire. Il y a des battements considérables dans les artères, accompagnés de bruits de souffle intense et de frémissement tactile. Le cœur dilaté et hypertrophié à un haut degré présente un bruit de souffle intense au premier temps, comme s'il était affecté de rétrécissement absolu des orifices. Il y a un champ de matité considérable à la région précordiale. Le malade éprouve à la suite de la marche ou de l'ascension d'un escalier, un redoublement dans l'intensité des symptômes précédents; en même temps il ressent de la dyspnée, des vertiges, etc., symptômes que l'on a prêtés de tout temps à la plénitude vasculaire.

Deuxième variété. — Une variété de prédominance anémique de ces cas peu rares dans lesquels l'extrême pâleur, qui annonce un abaissement considérable des globules, ne s'accompagne plus des symptômes vasculaires ou pléthoriques que nous avons notés dans la première variété. Les bruits carotidiens sont fort légers ou nuls, il n'y a pas de plénitude du pouls ni de battements des gros troncs artériels. Le cœur ne présente pas de bruit de souffle au premier temps. Le malade n'éprouve pas de palpitations, ni de dyspnée, ni de vertiges, ni de battements dans la tête surtout après un exercice musculaire, tel qu'une ascension d'escalier : les symptômes se réduisant à peu près, en dehors des phénomènes dyspeptiques locaux, à de la pâleur, de la faiblesse et du froid aux extrémités.

L'absence des symptômes de plénitude vasculaire tient ici à ce que le cœur n'est pas dilaté, comme dans la première variété. L'ondée qui en sort n'est pas dès lors exagérée, et ne va pas produire dans les artères les symptômes physiques et physiologiques qui dénotent un défaut de proportion entre l'ondée et le calibre des voies artérielles. Cela est si vrai que, dans cette sorte d'anémie, le champ de matité de la région précordiale n'est pas augmenté comme dans la première variété, surtout dans la cachexie exophthalmique. Pourquoi maintenant le cœur ne se dilate-t-il pas également dans toutes les anémies semblables sous le rapport du chiffre de la proportion des globules ? Cela tient aux idiosyncrasies différentes, et souvent aussi à la cause particulière ou aux complications de l'anémie.

Troisième variété. — Nous faisons une variété de l'anémie à forme fébrile ; c'est la *febris alba* des anciens auteurs. Dans cette variété de l'anémie, le pouls s'élève quelquefois jusqu'à cent vingt pulsations par minute ; seulement nous ajouterons que la chaleur de la peau n'est pas en proportion de la fréquence des pouls. Nous avons observé dans le temps, à l'hôpital Cochin, une jeune fille qui était affectée d'une anémie à forme fébrile depuis deux mois qu'elle avait accouché clandestinement, en dehors de sa famille qui ne voulait plus la voir. Le chagrin produit par cette séparation avait causé et entretenait cette maladie qu'on pouvait parfaitement prendre pour une fièvre hectique dépendante d'un foyer phlegmasique du bassin. Enfin une réconciliation eut lieu à l'hôpital ; en deux jours l'appétit revint, et la fièvre tomba en même temps que les forces et le teint reparurent.

Comme on le voit, le diagnostic de cette variété d'anémie

peut présenter des difficultés. Dans le cas précédent elle avait l'apparence d'une fièvre hectique post-puerpérale à foyer purulent. D'autres fois elle pourra simuler tantôt une dothinentérie légère (fièvre muqueuse), tantôt une tuberculisation commençante, surtout s'il y a en même temps des quintes de toux gastrique, symptomatique de la dyspepsie dont l'anémie fébrile est le résultat.

Telles sont les principales variétés de prédominances anémiques. On nous demandera pourquoi nous n'avons pas donné une place parmi elles à la chlorose. Nous répondrons que la chlorose est bien, si l'on veut, une variété d'anémie, mais seulement une variété étiologique, comme l'anémie saturnine, comme l'anémie paludéenne... Or, les variétés de prédominance anémique que nous venons d'exposer sont marquées par des différences symptomatiques. La chlorose, comme nous le verrons au chapitre des causes, et comme les anciens l'admettaient, est une anémie qui est dépendante de la métropathie liée à l'établissement de la menstruation ; et, comme telle, la chlorose peut présenter ces trois variétés de prédominance symptomatique qui précèdent.

Nous dirons, pour terminer l'histoire de ces prédominances anémiques, que souvent la coïncidence de quelque symptôme nerveux s'y trouve en proportion suffisante pour qu'on soit très-embarrassé de dire si la prédominance est anémique ou névropathique. C'est ainsi que l'anémie à forme fébrile a souvent été appelée *fièvre nerveuse*, à une époque où les altérations du sang étaient systématiquement délaissées. De même nous voyons, dans l'histoire des bruits anomaux des artères, que ces bruits, avec ou sans bruit de souffle au premier temps du cœur, ont été signalés par Laennec chez les individus *nerveux, hypochondriaques*[1], *les femmes hystériques, les jeunes gens irritables et délicats, sujets à des hémorrhagies*[2], etc... Or, tous ces malades observés par Laennec étaient évidemment atteints d'anémie globulaire. C'étaient les mêmes malades qui, observés plus tard par M. Bouillaud sous le nom d'anémiques, présentaient également à cet observateur des bruits anomaux d'artères. La découverte des bruits artériels a donc été faite par Laennec d'abord, et ensuite par M. Bouillaud dans la même maladie, maladie complexe qui réunit ordinairement les symptômes névropathiques et un appauvrissement globulaire du sang, et qui s'appelle, suivant les époques et les médecins, tantôt maladie nerveuse, hypochondrie, etc., tantôt anémie, chloro-anémie, etc.

Nous répéterons aussi, en terminant l'exposition de ces prédominances névropathiques et anémiques, qu'elles s'accompagnent toujours en proportion plus ou moins grande des symptômes primitifs de la dyspepsie. On peut donc retrouver sur un même malade les trois ordres de symptômes primitifs, névropathiques et anémiques, dont la prédominance fait donner à la maladie le nom de névropathie (hystérie, hypochondrie, folie, etc.), d'anémie, ou de maladie de l'estomac (gastralgie, flatulence, pyrosis, dyspepsie proprement dite, etc.).

Là se termine ce que nous avions à dire sur l'anémie

[1] Laennec comprend ici l'hypochondrie comme les anciens.

[2] *Traité d'auscultation*, *passim*.

globulaire, nous allons continuer la série hémopathique de la dyspepsie, en présentant l'histoire succincte de ce que nous avons appelé l'anémie albumineuse.

De l'anémie albumineuse. — Nous appelons ainsi l'appauvrissement du sang qui porte sur l'albumine du sérum. On a démontré dans ces dernières années, tant en Angleterre qu'en France, qu'un abaissement notable de la proportion de l'albumine du sang, hors le cas de phlegmasie, entraînait à la suite le développement d'une hydropisie. On dit depuis longtemps que certaines hydropisies viennent d'une altération ou d'un appauvrissement du sang, eh bien, ce genre d'altération du sang vaguement indiqué jusqu'à présent est précisément constitué par un abaissement du chiffre de l'albumine du liquide sanguin. Maintenant cette anémie albumineuse peut-elle être produite par une dyspepsie? Il n'y a aucun doute à avoir à ce sujet. De tout temps, et même du temps d'Aristote [1], on a remarqué qu'il se développait un grand nombre d'hydropisies dans les populations souffrant toutes les privations de la famine ou de la disette; et pour ce qui est de notre temps, tout le monde sait, d'après la relation du docteur Gaspard [2], que l'hydropisie figure au nombre des maladies produites en France pendant la disette de 1816 et de 1817. Un très-grand nombre de malheureux étaient alors réduits à vivre de racines et d'herbes, qu'ils allaient chercher dans les champs et les prés, et qu'ils faisaient cuire. Il y avait évidemment ici lésion de l'acte digestif, ou dyspepsie produite par des aliments insuffisants

[1] *Problemata.*

[2] *Journal de physiologie expérimentale* de Magendie, t. II.

ou de mauvaise qnalité, et dès lors l'insuffisance ou la mauvaise qualité des produits digestifs étaient bien dans le cas d'appauvrir l'élément albumineux du sang.

Maintenant si, comme personne n'en doute, la misère, en quelque sorte épidémique dans les temps de disette ou de famine, peut donner lieu à l'anémie albumineuse et à l'hydropisie, on ne peut refuser que la misère sporadique ne produise le même résultat chez les malheureux qui sont réduits, plus souvent qu'on ne le croit, aux plus dures privations. Nous en avons recueilli des observations parfaitement rigoureuses, soit à l'hôpital Saint-Antoine, soit à l'hôpital Cochin. Il y a plus, nous avons observé la même affection chez les personnes aisées et abondamment pourvues de toutes les choses nécessaires à la vie ; mais ces personnes sont dyspeptiques à la suite de fatigues physiques ou de causes morales profondes, et dès lors il y avait chez elles la même insuffisance ou la même altération de produits digestifs que chez ceux qui sont dyspeptiques par le fait des privations qu'impose la misère.

L'anémie albumineuse qui survient aussi chez certains dyspeptiques et qui est suivie d'hydropisie, n'est pas la première altération que le sang subisse dans cette circonstance. Déjà avant la diminution de l'albumine marquée par ce développement de l'hydropisie, il y avait diminution de l'élément globulaire suffisamment indiquée par la pâleur et la laxité du tissu, et par les autres symptômes de l'aglobulie.

On arrive par là à cette conséquence que l'abaissement de la proportion des globules est un résultat ordinaire et presque constant de la dyspepsie, tandis que l'anémie albumineuse est un effet beaucoup plus rare de l'altération de l'acte et du produit digestifs; dès lors cette dernière requiert des conditions qui sont loin de se rencontrer chez tous les dyspeptiques.

Les anciens avaient déjà observé cette succession de symptômes hémopathiques, sans toutefois la préciser rigoureusement. En effet, on remarque souvent ce titre dans leurs ouvrages *de cachexia et hydrope*, c'est-à-dire *de la cachexie* ou *de l'aglobulie*, car ces deux termes sont parfaitement synonymes, et de l'hydropisie, cette dernière maladie marquant une altération de l'organisme plus profonde que la première. *Ut autem ipsa quoque passio (cachexia)*, dit Cœlius Aurelianus, *sæpissime hydropismi antecedens causa* [1]... Nous trouvons la même idée dans Félix Plater : *Et si hic affectus (cachexia) diu perseveret, corporis totius habitu amplius in molem seu tumorem excrescente, leucophlegmatia cachexiam hanc sequitur* [2].

De l'anémie fibrineuse. — Nous appelons ainsi l'appauvrissement du sang qui porte sur la quantité ou la qualité de la fibrine. C'est à cette lésion du liquide sanguin que se rapporte le scorbut proprement dit et le *morbus maculosus*. On sait qu'une des causes du scorbut est la privation des acides végétaux surtout pendant la saison chaude [3]. Par conséquent, le scorbut vient comme certaines hydropisies d'aliments insuffisants et de mauvaise qualité, avec la différence toutefois qu'on sait assez préci-

[1] *Artis medicæ principes*, Halleri; t. XI, p. 242.

[2] *Praxeos*, t. III, p. 57. Basileæ, 1625.

[3] Pascal.

sément quelle est l'espèce d'aliments (les acides végétaux) dont la privation cause le scorbut, tandis qu'on est moins avancé pour l'aliment précis dont la suppression entraîne à sa suite la diminution de l'albumine du sang et l'hydropisie. On peut donc dire d'une manière générale que certaines hydropisies et que certains scorbuts dépendent d'une altération du produit digestif ou d'une dyspepsie.

L'altération de la fibrine du sang qui, dans le scorbut, donne lieu aux phénomènes hémorrhagiques et caractéristiques du scorbut est précédée habituellement par une aglobulie; de sorte que, comme nous l'avons vu déjà pour l'anémie albumineuse, la dyspepsie spéciale qui doit appauvrir l'aliment fibrineux du sang commence d'abord par appauvrir l'élément globulaire.

On ne peut guère avoir de doute à ce sujet quand on consulte les relations d'épidémie scorbutique qui nous ont été données par les meilleurs observateurs. Voici, en effet, comment Lind expose les phénomènes qui précèdent l'explosion des symptômes hémorrhagiques du scorbut : « Les signes avant-coureurs du scorbut sont les suivants. Ordinairement le visage perd sa couleur naturelle; il devient pâle et bouffi. Ceux qui sont dans cet état ne se soucient de faire aucun mouvement... Si l'on examine de près les lèvres et les caroncules lacrymales où les vaisseaux sanguins sont très-exposés à la vue, elles paraissent d'une couleur verdâtre... La plupart des scorbutiques sont d'abord d'une couleur pâle ou jaunâtre ; cette couleur devient ensuite plus obscure ou livide[1]. » Est-il besoin de s'arrêter à montrer que ces signes avant-coureurs du scor-

[1] *Traité du scorbut*, t. I, p. 199.

but constituent les grands caractères de l'anémie globulaire.

Le scorbut est endémique en Hollande et dans le nord de l'Allemagne, du moins il l'était du temps d'Engalenus, qui a fait un bon traité sur cette maladie, et qui pratiquait la médecine à Embden, dans la Frise orientale. Engalenus explique la production de cette maladie dans le pays qu'il habitait par l'air épais, humide et froid, qu'on y respirait; par l'usage des eaux froides, crues et salées, et surtout par l'alimentation grossière qui est habituelle sur mer, *crassa et nautica victus*. Il ajoute que toutes les fois qu'il a vu des gens soumis à cette nourriture grossière, et en proie à de longs chagrins, le scorbut n'a jamais manqué de se montrer sur eux après un laps de temps variable [1].

Boerhaave confirme d'une manière précise tout ce qu'a observé Engalenus. D'après cet auteur, le scorbut sévit sur les populations du nord : *invenitur apud Britannos, Batavos, Suedos, Danos, Norvegos, Germanos septentrionales ;* surtout sur les habitants voisins de la mer : *atque inter hos maxime infestat vicinos mari.* Il attaque ceux qui usent d'aliments salés, fumés ; de biscuit, de végétaux farineux conservés et non fermentés, de pois, de fèves, de vieux fromage fort et salé, etc., et il se montre souvent chez ceux qui ont des affections chroniques ou lentes, telles que l'hypochondrie, l'hystérie [2], etc.

Il nous sera facile maintenant de comprendre pourquoi certains auteurs, tels que Etmuller, traitent de l'hypo-

[1] Engalenus, *De morbo scorbuto*, p. 6. Amstelodami, 1720.

[2] Vanswieten, *Commentaria*, t. III, p. 593.

chondrie et du scorbut, dans le même chapitre, sous ce titre singulier : *De malo hypochondriaco et de ejus summo gradu scorbuto;* pourquoi Barbette appelait l'hypochondrie, la mère du scorbut, *mater scorbuti*, etc. Ce rapprochement de l'hypochondrie et du scorbut n'a été fait que par les médecins qui ont pratiqué dans les lieux où le scorbut est endémique, et il est facile de s'en rendre compte. Les hypochondriaques, c'est-à-dire les individus qui à la suite d'un état dyspeptique présentaient de l'anémie globulaire et une prédominance de symptômes névropathiques, finissaient, à cause de la mauvaise influence d'alimentation et d'aération dans laquelle ils vivaient, par subir une altération plus profonde du sang ; à l'insuffisance des globules s'ajoutait une altération de la fibrine, et le scorbut se montrait chez eux avec ses phénomènes caractéristiques.

Au reste, il ne faut pas trop nous étonner que, même à Paris et en France, des névropathies puissent précéder des hémorrhagies, si l'on veut réfléchir à l'important mémoire que M. Parrot a fait sur *la sueur de sang*[1]. Ce travail renferme des observations irréfragables de personnes qui après avoir présenté des prédominances névropathiques variées, ont été affectées d'exhalation hémorrhagique par la peau. Du reste, sans aller chercher bien loin des faits qui démontrent l'influence des névropathies sur les hémorrhagies, il suffira de citer les cas si ordinaires de femmes hystériques qui ont d'abondantes hémoptysies.

Là se terminent la série hémopathique et l'exposition des symptômes secondaires, nous allons passer mainte-

[1] *Gazette hebdomadaire*, 1859.

nant à l'étude des symptômes ternaires ou du troisième ordre.

SYMPTOMES TERNAIRES DE LA DYSPEPSIE.

Les symptômes ternaires sont constitués, comme nous l'avons dit, par les différentes lésions de tissu ou les lésions organiques qui se développent sous l'influence de la dyspepsie.

Nous distinguerons ces lésions de tissu dont nous allons faire l'histoire, de celles dont nous avons fait mention en traitant des symptômes secondaires, c'est-à-dire de l'œdème et des hémorrhagies interstitielles, parce que ces deux lésions de tissu se relient immédiatement à certaines altérations du sang, les anémies albumineuse et fibrineuse, dont elles sont la manifestation immédiate; et elles se fondent par conséquent dans les symptômes secondaires de la dyspepsie. Il n'en est pas de même des lésions de tissu qui vont nous occuper : celles-ci ne peuvent pas se rattacher d'une manière aussi claire ni aussi immédiate à l'altération du sang qui coïncide avec elles.

Ces symptômes ternaires constituent la plupart des lésions de tissu de la pathologie. Il en résulte que les lésions locales ou générales, qui passent pour des affections idiopathiques ou spontanées, sont bien évidemment de véritables symptômes, quand on les examine dans leurs rapports avec la dyspepsie, que très-souvent on est obligé d'accepter comme leur point de départ et leur foyer pathogénique.

Maintenant on peut se demander si ces symptômes ternaires dépendent de la dyspepsie elle-même, c'est-à-dire de l'affection de l'estomac agissant par influence sympathique, ou bien si elles se rattachent immédiatement à l'altération du sang, à l'anémie globulaire, produite par la dyspepsie. S'il fallait opter entre ces deux hypothèses, on se trouverait plutôt disposé à adopter la seconde. Mais, d'un autre côté, on ne peut pas exclure complétement l'influence d'irradiation gastrique dans cette pathogénie des symptômes ternaires ; on ne le peut, surtout depuis que M. Cl. Bernard nous a montré toute l'influence des nerfs dans la production des sécrétions soit physiologiques, soit morbides. Dernièrement nous avons recueilli une observation qui est bien de nature à montrer que le foyer nerveux de l'estomac peut avoir une part d'influence dans la production des lésions de tissu. Un homme de quarante ans environ, dyspeptique depuis plusieurs années et affecté en outre d'anémie globulaire et de névropathie générale (d'hypochondrie dans le sens des anciens), se promenant à la campagne, voulut cueillir une fleur qui était devant lui et se baissa pour la ramasser; mais il faillit saisir avec la main un énorme serpent qui était caché sous l'herbe. La vue de ce reptile, pour qui il avait toujours eu une invincible horreur, lui fit éprouver à l'instant même une sensation violente de choc à l'épigastre, comme celui d'une secousse électrique, et ce choc s'irradia de là dans tout le corps où il fut suivi d'un picotement fort désagréable. Au bout d'une minute il avait en différents points de la surface cutanée des plaques d'urticaire, qui depuis ce temps lui sont revenues souvent.

On dira qu'ici l'anémie globulaire a favorisé la production de l'urticaire, c'est notre avis : mais ne faut-il compter pour rien cette sensation violente qui, s'irradiant de l'épigastre dans tout le corps, a été immédiatement suivie de l'éruption ortiée ?

Comme nous le verrons, les lésions de tissu qui proviennent de la dyspepsie sont très-nombreuses, et bien différentes les unes des autres ; il y en a de chroniques, il y en a d'aiguës. Quant à leur nature, elle varie extrêmement.

Dans la dyspepsie, surtout lorsqu'elle s'accompagne d'une anémie notable, l'individu se trouve pour ainsi dire désarmé contre toutes les influences morbides qui viennent l'assaillir. Ces influences sont, ou en dedans de lui (dispositions, diathèses), ou en dehors de lui (constitution atmosphérique, constitution épidémique, etc.). La nature médicatrice, paralysée ou affaiblie par la dyspepsie, ne peut plus leur résister, et la lésion du tissu ou le symptôme ternaire se produit par l'action composée des influences diathésique et épidémique.

Bien que, par conséquent, les symptômes ternaires de la dyspepsie résultent des influences diathésique et atmosphérique agissant sur un fond dyspeptique, on doit reconnaître pourtant que certaines lésions de tissu sont plus particulièrement sous la dépendance, les unes d'une diathèse, les autres d'une influence extérieure à l'individu. C'est sous cette division que nous allons comprendre et exposer la série des principaux symptômes ternaires de la dyspepsie.

Symptômes ternaires dyspeptiques dépendant d'un état diathésique.

Le tubercule. — Tout le monde reconnaît que la tuberculisation des tissus, et surtout du tissu pulmonaire, se fait sous l'influence d'une disposition inconnue de l'organisme, qu'on est convenu d'appeler diathèse tuberculeuse. Nous ajouterons que cette diathèse s'exerce, et que le produit tuberculeux se réalise, quand l'organisme est affaibli par une dyspepsie antécédente, quelle qu'en soit la cause.

« L'influence de la dyspepsie sur la production des tubercules se trouve implicitement établie dans les ouvrages de plusieurs auteurs modernes. Laennec nous dit : « Puisque toutes les personnes que j'ai vues devenir phthisiques, quoiqu'elles ne parussent pas prédisposées à cette maladie par leur constitution, paraissaient également devoir l'origine de leur maladie à des chagrins profonds ou de longue durée. » Or, l'on sait que les chagrins profonds entraînent nécessairement après eux un état dyspeptique qui, chez les malades de Laennec, a dû précéder et favoriser la tuberculisation. M. Andral dans son *Hématologie*, M. Becquerel dans son *Traité d'hygiène*, reconnaissent que la tuberculisation a lieu sous l'influence d'une anémie antécédente. Or, nous pensons, et en cela nous ne pouvons être contredit, que l'anémie dépend si souvent d'un état dyspeptique, qu'il est impossible d'accorder à l'anémie une part d'influence sur la production des tubercules, sans faire remonter immédiatement cette part d'influence jusqu'à la dyspepsie qui est le point de départ de cette série pathogénique.

Nous trouvons des idées très-précises sur le sujet qui nous occupe, dans le travail récent d'un observateur distingué, M. Bennett d'Édimbourg[1] : « Lorsque, dit M. Bennett, on observe attentivement les circonstances étiologiques au sein desquelles la phthisie prend le plus souvent naissance, on demeure convaincu que c'est à un trouble des fonctions digestives, à une assimilation incomplète des aliments qu'il faut presque toujours attribuer le développement de cette maladie. »

D'autres auteurs ont été amenés à la même opinion en partant de considérations thérapeutiques. Ainsi, M. Bouchardat, discutant la question de savoir si le lichen employé avec succès dans la phthisie pulmonaire doit son efficacité au principe amer, ou à la matière féculente, n'hésite pas à se prononcer pour la première de ces substances, parce qu'étant amère elle est parfaitement apte à réveiller l'appétit et les fonctions digestives : « Or, continue M. Bouchardat, la phthisie pulmonaire a pour cause essentielle ou un défaut dans les fonctions digestives, ou une aberration dans l'assimilation[2]. » Dernièrement M. le docteur Pâtissier a eu l'occasion de traiter la même question pathogénique, et d'émettre la même opinion dans une lecture faite à la Société d'hydrologie : « L'observation clinique, dit cet honorable médecin, nous a démontré que les digestions imparfaites, en produisant des sucs peu réparateurs, sont une cause fréquente de la diathèse tuberculeuse... De tous les agents thérapeutiques vantés contre la diathèse tuberculeuse, la médication par les eaux minérales fait espérer le plus de succès ; en accélérant la

[1] *Traité de la consomption pulmonaire*, p. 61. Edimbourg, 1859. Le passage suivant a été traduit par M. le docteur Ball.

[2] *Manuel de matière médicale et de thérapeutique comparée*, 1846.

digestion, la nutrition, elle fortifie toute l'économie, neutralise la diathèse et met l'organisme en défense contre la phthisie imminente[1]. »

Quand on réfléchit à la nature des causes qui, d'après les auteurs, donnent lieu, sauf la diathèse, à la tuberculisation, on voit que ce sont toutes les causes de la dyspepsie, les causes morales, les fatigues physiques, la mauvaise nourriture, l'insuffisance des aliments, la misère, en un mot, avec toutes ses conséquences anthiygiéniques; et si le froid a sa part d'influence dans les causes occasionnelles de la dyspepsie, c'est que le froid agit sur les individus déjà débilités par l'état dyspeptique.

Certains symptômes de la dyspepsie qui précède et qui occasionne la tuberculisation, tels que les douleurs thoraciques de la névralgie dorso-intercostale[2], sont pris souvent pour les prodromes de la phthisie. La dyspepsie elle-même est regardée par beaucoup de médecins comme une dyspepsie prodromique ou prémonitoire de la tuberculisation, dont elle serait la première manifestation; mais nous croyons que c'est à tort. Cette dyspepsie est complétement indépendante de la diathèse tuberculeuse; elle est le résultat unique des causes diverses qui l'ont produite et qui seront exposées plus tard, et loin d'être une manifestation de la diathèse tuberculeuse, elle excite et active au contraire la diathèse tuberculeuse qui sans

[1] *Annales de la Société d'hydrologie*, 1857-1858.

[2] Il ne faut pas confondre ces douleurs, qui siégent sur le septième espace intercostal et qui sont un symptôme de gastropathie, avec les douleurs de névrite intercostale sous-claviculaire, qui sont un symptôme de tuberculisation.

elle ne se révèlerait pas par sa lésion caractéristique.

Il importe d'ajouter que, lorsque les tubercules sont formés, ils donnent lieu à des symptômes généraux qui viennent se fondre avec ceux de la dyspepsie initiale. Il y a un surcroît d'anémie globulaire et d'amaigrissement, qui tient à la spoliation du sang, nécessitée par la production de la matière tuberculeuse. Il y a aussi un surcroît de symptômes dyspeptiques primitifs, qui dépendent du trouble sympathique apporté dans le tube digestif par la présence des tubercules. Les tubercules, effet de la dyspepsie, agissent donc, par une sorte de cercle vicieux, comme une sorte d'aggravation de l'affection dyspeptique. Beaucoup de lésions se comportent de la même manière, ainsi que nous le verrons.

Cancer. — Tout ce qui vient d'être dit pour le tubercule peut se répéter pour le cancer. Cette lésion se fait sous l'influence d'une disposition inconnue de l'organisme, que l'on appelle diathèse cancéreuse. Mais nous ajoutons que la diathèse cancéreuse ne se manifeste par ses lésions caractéristiques que quand l'organisme est détérioré par une dyspepsie antécédente. En effet, tous les auteurs reconnaissent l'influence des causes morales sur la production du cancer. Or, cette influence doit être analysée, et il est facile de l'analyser dans les cas de cancer externe. On observe alors que la cause morale entraîne immédiatement après elle un état dyspeptique, et c'est au bout d'un temps variable de l'existence des symptômes dyspeptiques qu'on voit apparaître sur la surface extérieure du corps les signes caractéristiques de la lésion cancéreuse; et l'on observe en sus que la formation du cancer donne lieu à une augmentation de l'amaigrissement, et surtout de l'anémie globulaire, soit que cela tienne à une dyspepsie consécutive au cancer, soit que cela dépende d'une spoliation des globules du sang employés à fournir les matériaux du produit carcinomateux.

Scrofules. — Il y a certaines lésions, telles que des adénites sous-maxillaires, des ophthalmies, des arthrites, des éruptions cutanées, etc., que l'on est convenu de faire dépendre d'un état général de l'organisme, appelé vice scrofuleux ou diathèse scrofuleuse. Cette affection se manifeste quelquefois chez les adultes, mais elle est pour ainsi dire propre à l'enfance.

Les lésions scrofuleuses sont donc sous la dépendance d'une diathèse particulière; mais, comme nous l'avons vu pour le cancer et pour le tubercule, la diathèse scrofuleuse ne donne lieu à ses produits caractéristiques que lorsque l'organisme est affaibli par une dyspepsie antérieure.

C'est ce qui nous explique pourquoi les auteurs sont à peu près unanimes à signaler l'influence d'une nourriture grossière ou insuffisante dans la production des scrofules, et l'on a rangé parmi les causes de cette maladie un mauvais lait, provenant d'une nourrice vieille ou maladive, l'usage de bouillies grossières et indigestes. On a noté aussi le séjour dans un endroit bas, humide, renfermé ou obscur; mais, comme nous le verrons, ces circonstances d'aération jouent un grand rôle dans la production de la dyspepsie.

La diathèse scrofuleuse reste longtemps inhérente à l'organisme, n'attendant qu'une dyspepsie pour éclater, et elle ne s'éteint probablement tout à fait que dans la vieillesse. Ajoutons que l'on voit des individus présenter des manifestations scrofuleuses dans la jeunesse et dans l'âge mûr, qui n'en avaient jamais été affectés dans leur enfance, parce que la cause occasionnelle qui les fait éclater, la dyspepsie, avait manqué jusque-là. Nous avons vu à l'hôpital Cochin une jeune fille de 16 ans, bien réglée, qui entra à l'hôpital pour une adénite considérable, siégeant à la région cervicale du côté droit. Sa mère nous apprit qu'elle s'était toujours bien portée dans son enfance; que, depuis un an, elle l'avait mise en apprentissage dans une maison où elle travaillait beaucoup et où elle était mal nourrie, que peu à peu elle avait perdu de sa fraîcheur et de son embonpoint, et qu'enfin il lui était survenu cette tumeur pour laquelle elle l'amenait à l'hôpital. Nous avons connu, en 1848, un étudiant en médecine qui avait été élevé à la campagne dans de bonnes conditions hygiéniques, et qui n'avait jamais été malade. Ses parents, qu'il n'avait plus depuis longtemps, lui avaient laissé une fortune personnelle suffisante pour pourvoir largement à tous ses besoins et pour vivre honorablement. Il perdit tout son avoir à la suite des événements politiques de 1848, et il eut pour la première fois à lutter contre l'adversité. Profondément affligé de l'état de gêne dans lequel il se trouvait, son embonpoint diminua rapidement, son teint pâlit; il lui survint deux adénites énormes à la région cervicale, l'une à droite, l'autre à gauche; bientôt aprés il présenta des symptômes de tuberculisation pulmonaire, et il mourut de phthisie galopante.

Syphilis. — Certaines lésions dues à l'infection syphilitique requièrent aussi, pour leur manifestation, une dyspepsie antécédente ; ces lésions sont celles qui constituent les symptômes dits *tertiaires*, symptômes qui sont dus, comme on le voit, à une infection ancienne. Tous les syphiliographes reconnaissent que les causes morales, qu'une nourriture mauvaise et insuffisante, etc., exaspèrent la syphilis et la rendent plus difficilement curable. Cette observation est parfaitement juste. Les causes précédentes agissent en produisant une dyspepsie qui détériore l'organisme et qui fait que les infections syphilitiques les plus anciennes et les plus latentes se manifestent par les lésions tertiaires caractéristiques, comme nous l'avons vu pour les diathèses qui viennent de nous occuper. C'est pour cette raison que les mercuriaux, qui exercent une action fâcheuse sur le tube digestif, réussissent assez mal dans ces cas de symptômes tertiaires, et qu'on leur préfère l'iodure de potassium, qui compte au nombre de ses propriétés celle d'augmenter l'appétit et de restaurer les fonctions digestives.

C'est ainsi que l'on comprendra pourquoi une personne dont la santé n'a pas été notablement altérée depuis l'apparition de symptômes syphilitiques secondaires qui ont eu lieu quinze ou vingt ans auparavant, se verra tout à coup affectée de tumeurs gommeuses, d'éruptions tuberculeuses à la peau, de carie, etc., consécutivement à un dérangement profond des fonctions digestives, tel qu'on l'observe après une perturbation morale ou une mauvaise alimentation. Nous citerons à ce sujet l'observation d'un jeune homme qui contracta une syphilis. Il était depuis longtemps dyspeptique par influence héréditaire, et la dyspepsie habituelle fut considérablement augmentée par des chagrins profonds qui étaient liés à sa syphilis. A peine était-il débarrassé de l'érythème secondaire de la syphilis, qu'il fut affecté d'un tubercule profond de la langue qui résista à tout ce qu'on fit pour le résoudre. Quelques années après, ce jeune homme fut pris d'une fièvre typhoïde légère qui se termina par une bonne et franche convalescence. L'appétit devint excellent, les digestions furent parfaites, et grâce à cette restauration des fonctions digestives, comme on en voit quelquefois après les maladies aiguës, il acquit une vigueur et un embonpoint qui changèrent complétement son organisme. Sous cette heureuse influence de l'état général, le tubercule de la langue se dissipa entièrement; mais, au bout de dix-huit mois, il reparut avec l'ancienne dyspepsie, ramenée par l'usage immodéré du thé et du tabac à fumer.

Tout ce que nous venons de dire des diathèses précédentes montre comment elles se comportent sous l'influence de l'état dyspeptique. On voit que la diathèse constitue la prédisposition à telle ou telle lésion, suivant la nature de la diathèse qui affecte l'individu, et que la lésion diathésique éclate à l'occasion du trouble ou de l'affaiblissement amené dans l'organisme par la dyspepsie. Par conséquent, la cause prédisposante varie suivant la nature diathésique de l'individu, mais la cause occasionnelle est toujours la même, quelles que puissent être les circonstances variées qui la produisent. Cette vérité pathogénique est mise en relief dans les cas plus rares où la même cause, venant frapper de dyspepsie plusieurs personnes, fait éclater des lésions diathésiques différentes. C'est ainsi que nous avons vu dans le temps une famille bouleversée tout à coup par un malheur imprévu, et présenter immédiatement les symptômes de l'état dyspeptique. Le père, âgé de soixante ans environ, qui depuis fort longtemps avait une petite verrue indolente derrière l'oreille, éprouva après quelques semaines de la démangeaison, puis de la douleur dans cette verrue qui augmenta rapidement de volume, et qui bientôt s'ulcérant présenta tous les caractères du cancer. Le gendre, âgé de trente ans environ, fut affecté consécutivement à sa dyspepsie d'une toux d'abord sèche, puis accompagnée d'une expectoration muco-purulente, qui résultait d'une tuberculisation qui fut rapidement mortelle. Les autres personnes de cette famille, qui probablement ne recélaient aucune diathèse, restèrent dyspeptiques pendant un an environ et finirent par se rétablir.

Symptômes ternaires dyspeptiques dépendant d'une influence extérieure.

Nous allons voir maintenant des individus affaiblis par un état dyspeptique, ne pas résister aux différentes influences extérieures, et contracter dès lors les lésions qui en sont le résultat ordinaire, telles que les phlegmasies, certaines affections endémiques et épidémiques, des lésions spéciales, etc.

Phlegmasies. — Le temps n'est plus où les phlegmasies étaient regardées comme l'effet d'une santé exubérante et un genre de maladies propres à la jeunesse. On admet, au contraire, qu'elles sévissent d'une manière marquée chez tous les individus affaiblis, et l'on a constaté cliniquement qu'elles se rencontrent bien moins dans la jeunesse que dans l'enfance, la vieillesse, et dans toutes les conditions qui ont débilité l'organisme depuis un temps plus ou moins long.

M. Claude Bernard démontre cette influence de la faiblesse de l'organisme sur la production des phlegmasies par un fait expérimental des plus concluants. On sait qu'il a institué le premier une expérience dans laquelle, après avoir enlevé les ganglions cervicaux du grand sympathique, il provoque par là même une grande congestion des parties voisines, accompagnée de chaleur et de rougeur. Eh bien, il a remarqué que quand cette expérience est pratiquée sur un chien rendu anémique par une longue réclusion, une mauvaise nourriture ou des opérations antérieures, comme cela se voit souvent sur les animaux qui servent dans nos amphithéâtres, il ne manque jamais de survenir une inflammation purulente qui, après avoir envahi la plaie, finit toujours par s'étendre dans la plèvre correspondante ; quand, au contraire, le chien est vigoureux et bien portant, l'inflammation traumatique se borne à la plaie et ne pénètre jamais dans la plèvre.

Les phlegmasies les plus franches, *exquisitæ*, comme les appelaient les anciens, celles qui affectent particulièrement les jeunes gens vigoureux des deux sexes, telles que les pneumonies, les pleurésies aiguës, le rhumatisme articulaire, fébrile, etc., n'arrivent guère que précédées par un état dyspeptique qui les a pour ainsi dire préparées. On est convaincu de l'existence de ces préliminaires pathogéniques quand on soumet les malades à des interrogations précises. On apprend alors que ces jeunes gens qui paraissent vigoureux l'étaient bien davantage quelque temps avant d'être affectés de phlegmasie ; qu'ils ont peu à peu perdu de leur appétit, de leur teint, de leur force et de leur embonpoint, à la suite de fatigues, de contrariétés, d'une alimentation mauvaise ou insuffisante, ou tout simplement de leur nouveau séjour à Paris ; et que c'est quelques jours, quelques semaines ou quelques mois après une détérioration notable de l'organisme, qu'ayant été soumis à la cause propre de la phlegmasie, qui le plus souvent est un refroidissement, ils n'ont pu lui résister et en ont subi l'atteinte.

Stoll avait déjà observé que beaucoup d'affections phlegmasiques étaient précédées d'un embarras gastrique, et qu'il fallait dès lors commencer le traitement par l'émétique pour en avoir facilement raison. On constate tous les jours la vérité de cette observation du célèbre clinicien de Vienne ; nous ajouterons qu'on doit l'amplifier en disant que non-seulement les dyspepsies saburrales, mais encore les dyspepsies non saburrales ont une influence pathogénique sur le développement des phlegmasies.

Si l'on tient compte, dans la pratique, de tous les cas même les plus légers de dyspepsie qui précèdent les phlegmasies aiguës, on arrive à cette conclusion que les phlegmasies primitives, dans la stricte acception du mot, sont fort rares ; elles sont presque toujours consécutives à un état pathologique, l'état dyspeptique. On pourrait établir une exception pour les inflammations légères, telles que le coryza, qui chez certaines personnes surviennent souvent par suite d'un refroidissement agissant sans l'influence préalable d'un affaiblissement de l'organisme; mais les phlegmasies plus graves, comme la pneumonie, la pleurésie, le rhumatisme articulaire aigu, etc., ne surviennent guère que sous l'influence préparatoire de cet affaiblissement de l'organisme.

C'est la même idée qui nous expliquera la fréquence et l'intensité si grandes des phlegmasies qui surviennent dans l'état puerpéral. L'anémie globulaire est ici très-notable, soit par suite de l'affaiblissement ou du trouble des fonctions digestives déterminé pendant la grossesse par la misère, le chagrin ou le simple état de gravidité, soit par suite des pertes de sang qui accompagnent l'accouchement. Il n'est pas étonnant que pendant certaines constitutions épidémiques, l'organisme affaibli des accouchées ne puisse résister à ces influences épidémiques, et soit frappé de phlegmasies principalement dans l'appareil utérin, qui a été le plus lésé par l'acte de la parturition.

D'autres espèces d'inflammations se produisent toujours d'après le même principe pathogénique, comme par exemple l'érythème pellagreux. On sait que dans la pellagre, qui est une maladie de tout l'organisme, à symptômes très-nombreux, il y a, comme phénomène digne d'attention, un érythème sur les parties exposées au soleil, telles que la face dorsale des mains, le cou, la face, etc. On sait encore que cette maladie, qui est endémique en Italie, dans les Asturies, dans le midi de la France, etc., et qui même se présente un peu partout à l'état sporadique, affecte les malheureux cultivateurs ou artisans qui, faisant usage d'aliments mauvais, insuffisants, vont travailler à l'ardeur du soleil. Cette maladie même, dans les pays où elle sévit d'une manière endémique, présente une intensité variable; il y a des cas légers, moyens et graves, mais tous remarquables, en ce qu'ils présentent le cachet d'érythème d'insolation, dû, comme tout le monde l'admet, à ce que la peau des pellagreux altérée et affaiblie par la maladie ne peut plus résister à l'ardeur du soleil.

Or, il nous est impossible de ne pas voir une dyspepsie dans la pellagre. On n'a qu'à consulter les nombreux écrits et les nombreuses observations que l'on possède sur cette maladie, on y trouvera tous les symptômes primitifs et secondaires que nous avons exposés précédemment, en y comprenant les névropathies et les hémopathies globulaire, albumineuse et fibrineuse. On y trouvera encore des symptômes ternaires, non-seulement l'inflammation érythémateuse qui nous occupe, mais quelquefois des tubercules et même du cancer. La pellagre est donc une dyspepsie produite par une alimentation mauvaise (maïs altéré, millet, etc.) et un travail incessant à l'ardeur du soleil; mais il faut ajouter que la dyspepsie qui conduit à l'érythème pellagreux peut très-bien se développer chez des personnes usant d'aliments de bonne qualité et reconnaître seulement pour cause des circonstances morales qui, en détruisant l'appétit et en viciant l'acte digestif, déterminent sur les produits de la digestion des résultats aussi mauvais que si la matière alimentaire était primitivement altérée ou insuffisante. Il n'y a pas d'année que nous n'ayons observé des cas semblables à l'hôpital.

Au printemps de l'année 1858, nous avons vu, à l'hôpital Cochin, un scieur de long affecté sur les deux mains d'un érythème que le patient lui-même rapportait à l'action du soleil. Il s'étonnait, lui qui travaillait toujours en plein air, de n'avoir éprouvé cet effet d'insolation que depuis trois mois environ. Il était entré à l'hôpital pour un état d'anémie avec dérangement profond des fonctions digestives dû au chagrin que des pertes d'argent lui avaient causé l'hiver précédent. En 1860, à l'hôpital de la Charité, nous avons eu dans nos salles une marchande de légumes, âgée de 30 ans environ, qui, depuis deux mois, avait le dessus des deux mains brûlé par le soleil. Elle était anémique, faible et très-amaigrie par la suite du chagrin profond que lui avait fait éprouver la mort de sa fille, survenue trois ou quatre mois auparavant. Depuis cette époque, ses fonctions digestives étaient altérées. Dans ces deux faits, la dyspepsie était le résultat d'une cause morale, et ne tenait nullement à la nature mauvaise des aliments; mais il en était résulté, comme dans la pellagre endémique, une anémie qui, en affaiblissant les patients, les avait rendus incapables de subir l'action du soleil sans être affectés d'érythème. Les aliénés, qui sont pour la plupart dyspeptiques et anémiques, deviennent souvent pellagreux quand ils s'exposent habituellement à l'ardeur du soleil; mais cela ne constitue pas chez eux une entité vésanique spéciale.

C'est ici le cas de parler d'un autre genre d'érythème qui reconnaît aussi pour cause prédisposante un affaiblissement de l'organisme : c'est celui que l'on observe aux membres inférieurs des enfants à la mamelle, chez lesquels il est produit par le contact de l'urine et des matières stercorales. Le contact de ces matières n'enflamme pas la peau chez les enfants vigoureux et bien nourris, à moins toutefois que l'on ne néglige de les changer immédiatement après leurs déjections. Mais, chez les enfants affaiblis et dyspeptiques par suite d'un lait mauvais ou insuffisant, le contact très-peu prolongé des matières excrétées suffit pour leur donner un érythème des fesses et des cuisses; et cet érythème, chez les enfants qui en sont affectés, passe habituellement et avec raison pour un cachet de faiblesse et d'appauvrissement de la constitution. La peau de ces enfants dyspeptiques ne résiste pas au contact des matières stercorales et s'enflamme, comme la peau des pellagreux s'enflamme sous l'influence des rayons solaires.

Épidémies et endémies. — Tous les auteurs sont d'accord en ce point que les maladies épidémiques et endémiques, telles que la variole, la scarlatine, le choléra, la peste, les fièvres paludéennes, etc., etc., attaquent de préférence les individus mal nourris, faisant des excès alcooliques, en proie à des causes morales, épuisés par le travail, etc. Or, toutes ces circonstances étiologiques qui sont d'une nature débilitante se spécialisent, comme nous le verrons, dans un état dyspeptique dont elles sont plus ou moins inséparables. C'est donc la dyspepsie qui joue ici le rôle de cause prédisposante dans le développement des maladies dont il est question. Reil disait : « Hypochondriaci a morbis contagiosis et epidemicis corripiuntur. »

Lésions spéciales.— Nous parlerons dans un paragraphe commun de plusieurs lésions de tissu qui se rattachent à la dyspepsie, et d'abord de l'atrophie musculaire. Nous avons vu, à l'hôpital Cochin, un homme de 25 ans environ, maroquinier, qui entra dans notre service pour une atrophie considérable des muscles des deux membres supérieurs, existant depuis un an environ. Ce malade expliquait ce dessèchement, comme il l'appelait, par une fatigue considérable de tous les nerfs (des muscles) dont il se servait dans son travail de tous les jours, lequel travail consistait à exercer avec les bras sur le cuir un mouvement de pression ou de frottement à l'aide d'un instrument particulier; et effectivement c'étaient précisément les muscles employés dans ce travail qui étaient atrophiés. Il nous avoua, sur les demandes que nous lui fîmes à ce sujet, que, depuis deux ou trois années, il avait des malaises gastriques, de l'anorexie, de la flatulence, de la douleur après l'ingestion alimentaire, et quelquefois même des vomissements, symptômes qui dépendaient d'une dyspepsie causée par les excès alcooliques, l'insuffisance des aliments et l'habitude de fumer beaucoup. Nous pensâmes, et nous n'avons pas changé de manière de voir depuis ce temps, que cet homme étant affecté de dyspepsie se trouvait dans des conditions très-défavorables pour l'entretien et la nutrition des muscles qui étaient soumis à un travail continuel de contraction, et que ses muscles, au lieu de s'hypertrophier, comme cela arrive quand le corps se trouve dans de bonnes conditions hygiéniques, avaient été au contraire frappés d'atrophie.

Nous avons observé, il y a peu de temps, à la Charité,

un cas à peu près semblable. Un jeune homme de dix-huit ans, garçon de ferme, entra dans notre service pour une atrophie des muscles du membre thoracique droit et de l'épaule du même côté, qui existait depuis un an environ. Cette atrophie lui était survenue après avoir battu le blé pendant deux ou trois mois, et elle portait surtout sur les muscles qui se contractent le plus dans l'action de frapper le blé avec le fléau. Chaque jour, après son travail, ce jeune homme éprouvait un sentiment de courbature douloureuse dans tous les muscles, qui s'atrophièrent quelques mois après. Nous ajouterons que, pendant toute la durée de ce travail pénible qui amena l'atrophie, notre malade, ayant alors dix-sept ans et se trouvant à l'époque où le corps se développe et a besoin d'une réparation alimentaire puissante, était fort mal nourri par le maître qui l'employait.

Ne peut-on pas dire, comme conclusion de ces deux faits, que l'atrophie musculaire a eu lieu parce que la nutrition se trouvait dans de mauvaises conditions au moment où certains muscles étaient soumis à des contractions violentes et continuelles, et que l'atrophie ne se serait pas déclarée si l'organisme eût été dans de bonnes conditions de réparation alimentaire. L'atrophie musculaire serait donc, dans les deux cas précédents et probablement dans beaucoup d'autres qui leur ressemblent, l'effet simultané d'un surcroît d'exercice musculaire et d'une nutrition musculaire insuffisante.

Nous pouvons mentionner, en passant, *le muguet des enfants*, qui se produit au moindre dérangement dans les fonctions digestives, tenant soit à la mauvaise qualité du lait, soit à son insuffisance. Quant au muguet des adultes, il est encore plus que celui des enfants dépendant d'un état pathologique antérieur, puisqu'on ne l'observe que dans le cours des maladies les plus graves.

Maladies de la peau. — Si nous réunissons en groupe ces affections, en les envisageant dans leurs rapports avec la dyspepsie, c'est pour suivre l'exemple des auteurs nombreux qui depuis longtemps ont été frappés de leur dépendance d'un état morbide du tube digestif.

Lorry proclame sans hésiter l'influence de l'estomac sur les éruptions cutanées. « Primarium forsan cum cute consensum obtinet ventriculus. Non enim inauditum est, nec rarum, immisso intra ventriculum corpore irritante, illico cutem pustulis, aut saltem papulis deturpari atque vitiari, aut saltem pruritus enormes experiri, quod non una vice accidisse viderunt medici[1]... »

Le *rhumatisme noueux*, remis en lumière par les thèses de MM. Charcot et Trastour, est encore une maladie organique sur le développement de laquelle la dyspepsie a la plus grande influence. Jusqu'à présent nous avons toujours vu que cette affection attaquait les personnes qui séjournent dans un endroit humide, à cette condition qu'elles soient en même temps dyspeptiques, soit par suite d'alimentation mauvaise ou insuffisante, soit par excès, soit par cause morale, etc....

L'éruption successive de *furoncles* et même le dévelop-

[1] *De morbis cutaneis*, p. 26.

8

pement de l'*anthrax* ont lieu chez les personnes en proie à une cause morale profonde qui a troublé l'organisme en agissant d'abord sur l'estomac et les fonctions digestives. C'est un fait d'observation qui nous paraît aussi bien accepté que celui qui relie les affections cutanées à un état dyspeptique antécédent.

Enfin, parmi les maladies graves qui dépendent d'une dyspepsie, on doit noter *l'angine de poitrine*, que beaucoup de médecins rattachent à une lésion matérielle du cœur, et qui après tout n'est qu'une asystolie intense et intermittente. — Les gens que nous avons vus affectés de cette maladie étaient tous depuis longtemps dyspeptiques.

Stoll qui a poursuivi, comme l'on sait, l'étude de l'état saburral dans tous les recoins de la pathologie, affirme de la manière la plus positive qu'on doit expliquer par lui le développement des efflorescences cutanées, « genesim efflorescentiarum in sordibus systematis gastrici quæri fere semper debere[1]. » Alibert a observé que chez les dartreux les digestions sont laborieuses et les intestins remplis de vent[2]. J. Franck établit une variété gastrique pour chaque impétigine. MM. Rayer, Cazenave, Devergie reconnaissent pour plusieurs espèces dermopathiques, l'influence pathogénique de l'état morbide du tube digestif.

La même idée se trouve exposée dogmatiquement et au point de vue traditionnel dans une thèse présentée à la Faculté de Paris[3]. L'auteur de cette thèse, M. Camus, éta-

[1] *Ratio medendi* Pars 1a, p. 44. Viennæ, 1777.
[2] *Maladies de la peau*, t. I, p. 304.
[3] Camus, 10 mai 1856.

blit qu'un grand nombre d'affections cutanées ont pour origine ou foyer une altération fonctionnelle ou anatomique des viscères hématosiques, par suite de laquelle le sang serait vicié par des produits morbides qui, traversant les organes excréteurs de la peau, y déterminent une irritation cause de la lésion cutanée.

M. Canuet, avant M. Camus, avait présenté une thèse qui se rapproche beaucoup de la précédente. Elle est intitulée : *De l'influence du système nerveux dans les maladies cutanées*[1]. L'auteur nous montre, dans une série d'observations recueillies avec soin, des individus qui, après avoir subi des commotions morales de différente nature, ont été affectés quelques jours après d'éruptions cutanées. Il n'est guère besoin de faire remarquer que l'ébranlement nerveux occasionné par les causes morales agit particulièrement sur les viscères hématosiques et notamment sur le tube digestif qui dès lors se trouve dans les conditions pathogéniques que nous regardons comme très-aptes à produire les maladies de la peau, bien que nous ne puissions dire précisément comment cette influence dyspeptique agit. Il nous suffit, soit par nous, soit par des autorités reconnues et acceptées, de constater ce fait d'influence pathogénique.

Nous allons parler, à l'occasion des maladies de peau, d'une affection qui leur ressemble sous le rapport diathésique, puisqu'on est à peu près convenu qu'elle est de nature herpétique : nous voulons parler de l'angine granuleuse qui a été signalée par Green, par Chomel, et qui a

[1] *Thèse de Paris*, 12 juillet 1833.

été étudiée par M. Noël Guéneau de Mussy dont on lira avec profit l'importante monographie[1]. Cette affection n'est rare ni dans la clientèle ni dans les hôpitaux; on a donc assez souvent l'occasion de l'observer. Elle est constituée par deux éléments morbides : 1° une lésion pharyngo-laryngienne qui a été l'objet de recherches très-détaillées de la part des auteurs que nous venons de nommer, surtout de la part de M. Green; 2° un état dyspeptique auquel on n'a pas accordé toute l'importance qu'il mérite dans la pathogénie de cette affection. La dyspepsie est liée comme affection protopathique à l'angine granuleuse; elle se présente ici avec tous les symptômes ordinaires, soit primitifs (anorexie, flatulence, gastralgie, nausée, vomissement, pesanteur après l'ingestion alimentaire, etc...) soit secondaires (névralgie intercostale, dyspnée gastrique, vertiges, céphalalgie, névropathie générale, anémie globulaire, amaigrissement, nosomanie, etc...). De plus cette maladie reconnaît habituellement pour cause toutes les circonstances étiologiques que nous verrons bientôt déterminer la dyspepsie, telles que les causes morales, les veilles, les excès de travail, l'exercice prolongé de la parole surtout immédiatement après le repas, l'abus du tabac, etc.; et nous voyons surtout que dans les cures complètes ou les améliorations notables obtenues à l'aide des différents moyens thérapeutiques et surtout de l'emploi des eaux minérales, il y a toujours rétablissement de l'appétit, des fonctions digestives, et retour du teint, de l'embonpoint et des forces. Du reste, si cette affection tient à l'herpétisme, pourquoi ne pas accorder qu'elle puisse

[1] *Traité de l'angine glanduleuse.* In-8, 1857.

être, comme les lésions herpétiques proprement dites, sous l'influence de l'état dyspeptique?

Il est entré, le 4 août 1860, à la Charité, un homme exerçant la profession de pelletier-fourreur, affecté d'angine granuleuse, Voici, en quelques mots, l'histoire de sa maladie. Depuis dix ans environ il avait perdu en grande partie l'appétit, le peu qu'il mangeait lui donnait un sentiment de pesanteur à l'épigastre, il éprouvait des sensations d'aigreur dans l'estomac. Pendant les temps d'orage il ressentait derrière le sternum une oppression qui montait de la région épigastrique. Constipation opiniâtre, névralgie intercostale, sensations douloureuses et erratiques dans les membres, froid aux pieds, analgésie, anémie avec bruits carotidiens, amaigrissement considérable: tels sont les symptômes dyspeptiques primitifs et secondaires que présentait ce malade, qui depuis fort longtemps faisait des excès alcooliques. De plus, il a éprouvé des chagrins profonds, qui lui sont venus par sa femme, dont il est séparé actuellement. Ajoutons qu'il fumait beaucoup, même pendant la durée du travail ; c'est probablement cette dernière circonstance qui lui a occasionné l'angine granuleuse dont il éprouve les symptômes depuis quatre mois. Ils consistent en un sentiment de sécheresse, d'ardeur et de corps étranger à la gorge, dont il ne peut pas se débarrasser. Chaque matin, s'il lui arrive de passer les ponts, l'air froid lui occasionne des quintes de toux fatigantes, assez semblables à celles de la coqueluche et suivies d'une expectoration de matière pituiteuse. On voit sur la luette, les bords du voile du palais et le fond du pharynx, de petites granulations rouges; dans leur intervalle, la membrane muqueuse est arborisée.

Maladies des yeux. — Nous pouvons grouper ensemble les maladies des yeux pour les montrer, comme les maladies de la peau, souvent dépendantes d'un état dyspeptique.

Nous avons déjà noté parmi les symptômes secondaires l'amaurose complète ou incomplète, comme résultant de la dyspepsie; nous ajouterons que non-seulement cette affection, mais encore toutes les altérations possibles de la vision, peuvent dépendre de la même cause. Les troubles nerveux de la vision se montrent particulièrement chez les dyspeptiques dont les yeux sont fatigués par un travail qui fixe les yeux sur de très-petits objets. C'est ainsi que les graveurs, les brodeurs, etc., se plaignent surtout du mauvais état de la vision quand ils sont affectés de dyspepsie. C'est également à cette cause professionnelle qu'il faut rapporter le plus souvent les amauroses liées à la maladie de Bright. Un compositeur d'imprimerie, affecté d'albuminurie légère, devint amaurotique pour avoir travaillé plusieurs nuits de suite; il nous disait que ce travail de nuit, toujours très-fatigant pour les yeux, était la cause de la perte de sa vue. Une jeune domestique, également albuminurique à un degré léger, fut affectée d'amaurose presque complète, après s'être obstinée à coudre, pendant plusieurs nuits de suite, une robe noire; elle nous dit également que rien n'était plus fatigant pour les yeux que de coudre à la lumière des étoffes noires avec du fil noir, et que c'était là la cause de son mal d'yeux.

Mais les yeux ne sont pas seulement affectés des symptômes secondaires de la dyspepsie, ils sont fréquemment le siége de lésions de tissus ou de symptômes ternaires. Un homme d'un certain âge, d'une belle constitution en apparence, éprouve un violent chagrin. Son appétit se perd en grande partie, ses digestions sont difficiles, il maigrit, pâlit et *change*, comme l'on dit, considérablement. Dans cette situation, il s'expose à un très-léger courant d'air, et, lui, qui n'avait jamais eu de mal aux yeux, contracte une kératite subaiguë très-difficile à guérir. Un autre homme de cinquante ans environ n'est pas nommé à une place qu'il convoitait depuis longtemps. Ses digestions s'altèrent, il maigrit, son visage se flétrit d'une façon très-marquée. Sur ces entrefaites, étant resté tête nue assez longtemps dans une salle basse et humide, il est affecté d'une ophthalmie subaiguë, extrêmement douloureuse, qui fait craindre une désorganisation de l'œil et qui ne se dissipe qu'au bout d'un temps fort long. Nous citons pour ainsi dire au hasard ces deux cas pour montrer en quelque sorte comment les choses se passent. Nous ajouterons que les chirurgiens, particulièrement ceux qui se livrent à la chirurgie spéciale des yeux, ont beaucoup plus souvent que les médecins l'occasion d'observer ces manifestations ternaires de l'état dyspeptique. Nous avons vu dernièrement une dame qui, après avoir perdu son fils unique, devint profondément dyspeptique; trois mois après, un de ses yeux était affecté de cataracte. Dernièrement aussi une autre dame, sous l'influence de très-grands chagrins qui la rendent dyspeptique, est affectée de cataracte; presque en même temps son mari, qui avait subi les mêmes chagrins, contracte un cancer gastrique auquel il succombe bientôt.

Affections chirurgicales. — Enfin, pour terminer l'étude de ce genre de symptômes, nous dirons que souvent, en chirurgie, on a l'occasion d'observer des lésions qui, si elles ne dépendent pas, pour l'origine, de l'état dyspeptique, sont au moins entretenues par lui. Les plaies, les fistules qui tardent quelquefois si longtemps à se cicatriser, les fractures, qui ne se consolident pas malgré l'emploi le plus judicieux des moyens locaux, exigent souvent une restauration des fonctions digestives languissantes. Dans ce cas les toniques, les amers, une alimentation succulente, les eaux thermales, un changement d'air, guérissent comme par enchantement et très-rapidement, ces lésions de tissu, en même temps que l'appétit augmente dans une proportion notable, et que le teint, les forces et l'embonpoint reviennent avec lui.

Réflexions sur les symptômes tertiaires.

Nous venons de dérouler une série d'affections dont l'état dyspeptique est, comme nous l'avons annoncé, le point de départ et le foyer, et que par conséquent on peut rapporter à la dyspepsie comme tout autant de symptômes ou plutôt de syndromes éloignés. La dyspepsie affaiblit l'organisme et le dispose à subir l'influence de la cause propre de l'infection ternaire, suivant que cette cause vient du dedans (diathèse), ou du dehors (influences extérieures). Il est important de dire que, même pour les causes extérieures à l'individu, il faut une aptitude individuelle qui favorise leur action, car la dyspepsie toute seule ne suffit pas. Ainsi tous les dyspeptiques exposés à l'ardeur du soleil ne contracteront pas des érythèmes d'insolation; tous les enfants chétifs et mal nourris n'auront pas un érythème produit par le contact des matières excrétées. Tous les dyspeptiques ne seront pas infailliblement affectés de l'épidémie régnante, variole, choléra, etc., et tous ne seront pas pris de pneumonie ou d'angine quand ils s'exposeront à un refroidissement. C'est là une vérité dont il faut être pénétré sous peine d'accorder à la dyspepsie une influence pathogénique tout à fait illusoire. De cette manière on comprendra pourquoi, en temps d'épidémie cholérique, les moindres dérangements du tube digestif, quelle qu'en soit la cause, donnent prise au choléra chez certaines personnes, tandis que chez d'autres on verra les dyspepsies les plus intenses se prolonger impunément pendant toute la durée de l'épidémie. Dans le premier cas il y a aptitude individuelle à contracter le choléra, dans le second cette aptitude n'existe pas.

Chez beaucoup de dyspeptiques, il sera possible de distinguer le temps affecté à chacun des trois ordres de symptômes primitifs, secondaires et ternaires; mais, chez quelques-uns, cette délimitation ne pourra guère se faire d'une manière positive par suite de la rapidité extrême de la succession des trois ordres de symptômes. Il y a donc cette différence entre les symptômes tertiaires assignés par M. Ricord à la syphilis, et les symptômes ternaires de la dyspepsie, que les tertiaires ne se montrent qu'un assez long temps après l'infection syphilitique, tandis que les ternaires se manifestent presque en même temps que les symptômes primitifs et secondaires de la dyspepsie, dans tous les cas où ils sont favorisés par une grande aptitude ou diathèse.

Dans la genèse d'une maladie dite organique, il y a donc deux facteurs qui se combinent après s'être succédé : il y a le facteur dyspeptique et le facteur diathésique, dont les deux origines sont indépendantes et séparées. On sera peu disposé à accepter cette double source des maladies organiques; car, soit par tradition, soit par paresse d'esprit, on se trouve plus facilement entraîné vers les unités pathologiques : de telle sorte que les phénomènes dyspeptiques qui, par exemple, précèdent l'apparition des tubercules sont considérés comme les premiers effets de la diathèse tuberculeuse elle-même, et par conséquent constituent les prodrômes de la lésion tuberculeuse. Cependant ces phénomènes dyspeptiques ne sont pas des prodromes dans l'acception réelle du mot, puisqu'ils se rattachent à la cause qui a dérangé les fonctions digestives, et non à la diathèse qui fait les tubercules. L'éternuement dans la rougeole et la douleur lombaire dans la variole sont des prodromes de ces deux maladies, parce qu'ils sont les premiers phénomènes avant l'éruption caractéristique; nous le répétons, il n'en est plus de même des symptômes dyspeptiques qui précèdent la tuberculisation : ces derniers dépendent immédiatement de la cause morale, de la mauvaise alimentation, etc..., qui a porté le premier trouble dans l'organisme, avant toute manifestation de la diathèse tuberculeuse, et sans cette dernière dont les effets viennent se surajouter à eux, ils auraient constitué une dyspepsie pure et simple.

Enfin nous terminerons par une réflexion sur un fait

qui a dû frapper, c'est que l'état dyspeptique est la condition pathogénique non-seulement des lésions chroniques, mais encore des lésions plus aiguës, telles que les phlegmasies franches, la pneumonie, la pleurésie, le rhumatisme articulaire, etc. Il résulte de là que les lésions qui passent pour être le plus sthéniques se développent sur un fond essentiellement asthénique. Y a-t-il de ces lésions dites asthéniques qui arrivent, ainsi qu'on l'a dit, comme résultat d'un excès de santé ou de vitalité? Nous l'ignorons, sans en nier la possibilité. Si, d'un autre côté, nous examinons la lésion en elle-même, nous ne voyons pas qu'elle présente des caractères sthéniques parfaitement démontrés. Depuis que M. Claude Bernard nous a appris qu'en extirpant les ganglions cervicaux du grand sympathique, on détermine à l'instant dans la partie voisine une congestion locale avec chaleur et rougeur, on ne croit plus guère à l'état sthénique des fluxions sanguines. Comment, en effet, rattacher à une surexcitation un syndrome qu'on produit en déterminant une paralysie radicale des vaisseaux capillaires? Dans l'expérience précitée, on obtient une plénitude de vaisseaux capillaires, parce que ces vaisseaux expérimentalement privés d'innervation se relâchent et deviennent plus amples. Or, ne peut-il pas y avoir une infinité d'agents qui donnent lieu aux fluxions phlegmasiques ou non phlegmasiques locales ou générales, en agissant de la même manière? Les boissons alcooliques, par exemple, sont considérées comme très-excitantes, parce qu'elles déterminent la rougeur de la face, la chaleur générale, la plénitude du pouls, des palpitations incommodes. Mais, si ces rougeurs de la face, cette plénitude du pouls, cette chaleur générale et ces palpitations proviennent d'un *laxum* et d'une ampliation de calibre survenue dans les capillaires, les artères et le cœur (et il est bien difficile d'interpréter ces symptômes autrement), on arrive malgré soi à douter de l'action excitante de l'alcool. C'est au contraire une action atonique générale qui se rapproche assez de celle qui résulte localement de l'extirpation des ganglions cervicaux. Ce qu'on est ainsi porté à admettre de l'action de l'alcool, on peut l'admettre aussi des agents inconnus, qui, mêlés au sang, produisent les symptômes fébriles de la dothinentérie, du typhus, de la variole, etc., etc. Comme on le voit, nous sommes ici en plein paradoxe, mais n'oublions pas que le paradoxe est le premier aspect sous lequel se présente la vérité.

DES CAUSES DE LA DYSPEPSIE

Sous le rapport des causes, nous divisons la dyspepsie en essentielle et symptomatique. Nous appelons *essentielle* la dyspepsie qui ne dépend que de sa cause, et *symptomatique* celle qui dépend d'une maladie.

DE LA DYSPEPSIE ESSENTIELLE.

Pour exposer avec une certaine méthode les causes très-nombreuses de la dyspepsie essentielle, nous ne pouvons mieux faire que de passer en revue toutes les circonstances étiologiques fournies par les *six choses non naturelles*. C'est dans cet ordre que nous allons montrer les différentes infractions hygiéniques qui déterminent, sans l'intervention d'aucune maladie intermédiaire, l'état dyspeptique que pour cette raison nous appelons essentiel.

INGESTA.

Cette classe comprend l'examen étiologique des aliments, des boissons, des médicaments, des agents toxiques.

Aliments. — Les aliments déterminent la dyspepsie de différentes manières. Quand ils sont en quantité insuffisante ; et la dyspepsie est en raison de la petite quantité d'aliments ingérés. On peut dire d'une manière générale qu'un homme, dans la force de l'âge, qui n'ingère par jour que les *deux portions* des hôpitaux de Paris, même quand il ne travaille pas, n'est pas suffisamment nourri [1]. Une femme ordinairement est suffisamment restaurée par cette quantité d'aliments. La conséquence de cette différence de réparation alimentaire est qu'un homme à deux portions accuse par là même un état dyspeptique, dans le sens large que nous avons donné à cette affection, tandis qu'une femme dans la même condition de régime alimentaire est bien portante. C'est par l'insuffisance des aliments qu'on expliquera les dyspepsies qui surviennent chez les gens qui jeûnent, chez ceux qui, par une sobriété mal entendue et dans le but de mieux se porter, font des repas rares ou fort légers, et surtout chez ceux qui sont dans un état d'indigence.

Nous répétons qu'il n'est pas nécessaire que l'insuffisance alimentaire donne lieu à des douleurs d'estomac, à des flatuosités, etc., pour qu'on dise qu'il y a dyspepsie. — Il suffit selon nous, pour que cet état existe, qu'il y ait diminution dans la quantité des matières ingérées, et par conséquent dans la quantité des produits utiles de la digestion, pour que cette grande fonction soit altérée, et que dès lors il y ait état dyspeptique. Car, que les produits utiles de la digestion soient diminués par suite de la petite quantité des aliments ingérés, ou par suite de la

[1] Les *deux portions* se composent de 24 décagrammes de pain, 10 décagrammes de viande rôtie, 20 centilitres de légumes, 30 centilitres de soupe grasse, 20 centilitres de vin.

manière incomplète dont sont digérés les aliments introduits en quantité suffisante, le résultat fonctionnel est le même pour l'organisme, dont la réparation nutritive est en souffrance.

Y a-t-il des dyspepsies produites par les aliments ingérés en trop grande quantité? Cette cause, que Chomel regarde comme très-fréquente, et sur laquelle il revient souvent dans son ouvrage, nous paraît assez exceptionnelle comparativement à la précédente, c'est-à-dire à l'insuffisance. Il est impossible de nier que l'estomac soumis, pendant un certain temps, à des ingestions trop abondantes ou trop rapprochées, ne puisse être fatigué quelquefois au point de digérer avec malaise et par conséquent d'une manière imparfaite, mais combien cette circonstance est-elle rare auprès de la condition opposée?

Nous ferons une large part, dans l'étiologie de la dyspepsie, aux aliments altérés, de quelque nature qu'ils soient. Nous avons déjà dit que le maïs altéré produit dans certains pays la dyspepsie pellagreuse. Nous devons réunir dans cette catégorie les mets mal préparés, ceux qui sont trop salés ou trop épicés, et ceux qui ne le sont pas du tout.

Les aliments non variés finissent aussi par affecter l'estomac et entraîner un désordre dans les fonctions digestives. On sait que dans l'Écosse, où le saumon est extrêmement commun, les domestiques que l'on engage mettent au nombre de leurs conditions d'engagement qu'on ne leur en donnera que trois fois par semaine.

Les aliments soumis à une mastication imparfaite qui dépend, soit d'une insuffisance de salive comme dans le cas de fistule salivaire, soit de mauvaises dents, finissent par entraîner une fatigue d'estomac et une altération de l'acte digestif.

L'alimentation exclusivement végétale produit des dyspepsies qui aboutissent souvent à des hydropisies ou au diabète. Les légumes secs, conservés, sont plus mal supportés par l'estomac que les légumes verts.

L'alimentation exclusivement animale, surtout quand elle est combinée avec les alcooliques, donne lieu à des dyspepsies qui ont souvent pour résultats la formation des urates et de l'acide urique, et qui ont été appelées par beaucoup d'auteurs dyspepsies goutteuses.

Les saisons ont une grande influence sur les résultats de telle ou telle alimentation. Ainsi la chair de porc est bien digérée pendant l'hiver, mais pendant les chaleurs de l'été, elle l'est très-difficilement ; aussi dans les pays méridionaux, tels que la Provence et l'Italie, la chair de porc est-elle défendue pendant toute la saison d'été.

La privation des acides végétaux est, comme l'on sait, la cause la plus fréquente de la dyspepsie scorbutique. Mais il importe de savoir que cette cause agit beaucoup plus pendant l'été que l'hiver. On n'aura aucun doute à ce sujet si l'on prend connaissance d'un mémoire publié sur cette question par M. Leber, médecin de la prison centrale de Clairvaux[1]. On y voit que les prisonniers, nourris pendant toute l'année avec des légumes secs, ne sont pourtant affectés de scorbut que pendant les grandes chaleurs. On dirait que pendant ces temps-là, le défaut

[1] *Scorbut épidémique des prisons*, par Édouard Leber. Paris, 1840.

d'acides végétaux a une influence d'autant plus décisive sur la production du scorbut, que la transpiration, rendue plus abondante par la chaleur, enlève une plus grande quantité d'acide à l'organisme.

Les aliments liquides, comme les soupes, le lait et les potages, qui ont l'avantage d'être absorbés facilement et de restaurer rapidement, contiennent toujours moins de matière alimentaire que les aliments solides, et par conséquent ne peuvent pas les remplacer complétement. C'est une chose importante à signaler, parce que nous avons vu plusieurs personnes dyspeptiques qui s'étaient formé une idée fausse de la faculté nutritive des potages, et qui en faisaient leur unique nourriture à tous les repas; leur maladie se dissipait quand on les remettait à l'alimentation solide.

Certains aliments liquides spéciaux, le café au lait, le thé, le chocolat, etc., ont en sus des inconvénients que nous venons de signaler, comme aliments insuffisants, le désavantage d'abattre immédiatement l'appétit et d'être d'une digestion sinon difficile, du moins assez longue. On voit souvent des personnes à qui l'on propose de remplacer leur chocolat ou leur café au lait du matin par un potage, vous dire avec une profonde conviction que quand ils ont ingéré un potage ils ont faim deux heures après, tandis qu'avec le café ou le chocolat ils attendent sans impatience leur dîner. Cela est vrai, seulement il faut observer que la suppression de l'appétit, pendant un temps si prolongé, ne tient pas aux qualités nutritives du café au lait ou du chocolat, mais bien à leur fâcheuse propriété d'abattre l'appétit en retardant ou en affaiblissant l'acte digestif. — Le vin généreux, l'alcool et l'opium agissent de même, c'est-à-dire enlèvent l'appétit, sans qu'on puisse invoquer ici une action nutritive.

On sait que beaucoup de femmes reconnaissent que le café au lait leur donne des flueurs blanches; mais ce qu'elles ne remarquent pas toujours c'est que la leucorrhée est immédiatement précédée et accompagnée d'un état dyspeptique dû à l'action du café au lait.

Les aliments, fussent-ils de la meilleure qualité et en quantité suffisante, ne manqueront pas de fatiguer plus ou moins tôt l'estomac s'ils sont pris d'une manière irrégulière. La dyspepsie due à l'irrégularité des repas est très-fréquente ; on l'observe chez les gens de commerce ou chez les gens d'affaires qui sont forcés de manger, comme on dit, en deux temps, ou d'attendre pour manger qu'ils aient fini l'affaire qui les occupe.

On doit noter aussi parmi les circonstances mauvaises de l'alimentation, que le repas soit pris dans la solitude et sans distraction. Beaucoup de dyspeptiques qui digèrent mal leur repas, quand ils l'ont pris ou dans l'isolement ou dans un tête-à-tête habituel, sont étonnés de manger bien davantage et de digérer très-facilement, quand ils dînent hors de chez eux et avec des convives nouveaux.

Boissons. — On peut dire d'une manière générale, que ceux qui ingèrent beaucoup de liquides, de quelque nature qu'ils soient, aux repas ou en dehors des repas, ont un mauvais estomac, tandis que ceux qui boivent fort peu se font remarquer par l'excellence de leur état digestif.

On remarque aussi que les boissons froides sont moins nuisibles que les boissons tièdes ou chaudes. Il y a du reste à ce sujet beaucoup de diversités individuelles : telle personne retirera une grande vigueur digestive de l'usage des boissons glacées, tandis qu'une autre en sera incommodée après un temps plus ou moins long, et tombera dans l'état dyspeptique.

La nature des boissons a une grande influence sur leur influence pathogénique. Nous avons déjà dit que le café et le thé étaient en général nuisibles à l'estomac. Nous ajouterons que les liquides acides, comme les différentes espèces de limonade, sont en général bien moins supportés par l'estomac que l'eau pure, peut-être pour cette raison qu'on en boit davantage. Cependant il est facile de reconnaître que pendant les chaleurs, à la suite desquelles il y a de grandes pertes de sueur à réparer, les boissons légèrement acides réparent tout à la fois l'eau et l'acide de la sueur ; c'est probablement pour cette raison qu'elles sont si vivement appétées dans cette circonstance. Il n'en est pas moins vrai de reconnaître que beaucoup de personnes ont été affectées de dyspepsie intense et tenace pour avoir ingéré des boissons de toutes sortes et surtout des boissons acides pendant les grandes chaleurs des années 1857, 1858 et 1859.

Les boissons fermentées et légèrement alcooliques, telles que le vin, le cidre, la bière, etc., ne produisent pas de phénomènes dyspeptiques, quand elles sont prises aux repas et en petite quantité. Nous ajouterons qu'une condition de leur insanité est que ces liquides ne soient pas altérés ou falsifiés : ainsi, on voit souvent les personnes dont l'estomac est extrêmement fatigué à la suite de l'usage plus ou moins prolongé de vins aigres, verts ou tournés. La bière produit le même effet quand pour la fabriquer on remplace le houblon par des feuilles de buis, ou l'orge par la dextrine. Il en est de même du cidre quand il est mal fait ou qu'il tourne à l'aigre. M. Brochard, médecin de l'Hôtel-Dieu de Nogent-le-Rotrou, nous a écrit que dans cette localité, où le cidre est la boisson du peuple, il y avait un très-grand nombre de dyspepsies dues à la mauvaise qualité de cette boisson.

Quant aux boissons alcooliques proprement dites, comme l'eau-de-vie, le rhum, le genièvre, etc., elles exercent à la longue une action des plus fâcheuses, sur l'estomac d'abord, et ensuite sur tout l'organisme qui finit, pour ainsi dire, par être saturé d'alcool pur ou transformé. On a donné le nom d'*alcoolisme* à cet état ancien et profond d'infection alcoolique dont les prédominances symptomatiques ne sont pas toujours les mêmes; il est impossible de ne pas voir là une dyspepsie spéciale qui, aux symptômes dyspeptiques ordinaires, primitifs et secondaires, joint les symptômes dus à la modification des tissus et des liquides de l'organisme par la matière alcoolique.

Le résultat presque certain d'un liquide alcoolique, quand il est ingéré à dose modérée avant les repas, est la suppression ou la diminution de l'appétit. Il n'y a donc pas de préjugé plus faux que celui qui porte une foule de gens à prendre de l'absinthe comme en France, de l'eau-de-vie comme en Russie, avant de se mettre à table ou en se mettant à table. Nous avons observé un grand nombre de dyspepsies déterminées par cette pernicieuse habitude.

Médicaments. — L'usage et surtout l'abus des médicaments sont une cause extrêmement fréquente de dyspepsie.

Ainsi, il n'est pas rare de voir des personnes qui se délabrent profondément les fonctions digestives parce qu'elles ont pris pendant un certain temps des médicaments en apparence inoffensifs, tels que de l'eau d'orge, de l'infusion de tilleul, etc., pour se rafraîchir le sang ou se calmer les nerfs. Beaucoup de convalescents qui relèvent de maladies aiguës voient leur convalescence se prolonger indéfiniment, pour vouloir continuer l'usage de tisanes émollientes, dans le but manqué de mieux assurer leur rétablissement.

Quand les tisanes dites émollientes suffisent pour produire à la longue des dyspepsies, on ne sera pas étonné de voir ce résultat déterminé par des médicaments actifs. Tout le monde sait que certains agents énergiques, tels que le copahu, le poivre cubèbe, les préparations mercurielles, arsénicales, etc., causent souvent un tel dérangement des fonctions digestives qu'on est obligé de les suspendre; on sait encore que là se trouve une grave contre-indication à l'emploi de ces médicaments, et que souvent les fâcheux résultats de ces médications résistent toute la vie.

Les agents narcotiques, tels que l'opium, la belladone, la jusquiame, etc., que l'on donne fréquemment d'une manière continue pour combattre des douleurs, ou pour chasser des insomnies, ont l'inconvénient d'abattre l'énergie des fonctions digestives et de produire des dyspepsies qu'il est très-difficile de faire disparaître.

Il y a quelques années, il a été question d'une espèce d'intoxication par l'iode pris à dose très-petite, et appelée pour cela *iodisme* constitutionnel. M. Rilliet, de Genève, qui a fait un travail important sur ce sujet[1], assigne pour symptômes ordinaires de cette intoxication, symptômes du reste parfaitement indiqués dans les faits nombreux observés par l'auteur, la boulimie, ou l'anorexie, le dégoût, le vomissement, l'amaigrissement, et puis les symptômes névropathiques de l'hystéro-hypochondrie ou ceux de la chloro-anémie. On voit que ces phénomènes iodiques sont ceux que nous avons donnés comme les symptômes primitifs et secondaires de la dyspepsie ; par conséquent, nous devons regarder l'iodisme appelé constitutionnel par M. Rilliet, comme une dyspepsie lente, progressive, produite par l'influence de l'iode ingéré ou inspiré à très-petite dose, agissant sur quelques individus prédisposés ou par leur âge avancé ou par quelque autre condition inconnue.

Il va sans dire que si ces agents médicamenteux de nature toxique produisent des dyspepsies dans certains cas et chez certains malades, on verra ces dyspepsies se développer à plus forte raison après des empoisonnements proprement dits : c'est un fait trop bien établi pour que nous ayons besoin d'y insister davantage.

Mais une chose importante à mettre en lumière, c'est que les médicaments les meilleurs pour entretenir ou

[1] *Mémoire sur l'iodisme constitutionnel.* Paris, 1860.

exciter les fonctions de l'estomac, et pour combattre les dyspepsies, peuvent à la longue chez certaines personnes, les produire ou les aggraver. On voit des états dyspeptiques déterminés par l'usage continu de l'eau de Seltz, de l'eau de Vichy, de l'eau de Saint-Galmier, etc. Nous avons traité dans le temps une jeune femme dyspeptique et chlorotique à qui sa mère donnait depuis un an chaque matin une forte cuillerée de vin de quinquina, dans le but de la tonifier. Nous fîmes supprimer cette ingestion quotidienne, et à partir de ce moment il y eut une diminution progressive des symptômes primitifs et secondaires de la dyspepsie.

CIRCUMFUSA.

On trouve dans cette classe de nombreuses causes de dyspepsie; nous allons indiquer celles qui nous paraissent avoir le plus d'importance.

Si l'air vif et pur des montagnes excite l'appétit et augmente la puissance des fonctions digestives, on reconna par contre que l'air des endroits bas, humides, que l'air confiné produit un effet tout opposé. Cette influence mauvaise de l'air des endroits humides se voit d'une manière plus marquée encore quand la localité est paludéenne. La dyspepsie qui survient alors peut être intense et être marquée par des symptômes secondaires d'anémie globulaire assez apparents pour porter le nom de cachexie paludéenne. La dyspepsie produite par les miasmes paludéens est d'autres fois légère et affecte, en plus ou moins grande quantité, les habitants qui vivent en dehors des grands foyers d'infection palustre. C'est ainsi qu'à Montbrison.

dans le Forez et à Bourg en Bresse, à chaque mois de septembre, qui est l'époque de la plus grande activité des miasmes dans les pays d'étangs, on voit une foule de personnes qui, sans avoir la fièvre intermittente ou la cachexie paludéenne, se plaignent de perte d'appétit, de faiblesse et d'un vague malaise.

Il est reconnu qu'en dehors des viciations de l'air atmosphérique, la chaleur suffit pour abattre l'appétit et pour affaiblir l'énergie des fonctions digestives. Aussi, pendant l'été, et surtout dans les climats chauds, emploie-t-on toutes sortes de condiments pour aider la digestion et ranimer l'appétit. Nous devons dire que cette influence de la chaleur n'est pas universelle, nous avons même observé des personnes, soit en ville, soit à l'hôpital, qui se plaignaient d'éprouver des effets tout à fait opposés de l'influence de la température. Ces personnes mangeaient beaucoup et digéraient fort bien pendant les chaleurs, tandis que la saison froide était pour eux l'époque de l'inappétence, des souffrances gastriques, de la faiblesse et des malaises généraux. Nous citerons à ce sujet un ouvrier menuisier qui, d'après notre conseil, quitta Paris où le froid l'incommodait beaucoup pour aller vivre et travailler à Alger.

Certaines vapeurs produisent des dyspepsies intenses chez les ouvriers qui les respirent continuellement.

Les gens qui étendent l'asphalte dans les rues et sur les boulevards passent la journée dans un milieu infecté, comme l'on sait, d'odeurs âcres et repoussantes. La première influence de ces vapeurs asphaltiques est d'ôter l'appétit et d'affaiblir l'énergie des fonctions digestives.

Tous les ouvriers que nous avons interrogés à ce sujet ont été unanimes dans leur réponse.

Il en est de même de la respiration du sulfure de carbone en vapeurs ; mais ici ces résultats, chez les ouvriers qui travaillent le caoutchouc, sont encore plus intenses et plus profonds. M. Delpech, qui a fait un mémoire important sur ce sujet[1], nous apprend que « c'est en général par de légers dérangements des organes de la digestion que les accidents ont débuté. L'anorexie a été constante et portée jusqu'au dégoût le plus grand des aliments, qui semblaient imprégnés de la saveur du sulfure. L'appétit reparaissait chez quelques-uns des ouvriers, lorsqu'ils avaient passé plusieurs heures à l'air libre. Les nausées, non moins constantes, n'ont pas été portées chez tous les malades jusqu'au vomissement. La plupart cependant en ont été atteints[2]. » Voici, du reste, le tableau complet des symptômes de cette intoxication : « Troubles profonds de la digestion et de la nutrition, anorexie, nausées, amaigrissement, cachexie, vomissement sans diarrhée ni constipation constante ; troubles nerveux, éblouissements, vertiges, céphalalgie, amaurose, surdité, analgésie, diminution ou destruction presque complète de la contractilité musculaire avec conservation de l'irritabilité électrique, atrophie ; impuissance, altérations de l'intelligence, hébétude, perte de la mémoire, et en dernier lieu, comme singulier et fort important caractère, amélioration presque constante, et le plus souvent guérison complète par

[1] *Mémoire sur les accidents que développe chez les ouvriers en caoutchouc l'inhalation du sulfure de carbone*, in-8, 1856.

[2] Page 43.

l'éloignement suffisamment prolongé de la cause qui l'a produite[1]. »

Est-il nécessaire de montrer que ce résumé des phénomènes dus à l'inhalation des vapeurs du sulfure de carbone comprend les principaux symptômes primitifs et secondaires de la dyspepsie. On y voit les caractères symptomatiques des séries névropathique et hémopathique, tels que nous les avons exposés plus haut, quand nous avons fait l'histoire de l'hypochondrie des anciens. Le sulfure de carbone serait donc une cause à ajouter aux causes morales et autres, qui jusqu'à présent ont été regardées comme donnant lieu à cette forme névropathique de la dyspepsie qui a été appelée pendant longtemps hypochondrie. Ces symptômes sont semblables à ceux qui existent dans l'iodisme, et qui ont été assimilés par M. Rilliet aux phénomènes de l'hystéro-hypochondrie.

La vapeur et la poussière de tabac exercent aussi une fâcheuse influence sur le tube digestif des ouvriers employés à la préparation de cette plante. Ils se plaignent à peu près tous de nausées, d'anorexie et de diarrhée, et, chez quelques-uns, ces symptômes acquièrent une telle intensité qu'ils sont forcés de quitter le travail. Chez le plus grand nombre, les symptômes précités diminuent un peu, mais ils ne se dissipent jamais complétement ; la réparation alimentaire et nutritive est très-altérée. Le sang perd une partie de ses globules et le teint, dit M. Mêlier[2], prend un aspect gris, qui tient le milieu entre la chlorose

[1] Page 48.

[2] *Bulletin de l'Académie de médecine*, 1845, t. X.

et les cachexies. Il y a en même temps amaigrissement et diminution des forces.

On admet généralement que certaines poussières, telles que la poussière de coton, celle de grès, etc., provoquent le développement de maladies thoraciques et notamment de la tuberculisation pulmonaire chez les ouvriers qui les respirent habituellement. Mais ce qu'on n'a pas noté avec l'importance que cela mérite, c'est que l'apparition des symptômes de tuberculisation soit toujours précédée, chez ces ouvriers, des symptômes de la dyspepsie. Pour ce qui concerne les ouvriers des filatures de coton, nous avons appris de ces ouvriers et des médecins qui les soignent que les premiers phénomènes morbides qui se montrent chez eux, après leur entrée dans les manufactures, sont la sécheresse de la bouche, la soif, l'anorexie, la pâleur et l'amaigrissement; les femmes deviennent rapidement anémiques et ont les menstrues altérées ou diminuées: c'est après cela, plus ou moins rapidement, que se montrent les symptômes de tuberculisation. Il en est de même des ouvriers qui piquent le grès et qui font les pavés. Ceux que nous avons interrogés à cet égard nous ont tous dit que la poussière du grès leur ôte l'appétit et les forces avant de leur attaquer les poumons et de leur faire cracher les humeurs fournies par la maladie de poitrine.

Le séjour dans les mines de houille produit quelquefois sur l'organisme un ensemble de symptômes que l'on a réunis sous le nom d'anémie des mineurs. Si l'on consulte le mémoire souvent cité de Hallé, sur cette maladie, on voit que les symptômes anémiques sont précédés de désordres considérables du côté des voies digestives. On note des coliques violentes, des douleurs d'entrailles et d'estomac, la météorisation du ventre[1]... Quelle est la circonstance inhérente au séjour des mines qui produit ces phénomènes morbides dont il vient d'être question ? Est-ce l'air propre des mines ou la privation de lumière? Est-ce, malgré les défenses de l'administration, l'usage de l'eau qui filtre à travers la mine et qui contient beaucoup de gaz hydrogène sulfuré? On n'est pas fixé là-dessus.

L'intoxication lente, par les molécules de plomb, qui donne lieu à des prédominances symptomatiques plus ou moins graves ou douloureuses, commence, comme nous l'avons déjà dit[2], par une altération des fonctions digestives. Au bout de sept ou huit jours, l'ouvrier qui est employé à la fabrication des préparations saturnines et qui respire la poussière de céruse s'aperçoit d'une diminution dans son appétit; il prend ses repas sans faim et mange par raison; il ne tarde pas après cette anorexie initiale à ressentir une lourdeur transversale à l'épigastre, qu'il appelle *sa barre :* dans ce moment, son teint est visiblement altéré, ictéroïde, et c'est dans cet état morbide très-apparent, appelé *cachexie saturnine*, que la colique éclate. Il va sans dire qu'après la colique, si elle résiste, ou si l'appétit ne se rétablit pas, la cachexie devient encore plus marquée qu'au début de l'intoxication.

Enfin, nous devons parler, à l'occasion des *circumfusa*, de l'usage des bains et de leur influence sur les fonctions digestives. On sait que les bains froids ou les ablutions

[1] *Journal de Leroux, Corvisart et Boyer*, t. IX, p. 1.

[2] *Traité clinique et expérimental d'auscultation*, in-8, 1856.

froides chez ceux qui les supportent produit un redoublement d'appétit et d'énergie des fonctions digestives. Les bains tièdes, au contraire, et surtout les bains tièdes répétés, produisent un effet tout opposé. Ils affaiblissent manifestement l'appétit, rendent les digestions longues et difficiles et produisent par conséquent de la faiblesse et de la pâleur, par suite de l'anémie plus ou moins notable qui résulte de leur emploi.

APPLICATA.

On trouve peu de causes de dyspepsie dans cette classe. Nous ne voyons guère à citer ici que l'usage des corsets trop serrés qui, comprimant la région épigastrique et de l'estomac qu'elle renferme, exerce une fâcheuse influence sur la digestion.

Nous devons signaler à ce sujet un fait singulièrement exceptionnel. C'est celui d'une jeune femme vivant à la campagne, qui était affectée de malaise après le repas, de flatulence, d'anorexie, toutes les fois qu'elle n'avait pas de corset. Quand, au contraire, elle le portait, et elle avait soin de ne pas le serrer trop, son appétit et ses digestions étaient dans un meilleur état, elle avouait éprouver alors un sentiment remarquable de force et de bien-être.

EXCRETA.

Nous devons répéter et développer, à propos des sécrétions en général, ce que nous avons déjà dit[1], c'est que le sang fournit les matériaux des sécrétions, que ces sécré-

[1] Anémie de la nourrice, page 44.

tions spolient le sang, et peuvent dès lors constituer une cause déprimante sur l'organisme par le moyen du tube digestif qui subit le premier cette cause déprimante. Il y a alors un état dyspeptique, effet de ces sécrétions surabondantes, lait, sperme, salive, etc., qui vient augmenter de beaucoup l'anémie spoliatrice et la faiblesse dépendant immédiatement de ces sécrétions exagérées.

Telle n'est pas toujours l'influence des sécrétions abondantes. Par suite d'une réaction salutaire et d'un besoin de réparation, il se fait une surexcitation synergique de l'appétit et de la digestion. L'ingestion des aliments devient plus abondante, et l'organisme, par suite d'un apport plus considérable de matériaux, peut réparer facilement les pertes occasionnées par les sécrétions. On comprend par conséquent que dans ces circonstances de sécrétions exagérées, il ne suffit pas d'avoir un appétit normal et d'ingérer les aliments en quantité ordinaire: du moment que l'appétit et l'ingestion n'ont pas augmenté proportionnellement à la quantité des pertes, on peut dire qu'il y a dyspepsie relative.

Le tabac, quand on le fume ou qu'on le mâche, produit une sécrétion assez abondante de salive qui, étant expulsée dans les crachats et perdue pour la digestion, doit gêner et troubler plus ou moins cette fonction. Aussi plusieurs fumeurs dyspeptiques ne manquent-ils jamais de répondre aux questions qu'on leur fait à ce sujet qu'ils ne crachent jamais en fumant et que, par conséquent, ils ne peuvent éprouver aucun fâcheux effet de cette habitude à laquelle il leur est toujours très-pénible de renoncer. Mais la perte de salive occasionnée par l'action de fumer ou de mâcher du tabac n'est pas le seul inconvénient qui rende cette action préjudiciable à la santé. Nous savons que la vapeur et la poussière de tabac, dans les manufactures, produisent une altération notable de l'organisme en affectant d'abord l'estomac et les fonctions digestives, sans qu'on puisse alors invoquer une hypersécrétion des glandes salivaires. Or, cette influence mauvaise du tabac s'exerce de la même manière quand il est fumé ou mâché. On peut observer que les gens qui fument beaucoup mangent peu et digèrent mal; et un grand nombre d'entre eux succombent, sans s'en douter, aux symptômes secondaires ou ternaires de la dyspepsie produite par leur mauvaise habitude.

GESTA.

L'exercice musculaire augmente l'appétit, et, en général, plus on travaille plus on mange. Mais il n'en est pas toujours ainsi, on rencontre souvent des individus qui ne peuvent pas supporter un excès de travail, sans que cette fatigue affectant en tout l'estomac se traduise par une diminution de l'appétit. Chez ces personnes il arrive l'inverse de ce qu'on observe ordinairement: plus elles travaillent, moins elles mangent. On voit la conséquence de cette singulière organisation, c'est que les ouvriers chez qui elle se rencontre, dépensant beaucoup en innervation musculaire, sueur, etc., et ne réparant pas en proportion leurs pertes, finissent, au bout de peu de temps, par tomber dans l'état dyspeptique le plus profond. On en reçoit un grand nombre dans les hôpitaux [1].

[1] Les gens qui par état vivent avec les chevaux, par exemple

Certains exercices doivent attirer ici notre attention. Le frottage des parquets est très-fatigant, surtout pour les femmes ; après la fatigue des jambes arrive immédiatement la fatigue de l'estomac, puis l'inappétence. L'équitation qui, en général, constitue un exercice salutaire, est mal supportée par quelques personnes dont les digestions s'altèrent manifestement sous son influence. On sait que la navigation produit sur beaucoup de personnes un désordre considérable des fonctions digestives qui a pour prédominance la nausée et le vomissement. Enfin, la lecture à haute voix et le chant surtout, après les repas, fatiguent l'estomac et en dérangent les fonctions.

L'absence ou l'insuffisance d'exercice musculaire fatigue l'estomac et produit de l'inappétence. Certaines professions qui condamnent à un défaut de locomotion, comme les professions de tailleur, de portier, de couturière, etc., disposent singulièrement à l'état dyspeptique, surtout quand à l'inaction des jambes il se joint une flexion plus ou moins marquée du tronc en avant. C'est une loi qui n'est pas absolue et qui n'atteint pas les femmes comme les hommes ; ainsi l'on voit, surtout à la campagne, des femmes jouissant d'une certaine aisance, qui ne sortent jamais de chez elles, qui mangent bien,

les maquignons, savent que ces animaux présentent cette différence fonctionnelle de l'estomac sous l'influence du travail. Il y en a chez qui l'excès de travail réveille et augmente l'appétit, tandis que chez d'autres il le diminue et l'éteint. Les premiers sont considérés comme de bons chevaux, tandis que les autres, qu'on ne peut pas pousser sans les fatiguer et les rendre malades, sont considérés comme de mauvais chevaux, et se vendent dès lors en conséquence.

qui digèrent bien et qui se portent parfaitement. On voit des personnes à estomac délicat, chez qui la digestion ne se fait bien que lorsqu'elles se livrent à quelque léger exercice, tandis que d'autres ne digèrent que dans le repos le plus absolu.

Les exercices musculaires sont surtout nuisibles quand on s'y livre la nuit, et que l'on fait, comme on dit, de la nuit le jour. La fatigue qui en résulte est pour ainsi dire double, car elle tient tout à la fois à la privation du sommeil et à la dépense de l'action musculaire. Voilà la cause de cette dyspepsie que l'on rencontre chez les femmes qui se livrent à la danse avec passion et d'une manière pour ainsi dire continue, pendant toute la saison d'hiver : ce n'est que dans le repos et la douce tranquillité de la villégiature qu'elles peuvent restaurer leurs fonctions digestives.

Si la privation de sommeil fatigue et dérange l'estomac, l'excès de sommeil, surtout le sommeil du jour, est une autre cause de dyspepsie. On peut dire que le sommeil agit comme les narcotiques sur l'estomac, il éteint l'appétit d'une manière notable ; c'est une observation populaire, sanctionnée par le proverbe : *Qui dort dîne.*

PERCEPTA.

L'état digestif est complétement sous l'influence de l'état moral et intellectuel. Quand le cerveau est fatigué par des passions ou des idées, il n'y a plus ou presque plus d'appétence et de digestion ; aussi la classe des *percepta* fournit-elle des cas très-nombreux de dyspepsie.

Nous devons noter, en commençant, les travaux intellectuels, continus et considérables, comme une cause puissante de dyspepsie. Le savant qui poursuit un problème perd l'appétit, comme il perd le sommeil. En général, les gens de lettres ont un mauvais estomac. Le fait était déjà connu à Rome du temps de Celse, « at imbecillis stomacho (quo in numero magna pars urbanorum, omnesque pene cupidi litterarum sunt) observatio major necessaria est. [1] »

La peur, et son degré le plus élevé, la terreur exercent une influence immédiate sur l'estomac; s'il est à jeun, l'appétit est éteint, s'il est à l'état de plénitude, la digestion est troublée ou arrêtée. On comprend dès lors que quand la terreur agit d'une manière continue et pendant un certain temps, comme cela se voit dans les graves perturbations politiques, dans les guerres civiles, ou dans les épidémies meurtrières, les fonctions digestives soient anéanties ou perturbées, et que la dyspepsie se montre avec tous ses symptômes.

Quand le choléra sévit dans une localité, surtout dans les campagnes où tout le monde se connaît, il en résulte un sentiment de terreur sur un grand nombre de personnes, même les plus courageuses en apparence. Ces personnes, malgré l'influence prédisposante de la peur, peuvent, faute d'une aptitude spéciale, ne pas être affectées de choléra, et présenter des symptômes dont l'ensemble a été signalé sous différents noms. On l'a appelé *suette* et encore *choléra sudoral*, parce que le symptôme prédominant de

[1] *De re medica*, cap. II, page 21, édition Didot, 1772.

cette affection satellite du choléra est la sueur ; ce symptôme est en quelque sorte artificiel ou thérapeutique, il tient à ce que le malade, craignant l'invasion du choléra, cherche à le prévenir en excitant pendant plusieurs jours des sueurs profuses à l'aide de boissons diaphorétiques.

Mais souvent la sueur fait défaut au milieu des symptômes produits par l'impression de terreur qui accompagne l'épidémie cholérique. On se plaint de palpitations, de vertiges, d'insomnie, de faiblesse, de frissonnements, de crampes, de courbature, et surtout d'anorexie, de dégoût, de vomissements, de flatuosité, de gastralgie, etc., qui prédominent suivant les individus. Quand on analyse ces phénomènes et leur ordre de succession, on voit facilement qu'ils constituent les symptômes primitifs et secondaires de la dyspepsie qui ici est naturellement produite par la peur du choléra. Nous lui avons donné le nom de *cholérophobie* en 1849, époque à laquelle elle a été signalée par M. Axenfeld, alors notre interne à l'hôpital Saint-Antoine. Nous ajouterons que cette maladie, qui n'a pas de gravité, se prolonge beaucoup plus longtemps que le choléra auquel elle se rattache, comme on le voit, d'une manière indirecte, mais dont elle diffère complétement sous le rapport de la nature.

Le chagrin produit par la perte de la fortune, de l'honneur, d'un parent et de tout autre personne aimée est une cause fréquente de dyspepsie ; et malheureusement c'est une cause contre laquelle il n'y a pas à lutter, il faut qu'elle s'use à la longue.

Le chagrin d'avoir quitté son pays natal agit exactement de la même manière, avec cette différence pourtant que ce chagrin est toujours mitigé par l'espérance de revoir les lieux que l'on regrette.

On a décrit sous le nom de *nostalgie* les divers phénomènes produits par le désir extrême de retourner dans son pays. On retrouve dans les symptômes décrits par les auteurs, comme appartenant à la nostalgie, les différents symptômes de la dyspepsie. La nostalgie est donc encore une dyspepsie produite par une cause morale spéciale, dyspepsie caractérisée par les symptômes primitifs et secondaires que nous avons exposés plus haut; ajoutons-y les symptômes ternaires, car, d'après les auteurs, la nostalgie se termine souvent par des lésions organiques, telles que des tubercules.

Les autres passions, telles que l'envie, la jalousie, l'orgueil humilié, l'ambition déçue, l'amour contrarié, etc., agissent sur l'estomac et les fonctions gastriques comme les autres causes morales dont nous avons déjà parlé. Si nous voulions exposer au long les phénomènes produits par ces différentes passions, il nous faudrait pour toutes ces causes reproduire les trois ordres de symptômes assignés à la dyspepsie.

On accorde volontiers que les causes morales produisent les différents symptômes primitifs et secondaires de la dyspepsie, mais on accorde beaucoup moins que des lésions organiques, c'est-à-dire les symptômes ternaires de la dyspepsie, tels que les cancers, les tubercules, les scrofules, etc., puissent être occasionnés par les mêmes causes. Cependant, tous les jours on constate ces résultats matériels ou organiques de l'influence occasionnelle des causes morales. Il n'y a donc rien de plus vrai que cet aphorisme de Ant. Dubois, *que la cause du cancer est dans les nerfs.*

Nous verrons plus loin que les causes diverses de la dyspepsie se combinent souvent en plus ou moins grand nombre, et produisent dès lors des résultats profonds et intenses. Pour le moment, nous voulons, en passant, signaler cette circonstance aggravante des causes morales, que souvent elles entraînent après elles un état d'insomnie fatigant qui seul suffirait, comme nous l'avons dit, pour altérer les fonctions digestives.

Causes mécaniques.

Les coups, les chutes, les chocs plus ou moins répétés sur l'épigastre, donnent lieu à une dyspepsie dont les symptômes sont les mêmes que ceux qui sont produits par les autres causes que nous avons exposées.

Nous avons vu dans le temps, à l'hôpital Cochin, un jeune homme de la campagne qui était venu à Paris se faire traiter de douleurs épigastriques, de gonflement flatulent et de vomissements assez fréquents, qu'il ressentait depuis une chute qu'il avait faite, chute dans laquelle l'estomac avait vivement porté sur le sol. Un autre éprouvait des symptômes dyspeptiques depuis qu'il avait reçu un coup de poing dans la région de l'estomac. On sait que les cordonniers, si fréquemment dyspeptiques, attribuent les souffrances qu'ils éprouvent dans la région épigastrique, aux percussions répétées de cette région, nécessitées par les manœuvres de leur profession.

Réflexions sur les causes de la dyspepsie.

Les causes que nous venons de signaler n'ont pas toutes

la même importance. Nous avons fait suffisamment comprendre que les *ingesta* et les *percepta* sont les deux classes qui font le plus de dyspeptiques, sans qu'il soit facile de dire quelle est celle des deux qui, sous ce rapport, doit avoir la prééminence.

Nous ferons remarquer que les différentes causes fournies par toutes les classes que nous venons de parcourir se combinent souvent ensemble, en plus ou moins grand nombre, pour produire la dyspepsie, et tout naturellement alors l'intensité de la maladie est en rapport avec le nombre et la gravité des circonstances étiologiques qui sont combinées. Quelques exemples mettront cette vérité hors de doute.

Il n'est pas rare malheureusement de rencontrer un homme tombé dans la misère avoir une nourriture malsaine ou insuffisante, malgré un travail exagéré de jour et de nuit, et éprouver un violent chagrin de se voir dans le besoin avec toute sa famille. Nous avons ici, comme causes de dyspepsie, l'alimentation mauvaise ou insuffisante, la fatigue physique, la privation de sommeil et la cause morale.

Les prisonniers, qui sont si souvent dyspeptiques, doivent leur maladie à l'insuffisance de l'exercice et de la lumière, à la respiration d'un air confiné et au chagrin d'avoir perdu la liberté.

Les individus de la classe ouvrière qui ont quitté leur province pour venir habiter Paris s'aperçoivent d'un état de faiblesse et d'inappétence au bout de quelque temps de séjour dans cette ville ; ce changement est surtout frappant chez les jeunes filles, qui présentent en sus les symptômes ordinaires d'un état anémique avec ou sans aménorrhée. Les causes qui ont agi ici sur l'estomac et débilité les fonctions digestives sont : l'air vicié ou confiné, un travail plus considérable qu'à la campagne, une nourriture mauvaise ou insuffisante, et souvent la nostalgie.

Les cordonniers doivent leurs dyspepsies si fréquentes, non-seulement à la percussion incessante de leur région épigastrique, comme nous l'avons déjà dit, mais encore à leur position sédentaire, à la flexion habituelle du thorax sur l'abdomen, et à leur séjour habituel dans des lieux bas et humides.

Les causes précédentes agissent de deux manières bien différentes pour produire la dyspepsie. Les unes affectent l'estomac directement, ce sont les causes fournies par les *ingesta* et les causes mécaniques. Toutes les autres exercent leur influence sur l'estomac d'une manière indirecte et par le moyen des actions réflexes.

En effet, si l'air vif des montagnes aiguise l'appétit, et si au contraire l'air des endroits bas ou marécageux l'enlève et affaiblit les fonctions digestives, c'est ou par l'intermédiaire des nerfs pulmonaires ou d'une modification d'aération du sang. C'est aussi de la même manière qu'on peut comprendre la fâcheuse influence de la respiration des poussières et des vapeurs sur la production de la dyspepsie. C'est encore par une modification réflexe de l'estomac, survenant au contact de l'eau froide ou de l'eau chaude sur la peau, que l'on peut comprendre l'influence bonne et mauvaise des bains froids et des bains tièdes sur les fonctions digestives. L'état d'épuisement et de fatigue générale produit par l'action musculaire exagérée, ou par une sécrétion surabondante et allant retentir sur l'estomac, nous fait comprendre le mode de production des dyspepsies dues à la fatigue physique et aux pertes abondantes des liquides secrétés. Il en est de même de l'action des *percepta ;* mais à ce sujet nous devons entrer dans quelques considérations.

Quand une impression morale agit sur le cerveau, il est impossible que cette impression ne détermine pas quelque effet sur l'estomac, ou sur les centres nerveux abdominaux (plexus solaire, ganglions semi-lunaires) qui lui sont annexés. Il y a alors des symptômes gastriques variables, anorexie, nausées, vomissements, gastralgie, flatulence, dyspnée ou toux gastrique, etc..., qui indiquent une gastropathie au même titre que l'ictère dit essentiel produit par une cause morale indique une affection du foie. La maladie est alors gastrique, bien que la cause qui l'a déterminée soit une impression cérébrale, tout comme elle est gastrique, bien que la cause agisse sur l'estomac pour la produire par l'intermédiaire de la peau, de la respiration ou de l'action musculaire, ainsi que nous l'avons démontré précédemment. Nous le répétons, les différentes causes affectent l'estomac, mais elles l'affectent d'une manière indirecte ou médiate.

Nous devons ajouter que très-fréquemment les symptômes dyspeptiques primitifs ou secondaires vont en s'aggravant à partir de la première impression de la cause morale sur l'estomac, parce qu'ils deviennent proporionnels à l'intensité de l'anémie globulaire qui se produit progressivement en raison de l'altération ou de la diminution des produits utiles de la digestion.

DE LA DYSPEPSIE SYMPTOMATIQUE.

Si la dyspepsie se déclare sous l'influence de toutes les causes directes ou indirectes que nous venons de passer en revue, il est tout naturel de penser qu'elle résulte aussi de la présence, dans l'organisme, de certaines maladies dont elle devient alors un symptôme important.

Telle est la dyspepsie symptomatique dont nous avons à nous occuper.

On peut dire qu'il y a dyspepsie dans toutes les maladies intenses ou aiguës, telles que la pneumonie, la péritonite, la pleurésie, le rhumatisme articulaire, etc...

En effet, dans toutes ces maladies il y a dégoût des aliments ou au moins anorexie ; et il est très-ordinaire de voir que si, malgré cela, le malade mange quelques aliments, la digestion en est difficile ; il y a pesanteur, même douleur à l'épigastre, et souvent vomissement des matières ingérées. Voilà donc une dyspepsie bien caractérisée et parfaitement symptomatique.

Mais ici la dyspepsie se confond tellement avec la maladie qui la produit, qu'elle ne compte pour ainsi dire pas au point de vue de l'indication thérapeutique. Toute l'attention du médecin porte sur la maladie qui a ainsi suspendu ou altéré les fonclions digestives ; et du moment que cette maladie est vaincue ou dissipée, l'appétit reparaît et l'estomac redevient apte à digérer; c'est le commencement de la convalescence.

On peut donc considérer la pâleur anémique des convalescents, leur faiblesse, leur maigreur, leur susceptibilité nerveuse, leurs paralysies, etc., comme les symptômes secondaires de la dyspepsie liés à la maladie dont ils relèvent. Ces symptômes disparaissent bientôt quand les fonctions digestives ont repris toute leur énergie. Mais si l'appétit est languissant, incomplet ou stationnaire, la convalescence est entravée ou suspecte; c'est-à-dire que les symptômes secondaires ne s'amendent pas et que même ils donnent prise au développement de symptômes ternaires, tels que tubercules, phlegmasies secondaires, concrétions sanguines, etc... On sait, en effet, que souvent les convalescences sont le point de départ de maladies organiques plus ou moins graves.

Nous avons dit que les dyspepsies essentielles donnaient souvent lieu à des symptômes ternaires, c'est-à-dire à des lésions organiques. Or, ces lésions organiques, quand elles ont une certaine étendue ou intensité, produisent à leur tour une dyspepsie symptomatique dont les phénomènes viennent se surajouter à ceux de la dyspepsie initiale. Voilà encore là un de ces cercles vicieux si ordinaires dans la pathologie.

Nous ne traiterons pas de toutes les dyspepsies symptomatiques. Nous parlerons seulement de celles qui sont en prédominance, et qui dès lors, malgré la cause morbide qui les entretient, ressemblent beaucoup aux dyspepsies essentielles avec lesquelles on les confond souvent dans la pratique.

Nous diviserons ces dyspepsies symptomatiques à forme prédominante, en deux espèces : 1° celles qui dépendent d'une maladie du tube digestif ; 2° celles qui dépendent d'une maladie placée en dehors du tube digestif.

1° *Dyspepsies symptomatiques des maladies du tube digestif.*

Nous ne passerons pas en revue toutes les lésions du tube gastro-intestinal; nous nous bornerons à celles dont il est le plus ordinairement question dans la pratique.

Gastrite. — D'après ce qui vient d'être dit, nous ne devrions guère parler de l'inflammation de l'estomac ou gastrite, parce que cette lésion est sinon problématique au moins assez rare ; mais il serait en quelque sorte injuste de la passer sous silence après l'importance exagérée et systématique qu'on lui a accordée.

Nous avons observé deux cas de gastrite extrêmement probable, produits par des toxiques irritants, l'eau de javelle et l'acide sulfurique. Chez les deux malades, il y eut un sentiment d'ardeur dans l'estomac, des vomissements, de l'anorexie, et de la soif, sans fièvre. Au bout de quinze jours environ les symptômes précédents étaient dissipés et la convalescence bien établie. Ces deux dyspepsies mirent beaucoup moins de temps à guérir que la plupart de celles qui sont déterminées par les causes morales graves.

Embarras gastrique. — Autant l'affection précédente est rare, autant celle-ci est commune. On l'appelle encore état saburral, parce qu'on donne depuis longtemps le nom de *saburres*, tantôt à un produit vicié de la sécrétion muqueuse de l'estomac ou de la sécrétion biliaire, tantôt à un résidu de substances alimentaires mal digérées.

Pinel qui, bien que solidiste exclusif, admettait l'existence très-fréquente de l'embarras gastrique, en donne ainsi les principaux caractères symptomatiques : « Goût amer, enduit blanc ou jaunâtre de la langue, perte d'appétit, nausées, efforts de vomissements et vomissements de matière jaune verdâtre et amère ; sensibilité de l'épigastre. Cet état peut exister avec ou sans mouvement fébrile[1]. » Pinel ajoute à ces symptômes des phénomènes sympathiques qui ne sont pas autre chose que nos symptômes secondaires : « Il s'accompagne quelquefois de phénomènes sympathiques plus ou moins alarmants, comme céphalalgie sus-orbitaire, délire, surdité, apoplexie, paralysie, douleurs variées, convulsions, etc... » Enfin il ajoute : « Il cesse par un vomissement spontané ou provoqué, et quelquefois sans évacuation sensible. »

Tel est le tableau assez fidèle de l'embarras gastrique. Nous ajouterons ceci : que la matière de l'embarras gastrique par excellence est la bile. Par conséquent, la présence de la bile dans l'estomac, où elle a reflué du duodénum par suite d'un mouvement antipéristaltique, et où elle fait l'office d'un véritable corps étranger très-antipathique à l'estomac et à l'organisme, constitue l'embarras gastrique. Le patient a la conscience de ce corps étranger, et de l'indication thérapeutique qui seule peut le guérir.

[1] *Nosographie philosophique*, t. I, p. 74. Paris, 1818.

le vomissement; aussi est-il le premier à demander un émétique.

Les symptômes de l'embarras gastrique sont quelquefois réduits à un ou deux; souvent il n'y a qu'une simple anorexie. D'autres fois les malades accusent des symptômes insolites, surtout dans l'ordre des symptômes secondaires. Ainsi, nous avons observé assez souvent de la toux gastrique et de la dyspnée gastrique; la dyspnée gastrique est allée quelquefois, chez les femmes, jusqu'à la convulsion réflexe, c'est-à-dire, en d'autres termes, qu'une attaque hystérique a été symptomatique d'un embarras gastrique, et a été emportée par un émétique. On en trouvera un cas dans la *Médecine pratique* de Stoll; nous en avons publié un autre cas.

L'embarras gastrique n'a pas seulement des symptômes primitifs et des symptômes secondaires; il donne encore lieu à des symptômes ternaires. L'école de Stoll a presque pour but unique de mettre en évidence cette vérité; elle nous apprend et nous démontre que des lésions, soit aiguës, soit chroniques, sont déterminées par l'embarras gastrique, et guérissent dès lors par l'émétique.

Cancer d'estomac. – Les symptômes du cancer d'estomac sont les mêmes que ceux de la dyspepsie essentielle, à l'exception toutefois de ceux qui caractérisent particulièrement la lésion cancéreuse portée à son plus haut degré, comme le vomissement noir et la tumeur épigastrique. Dans le cancer, comme dans la dyspepsie, il y a de l'anorexie, du dégoût, de la boulimie, du pica, des nausées, des vomissements, du pyrosis, des flatuosités, etc. En fait de symptômes secondaires on y trouve une anémie globulaire très-marquée, et souvent de la névralgie intercostale. Ce dernier symptôme était à l'état de prédominance dans le cancer d'estomac qui a emporté, comme l'on sait, l'illustre captif de Sainte-Hélène. L'empereur se plaignait presque continuellement de ses *coups de canif* sous le sein gauche. A quoi rapporter une semblable douleur, si ce n'est à une névralgie intercostale, symptomatique de la dyspepsie carcinomateuse? Nous l'avons, du reste, positivement constaté sur des malades atteints de cancer d'estomac.

Ulcération, ramollissement de l'estomac. — On ne peut nier que ces lésions de la membrane muqueuse de l'estomac ne troublent et n'affaiblissent l'acte digestif; mais il est très-difficile de faire leur part d'influence symptomatogénique dans l'existence de la dyspepsie qui leur est liée. En effet, ces lésions n'arrivent jamais qu'à la suite de dyspepsie essentielle, et l'on ne voit pas nettement la ligne qui sépare les dyspepsies essentielle et symptomatique. Avec cela il y a là-dedans une autre cause d'incertitude; c'est qu'on n'a pas de signe certain annonçant l'ulcération ou le ramollissement gastrique. Il est fort possible que dans une foule de dyspepsies essentielles qui guérissent, il y ait eu pendant un certain temps ulcération ou ramollissement. Si nous en faisons mention ici, c'est pour montrer toute l'obscurité de l'appréciation clinique de ces deux espèces anatomiques.

Vers intestinaux. — Voilà une affection gastro-intestinale dans laquelle on trouve au plus haut degré les différents symptômes constituants de la dyspepsie. On comprend *a priori* que le tube digestif, modifié par la présence des helminthes, donne lieu aux mêmes phénomènes que lorsqu'il est affecté par les causes directes ou indirectes de la dyspepsie essentielle.

Parmi les helminthes, ce sont surtout les lombrics et les ténias qui donnent lieu à un plus grand nombre de symptômes. Toutefois, il est bon d'ajouter que chez quelques individus leur présence est parfaitement tolérée par l'organisme, et dès lors se trouve compatible avec un bon état de santé.

Voici, d'après l'auteur d'une monographie ancienne et estimée sur les maladies vermineuses, l'ensemble des symptômes qui peuvent se rencontrer chez les personnes qui ont des vers dans l'intestin[1] :

« Le ventre est ordinairement enflé, dur et distendu par les vents, et lorsqu'on les a rendus il s'affaisse : le malade a des borborygmes, des rapports, des nausées, et des vomissements surtout un peu bilieux ; l'appétit est tout à fait dérangé, tantôt excessif et canin, et tantôt il est absolument perdu avec dégoût pour toutes sortes d'aliments : on a des maux de cœur, des hoquets, des douleurs vagues qui distendent le ventre ; elles sont lancinantes, et augmentent surtout lorsqu'on est à jeun ; les tranchées cessent ou se relâchent après qu'on a mangé ; la soif est dépravée, souvent insupportable, et quelquefois légère ; quelques-uns ont le ptyalisme et un écoulement de lymphe semblable à la salive par la bouche ; tantôt le ventre est fort serré, tantôt fort lâche, et cela arrive souvent ; quelquefois l'urine est claire et crue, et quelquefois

[1] Van Doeveren, *Observations médico-physiques sur les vers*, p. 304. 1764.

épaisse et trouble ; il en est de même de la sécrétion de la peau ; le malade a l'haleine puante, surtout la nausée putride et analogue aux vers ; souvent il y a palpitations de cœur, lipothymie, syncope, horripilation, fièvre lente, pouls petit, inégal, intermittent, terreurs, inquiétudes nocturnes, insomnies fâcheuses, frayeurs dans le sommeil, réveils subits, respirations lésées, dyspnée, toux sèche, démangeaison de nez qui fait qu'on le gratte souvent[1], saignement de nez qui arrive quelquefois, grincement de dents, attouchements fréquents du ventre, dessèchement du corps, maigreur, atrophie, la face gonflée, pâle, livide, cachectique comme tout le corps ; la lividité et la couleur plombée des yeux et des lèvres, le renfoncement des yeux et le cercle livide qui les entoure, etc. Voilà les signes les plus fréquents de l'existence des vers. Outre cela, les malades sont sujets aux spasmes, aux convulsions et aux maladies du *sensorium commune*, comme la douleur et l'abattement de la tête, l'*hebetudo*, l'assoupissement, l'engourdissement, le vertige, l'épilepsie, la catalepsie, l'apoplexie, la mélancolie, la manie et même l'extravagance. »

Cette description symptomatologique, dont quelques expressions ont vieilli, nous remet sous les yeux les symptômes importants de la dyspepsie. En effet, nous y retrouvons la plupart des symptômes primitifs et secondaires que nous avons exposés plus haut. Nous comprenons maintenant pourquoi les auteurs anciens et moder-

[1] L'action de se frotter le nez est un phénomène que l'on observe souvent chez les enfants en dehors de l'affection vermineuse, et fort rarement chez les adultes. C'est donc un symptôme infantile de différentes maladies et entre autres des affections vermineuses.

nes s'accordent à dire que l'affection vermineuse est d'un génie extrêmement protéiforme : elle est protéiforme comme la dyspepsie dont elle constitue une espèce symptomatique ou étiologique.

On a mis encore sur le compte des vers intestinaux plusieurs autres phénomènes morbides, tels que les tubercules, des éruptions cutanées, des manifestations scrofuleuses, le choléra, des phlegmasies aiguës ou chroniques, etc. Quelques médecins modernes surtout appartenant à l'école de Paris, ville dans laquelle les vers sont fort rares, ont regardé cette multiplicité de phénomènes vermineux comme singulièrement exagérée. Cependant on ne voit pas pourquoi la dyspepsie vermineuse n'aurait pas, comme les dyspepsies essentielles, des symptômes ternaires, et pourquoi des lésions variables de tissu ne se développeraient pas sous l'influence des embarras vermineux du tube digestif combinée avec la constitution régnante et la diathèse individuelle, comme on en voit se développer dans les cas d'embarras saburraux combinés avec les mêmes auxiliaires.

Hernies, étranglements. — Nous ne mentionnons que pour mémoire ces lésions fonctionnelles si apparentes et si graves, qui se montrent quand la perméabilité du tube digestif est anéantie par suite d'une hernie ou d'un étranglement interne. Mais ici les symptômes sont intenses et rapides dans leur marche, et, sous ce rapport, diffèrent beaucoup de ceux fournis par les dyspepsies essentielles.

Quelquefois il y a hernie, non du tube digestif lui-même, mais d'un épiploon et encore d'une très-petite portion d'épiploon. Cette hernie, toute minime qu'elle est, peut donner lieu à des symptômes gastriques disparaissant comme par enchantement quand on a réduit la partie herniée qui souvent se présente sous forme d'une très-petite tumeur située sur la ligne blanche.

Des auteurs, comme l'on sait, ont expliqué certains symptômes gastriques très-tenaces, et résistant à tous les moyens, par une disposition vicieuse de l'appendice xiphoïde qui, déviée en dedans, allait comprimer l'estomac et gênait ses fonctions. Certainement cette cause de dyspepsie symptomatique est possible, mais elle ne nous paraît pas suffisamment démontrée.

2° *Dyspepsies symptomatiques de maladies autres que celles du tube digestif.*

Comme nous l'avons déjà dit, l'estomac et le tube digestif sont dans un tel rapport avec tous les organes, que ceux-ci ne peuvent guère être affectés d'une manière notable sans que l'acte digestif soit plus ou moins aboli ou altéré. Nous allons en montrer quelques exemples.

On sait que dans les affections du cerveau, même dans les affections commençantes, comme au début de l'hydrocéphalie aiguë, il y a habituellement des symptômes dyspeptiques tels que l'anorexie, les vomissements, et de la constipation que l'on regarde avec raison comme des symptômes de l'affection cérébrale, et que l'on pourrait prendre pour des phénomènes d'un simple embarras gastrique. Ici, la dyspepsie est symptomatique de la maladie commençante du cerveau, et sous ce rapport elle n'est plus, aux yeux de la pathologie générale, de la même nature que la dyspepsie qui résulte de l'action d'une cause morale sur le cerveau. Cette dernière est une dyspepsie essentielle, parce qu'elle ne dépend que de la cause qui a pénétré dans l'organisme par le cerveau sain, tandis que l'autre est une dyspepsie symptomatique, parce qu'elle dépend d'une maladie réelle du cerveau dont elle est le syndrome.

Les affections des organes génito-urinaires ont une influence marquée sur l'estomac, troublent ou anéantissent les digestions et donnent lieu aux différents symptômes primitifs et secondaires de la dyspepsie. On explique par là le teint pâle, l'amaigrissement, certains symptômes nerveux diffus, l'anorexie, les aigreurs, l'état nauséeux, etc., des personnes qui ont une affection chronique de la vessie, des reins, de la prostate, et qui même sont affectées d'un simple phimosis (Fleury).

Mais il est un organe auquel nous devons sous ce rapport une mention spéciale, c'est l'utérus, ou plutôt l'appareil utérin, en comprenant sous ce nom l'utérus, les trompes et les ovaires.

L'estomac est influencé de manière à produire les phénomènes de la dypepsie par toutes les lésions ou affections de l'appareil utérin, depuis la simple congestion cataméniale et le déplacement le plus léger jusqu'aux cancers les plus étendus, depuis la lésion la plus profonde ou la plus interne des organes de l'appareil utérin jusqu'aux tumeurs qui sont extérieures à ces organes et qui sont en rapport plus ou moins immédiat avec eux. Nous comprenons toutes ces affections sous le nom de métropathie, et nous disons donc qu'il y a une dyspepsie symptomatique de la métropathie.

Ce qui met hors de doute l'influence de l'utérus sur la production de la dyspepsie, c'est la considération des symptômes gastriques de la gravidité. Depuis longtemps on sait, même en dehors de la médecine, que les nausées, les vomissements, la boulimie, le pica, le pyrosis, etc., sont des signes de grossesse et résultent d'une action de l'utérus gravide sur l'estomac. Nous pouvons préciser davantage le mode de production de ces phénomènes en disant que dans la grossesse il y a une dyspepsie symptomatique de l'utérus modifié par le produit de la conception; on peut l'appeler *dyspepsie gravide.* La prédominance des symptômes primitifs de cette dyspepsie, qui est constituée ordinairement par des nausées et des vomissements, l'est quelquefois par un *pica*, une boulimie, une gastralgie, des aigreurs, des appétits exclusifs, etc., et même une simple anorexie. Cette dyspepsie gravide a encore, comme les autres dyspepsies, des symptômes secondaires, tels que l'anémie et la névropathie (éclampsie). Il y a même en plus des symptômes ternaires, tels que le masque, les éruptions spéciales de la région vulvaire, et quelquefois les tubercules pulmonaires, dans le cas où la dyspepsie gravide est exaspérée par des circonstances fâcheuses telles que des causes morales.

La métropathie n'a pas toujours nécessairement une influence pathogénique sur la production de la dyspepsie. On voit, en effet, certaines femmes affectées d'une maladie utérine, conserver dans leur intégrité l'état des fonctions digestives. L'estomac reste alors complétement indépendant de la métropathie; du reste, cette immunité de l'estomac existe quelquefois pour d'autres lésions que celles de l'utérus.

Mais le plus souvent la métropathie entraîne après elle une dyspepsie caractérisée, suivant les idiosyncrasies et les diathèses individuelles, par les symptômes primitifs, secondaires et ternaires que nous avons exposés. De là les prédominances gastralgiques, chlorotiques, hystériques, etc., qu'on trouve si souvent chez les femmes ou les jeunes filles affectées de métropathie et que l'on guérit en attaquant avec succès le mal dans son foyer utérin.

Il est bon d'ajouter, pour donner une idée complète de l'influence pathologique de l'utérus malade, qu'il ne se borne pas à agir sur l'estomac en produisant la dyspepsie; il détermine encore dans son voisinage, c'est-à-dire dans la région pelvienne, des symptômes par la voie symptomatique ou réflexe.

Ainsi la névralgie lombo-abdominale, avec tous les points douloureux décrits par Valleix, est une névralgie le plus souvent symptomatique et réflexe de la métropathie; on voit, plus rarement il est vrai, comme symptôme de la métropathie une névralgie réflexe des nerfs sacrés et aussi des nerfs sciatiques. C'est encore par la même influence de la métropathie qu'on peut interpréter ces paraplégies, qui se confondent, pour ainsi dire, dans les affections utérines, dont elles sont une dépendance qui frappe toujours par son importance et par la gravité apparente ou réelle.

On voit par cet aperçu que les symptômes produits sympathiquement par la métropathie doivent être distingués en deux genres : ceux qui dépendent immédiatement de l'utérus, tels que les névralgies du bassin, la paraplégie et la gastropathie, et puis ceux qui dépendent médiatement de l'utérus et immédiatement de la gastropathie, c'est-à-dire les symptômes si nombreux de l'état dyspeptique.

Par conséquent, la métropathie se trouve chargée non-seulement des symptômes qui dépendent de la gastropathie qu'elle excite, mais encore de tous ceux qu'elle produit par irradiation autour du bassin et dont l'utérus est le foyer immédiat. Il y a réaction de ces symptômes complexes les uns sur les autres; ainsi, par exemple, l'anémie produite par la dyspepsie favorise singulièrement les névralgies et la paraplégie réflexe de l'appareil utérin.

L'utérus et l'estomac sont donc ces deux grands centres de symptômes que l'on observe dans les maladies des femmes. Ils constituent dès lors une sorte de duumvirat de la pathologie féminine, que l'estomac soit influencé par l'utérus primitivement malade, ou au contraire que les lésions utérines soient les symptômes ternaires d'une dyspepsie protopathique, ou enfin que dans l'une ou dans l'autre de ces deux alternatives il y ait un cercle pathogénique qui fait réagir la lésion effet et la reporte à l'état de lésion cause. Comme on le voit, il importe pour la thérapeutique de démêler cette difficulté souvent inextricable.

De quelques aptitudes individuelles à la dyspepsie.

Nous avons suffisamment parlé, à l'occasion de la revue des *six choses non naturelles*, des diverses aptitudes à la dyspepsie tirées des professions et des milieux dans lesquels vivent les individus, nous n'y reviendrons pas. Il ne sera question dans cet article que des influences étiologiques provenant de la constitution, de l'hérédité, du sexe et de l'âge.

Disons d'abord que les constitutions en apparence les plus fortes ne sont pas à l'abri de la dyspepsie. On voit, en effet, des hommes bien musclés et à large charpente dont l'estomac a toutes les susceptibilités et tous les caprices des natures les plus délicates.

L'influence héréditaire dans la production de la dyspepsie est des plus évidentes. Il est rare qu'un malade soit affecté de dyspepsie intense, existant depuis longtemps et survenue sans cause occasionnelle notable, s'il n'a pas des parents dyspeptiques parmi ses ascendants. A ce sujet, nous distinguerons la dyspepsie en constitutionnelle, celle qui est, pour ainsi dire, incarnée à l'individu, et en accidentelle, celle qui n'existe que depuis l'action d'une cause occasionnelle violente qui a tout d'un coup et profondément troublé les fonctions digestives.

Si l'on reconnaît une influence héréditaire qui donne la dyspepsie, on doit par contre reconnaître aussi une immunité héréditaire contre la même maladie. Il y a, en effet, des familles dont tous les membres sont remarquables par l'énergie et l'excellence de leur estomac, et chez lesquelles les causes les plus puissantes ont peu de prise sur les fonctions digestives, qui restent toujours au même degré d'activité.

Le sexe féminin est beaucoup plus que le sexe masculin, sujet à la dyspepsie. Les raisons en sont faciles à comprendre.

Les femmes ont d'abord un cerveau qui est beaucoup plus impressionnable que celui des hommes, et qui donne plus d'intensité aux diverses causes morales qui, par son intermédiaire, vont troubler les fonctions digestives.

Après le cerveau très-impressionnable des femmes, vient l'utérus dont l'influence est, comme nous l'avons dit, considérable dans la production de la dyspepsie. Aussi les symptômes dyspeptiques existent-ils d'une manière ordinairement marquée, à certaines époques plus ou moins orageuses de la vie utérine. On les observe en effet à l'établissement et à la cessation des menstrues, pendant la grossesse, et chez beaucoup de femmes chaque mois, avant ou pendant les règles.

Quand nous disons que les symptômes de la dyspepsie existent à ces différentes époques de la vie utérine, nous entendons parler des symptômes dyspeptiques des trois ordres que nous avons admis. Nous ferons remarquer à ce sujet, et nous l'avons déjà dit, que l'anémie des femmes grosses est le résultat de la dyspepsie gravide, mais nous ajouterons que l'abaissement des globules sanguins tient encore à la spoliation du sang nécessitée par la nutrition et l'accroissement de l'œuf.

Pour ce qui concerne les lésions ternaires les plus habituelles, dans ces cas de dyspepsie utérine, nous dirons que les lésions turberculeuses se montrent surtout dans les dyspepsies produites par l'établissement de la menstruation, tandis que les cancers marquent les dyspepsies de la ménopause.

Enfin, pour être complet, nous devons rappeler que l'allaitement est une autre époque de la vie de la femme, féconde en dyspepsies. Il arrive, comme nous l'avons dit, que la spoliation du sang due à la sécrétion lactée n'est pas toujours compensée par une énergie proportionnelle des fonctions digestives. Il y a une dyspepsie relative et même absolue marquée par des symptômes particuliers.

L'âge nous fournit des considérations dignes d'intérêt sur la fréquence et la nature des dyspepsies.

L'enfant nouveau-né est extrêmement sujet à cette maladie. Tous les phénomènes morbides si nombreux que l'on attribue avec raison à la mauvaise qualité du lait, à son insuffisance, à l'allaitement artificiel, au sevrage, etc., rentrent dans la dyspepsie dont ils sont des symptômes primitifs, secondaires ou ternaires. Souvent il arrive qu'un enfant d'abord bien portant rend sa nourrice dyspeptique par la spoliation, non suffisamment réparée, qu'il détermine dans le sang ; la nourrice à son tour devenue dyspeptique sécrète un lait qui peut-être de mauvaise qualité ou insuffisant, et rend pour ainsi dire à son nourrisson la dyspepsie qu'elle en a reçue, par un de ces cercles vicieux dont nous avons déjà plusieurs fois parlé.

Chez les enfants, même chez les enfants en bas âge, les causes morales ont leur part d'influence sur la production de la dyspepsie. Il n'est pas rare, en effet, de voir de très-jeunes enfants subir les funestes atteintes de la jalousie et présenter en suite de cette passion un désordre souvent dangereux des voies digestives. Cette cause a été signalée par Corvisart, qui lui attribue des espèces de fièvre lente qui minent et tuent les petits enfants. Longtemps avant

Corvisart, saint Augustin avait observé un enfant à la mamelle qui dépérissait de jalousie contre son frère de lait : « Vidi ego, et expertus sum zelantem parvulum : nondum loquebatur, et intuebatur pallidus amaro adspectu collactaneum suum (*Confessions*, liv. I, cap. 7).

Vers cinq ou six ans et plus tard, les enfants peuvent être fatigués à la suite des excès d'études auxquels ils sont soumis par des parents trop désireux de commencer de bonne heure leur éducation : dans cette circonstance on observe de la pâleur et du dépérissement consécutifs à une langueur des fonctions digestives. Enfin nous signalerons un genre de dyspepsie qui trouve ici tout naturellement sa place, c'est celui qui résulte des vomissements incessants qui peuvent être déterminés, d'une manière pour ainsi dire mécanique, par les quintes de coqueluche. L'enfant, privé de cette sorte de la matière alimentaire destinée à réparer son sang, devient bientôt anémique, avec toutes les conséquences de cet état morbide, telles que pâleur, faiblesse, dépérissement, bruits artériels, etc... En insistant sur ce point de pathologie infantile admis aujourd'hui par tout le monde, nous ne faisons que reproduire un passage tiré de notre mémoire sur la coqueluche, inséré dans les *Archives de médecine*[1].

Il y a ici quelque chose de singulier à noter, c'est que les tout jeunes enfants (de deux à trois ans), en les supposant même très-intelligents, ne se plaignent jamais, ou rarement, d'avoir faim. Le besoin des aliments, très-impérieux chez eux, les rend maussades, de mauvaise

[1] *Archives générales de médecine*, 2e vol. de 1856.

humeur, et leur arrache même des larmes, mais il ne les porte pas à accuser de l'appétit et à demander à manger. Et ce qu'il y a de plus étonnant encore, c'est que dans la mauvaise humeur que leur donne le besoin non accusé de manger, ils s'emportent et crient quand on leur parle de prendre des aliments. Il faut vaincre leur obstination, et c'est après une ingestion légère d'aliments que leur grand malaise cessant, ils reprennent leur gaieté et finissent avec appétit le repas qu'ils ne voulaient pas commencer.

La dyspepsie chez les vieillards présente des différences très-remarquables avec celle des adultes et des jeunes gens.

Elle est surtout remarquable en ce que le dérangement des fonctions digestives s'accompagne bien vite de symptômes ternaires ou de lésions organiques. En effet, les apoplexies, les pneumonies, les cancers, les anthrax, les catarrhes aigus, les lésions des voies urinaires, etc., sont des affections locales se montrant après des dyspepsies qui souvent n'ont pas duré assez longtemps pour frapper l'attention, mais elles n'en sont pas moins le point de départ et le foyer de ces maladies organiques. On a dit que les dyspepsies essentielles, et surtout les dyspepsies avec névropathies qu'on voit ordinairement dans la jeunesse et l'âge d'adulte, sont rares chez les vieillards. Cela est parfaitement vrai dans un sens, c'est que ces dyspepsies sont rarement continues et isolées dans la vieillesse; car, à cet âge, il y a une telle disposition aux lésions organiques de toutes sortes, que les lésions éclatent après quelques jours d'une dyspepsie qu'on a à peine le temps d'observer.

Ainsi, par exemple, on sait que lorsqu'un grand malheur arrive dans une famille où il y a un vieillard, l'on ne manque pas de dire que ce vieillard mourra par suite de l'ébranlement fâcheux produit chez lui par cette cause morale. On ne dit pas la même chose des adultes et des jeunes gens : tous cependant éprouvent une dyspepsie à cette occasion ; mais chez ce vieillard il résulte de l'état dyspeptique une lésion plus ou moins rapidement mortelle.

Cause prochaine de la dyspepsie.

Nous avons distingué la dyspepsie en idiopathique et symptomatique, suivant qu'elle est primitive ou consécutive à une maladie ; mais dans ces deux cas elle résulte toujours de l'altération fonctionnelle d'un ou de plusieurs des nombreux actes qui constituent la digestion.

Telle est sa cause prochaine.

Mais, comme on doit le penser, cette cause peut plutôt être indiquée ou pressentie que précisée, pour cette raison qu'on est loin, malgré de nombreux et importants travaux, de connaître nettement toutes les conditions physiologiques de la digestion; et, par conséquent, il est le plus souvent impossible de dire quel est, chez un dyspeptique donné, l'acte digestif qui se trouve altéré ou en souffrance.

Les conditions nécessaires à une bonne digestion sont, outre la bonne qualité et la quantité suffisante des aliments, une action normale des agents nerveux et contractiles du tube digestif, et surtout une action normale des nombreux liquides digestifs, liquides sécrétés par l'intestin ou déversés dans son intérieur, liquides aptes à transformer les aliments ou liquides simplement destinés à les hydrater, à les gonfler ou à les dissoudre. Il faut ensuite que les aliments dissous ou transformés soient absorbés et pénètrent dans les chilifères ou dans la veine porte pour y subir d'autres modifications avant d'être soumis à l'action hématosique du foie et du poumon.

Que d'actes, que de migrations, que de modifications dont on n'a qu'une connaissance incomplète, et qui, même parfaitement connus, ne pourraient pas être distingués ou diagnostiqués dans leurs nombreuses viciations ou altérations !

On pourra dire chez un malade donné, que la digestion est mauvaise et que les produits digestifs sont mauvais; mais on ne pourra guère préciser le point de départ de la lésion digestive, et en quoi pèche précisément le produit de la digestion.

Comme on le voit, nous sommes loin de pouvoir ici faire un chapitre de pathologie qui soit un ensemble de corollaires tirés de nos connaissances physiologiques sur la digestion, c'est-à-dire de la physiologie pathologique précisée. Nous sommes forcés de rester dans la clinique, et par conséquent nous devons nous contenter de constater les phénomènes dyspeptiques, sans connaître leur cause physiologique et leur point de départ dans la série des actes nombreux de la digestion.

Cependant, bien que la digestion soit une fonction très-complexe, résultant d'actes nombreux et de plusieurs organes, l'estomac est le viscère le plus important et le plus actif de ceux qui préparent la matière alimentaire et qui la rendent apte à régénérer le sang. C'est pour cela que, tout en localisant surtout la dyspepsie dans l'estomac, on ne doit pas oublier qu'elle peut dépendre quelquefois de lésions fonctionnelles de l'intestin, de l'appareil spléno-hépatique, etc.

Prédominances symptomatiques ; antagonismes.

Maintenant que nous avons une idée de la dyspepsie envisagée dans ses symptômes et dans ses causes, nous devons présenter quelques considérations au sujet de certaines espèces symptomatiques et étiologiques de la dyspepsie.

Nous avons déjà dit que la dyspepsie donnait lieu à des symptômes très-nombreux. Elle se manifeste suivant les personnes, les tempéraments ou les diathèses, par un ou plusieurs symptômes saillants, primitifs, secondaires ou ternaires, ce qui constitue les formes ou les prédominances de la dyspepsie. Maintenant, nous ajouterons que certaines de ces formes ou de ces prédominances étiologiques ou symptomatiques ne peuvent pas exister sans en exclure d'autres ; elles sont donc entre elles à l'état d'antagonisme.

Nous allons montrer quelques-unes de ces prédominances antagonistes.

Il y a, comme nous le savons, une dyspepsie produite par la grossesse. Cette dyspepsie se manifeste ordinairement par des symptômes primitifs, tels que l'anorexie, les nausées, les vomissements, le pica, le pyrosis, etc., et par un symptôme secondaire, qui est l'anémie globulaire. Les symptômes névropathiques, qui s'appellent ici *éclampsies*, sont assez rares eu égard au nombre considérable des dyspepsies gravides. Les lésions tuberculeuses sont encore plus rares; quant aux manifestations cancéreuses de la dyspepsie gravide, nous n'en avons pas encore observé.

Il y a chez les nourrrices une dyspepsie très-fréquente, qui est produite par l'épuisement dû à la sécrétion laiteuse, surtout chez celles qui n'ont pas une bonne nourriture. Cette dyspepsie a une forme très-tranchée; elle est caractérisée par des symptômes primitifs prédominants, tels que la gastralgie et une névralgie dorso-intercostale. Eh bien! chose étonnante! à côté de cette névralgie intercostale, il n'y a jamais de dyspnée gastrique avec ou sans sentiment de boule, et il n'y a par conséquent jamais d'attaque hystérique dans la dyspepsie des nourrices. La même dyspepsie ne donne jamais lieu à des manifestations cancéreuses, même quand la femme a atteint un âge auquel le cancer peut se développer. En revanche, cette dyspepsie donne lieu souvent à la tuberculisation pulmonaire ou à l'adénite sous-maxillaire strumeuse. Voilà les faits dont nous sommes parfaitement sûr, et dont nous avons été souvent témoin dans le service de nourrices que nous avons eu à l'hôpital Cochin.

La dyspepsie saturnine donne lieu le plus habituellement à une anémie globulaire, avec faiblesse, décoloration des tissus; néanmoins, cet état cachectique ne se termine jamais ou presque jamais par tuberculisation.

Cette immunité, qui a vivement frappé notre attention depuis quelques années, a été signalée par quelques médecins.

Ainsi Sander, médecin des mines de plomb argentifère du Hartz, déclare que chez les ouvriers qui exploitent ces mines il n'a jamais rencontré de phthisiques, même dans les cas où les prédispositions héréditaires offraient un fâcheux caractère [1].

Brockmann, autre médecin attaché à des mines de plomb argentifère, affirme qu'il n'a jamais rencontré de phthisiques parmi les ouvriers de ces mines, même dans les cas où ils avaient la poitrine étroite, et présentaient toutes les apparences extérieures de la tuberculisation [2].

Enfin, un autre médecin allemand, Lengendorff, de Breslau, qui a fait un très-bon travail sur les conditions sanitaires dans les usines métallurgiques [3], ajoute à l'immunité de l'infection saturnine contre les tubercules, l'immunité contre les vers, les maladies de la peau et la teigne.

La dyspepsie que nous avons dit affecter les gens qui travaillent dans les fabriques de tabac, et qui a l'anémie globulaire pour symptôme ordinaire, ne se termine jamais par la tuberculisation pulmonaire.

La dyspepsie paludéenne, qui donne également lieu à une anémie globulaire, ne se termine presque jamais non plus par la tuberculisation. M. Boudin va plus loin ; il pense que dans les pays où l'infection paludéenne est endémique on ne voit jamais de tuberculeux. Nous ferons

[1] *Gazette hebdomadaire de Casper*, 1836, p. 17.

[2] *Maladies métalliques de l'Oberhartz*, 1851.

[3] Schmidt's *Jahrbucher*, 1849, vol. 101, p. 65.

remarquer que cette cachexie paludéenne se transforme souvent en hydropisie ; or, cette transformation ne se voit jamais dans la cachexie saturnine.

Passons maintenant aux prédominances symptomatiques de la dyspepsie considérées en dehors de leurs causes.

Certaines prédominances symptomatiques bien caractérisées excluent d'autres manifestations morbides ; elles règnent alors en souveraines dans l'organisme malade.

C'est ainsi que les prédominances névropathiques d la dyspepsie, telles que les névralgies, les névropallies[1], les convulsions, le délire nerveux, etc., sont en antagonisme avec les pyrexies ou les fièvres phlegmasiques qui les dissipent très-rapidement. *Febris spasmos solvit*, a dit Hippocrate ; cet aphorisme est un de ceux dont le sens est le plus clair et dont l'observation démontre le mieux la vérité.

Nous avons dit que la pleuro-pneumonie survient souvent, à titre de symptôme ternaire, chez ceux qui, affectés de dyspepsie et surtout de dyspepsie saburrale, s'exposent à un refroidissement. C'est ce qui constitue la pneumonie bilieuse dont il est si souvent question dans les ouvrages de Stoll. Eh bien ! en revanche, certaines dyspepsies, telles que la dyspepsie acescente habituelle, empêchent le développement de la pleuro-pneumonie. Cette immunité est consacrée par un aphorisme d'Hippocrate[2]. Elle est

[1] Sensation non douloureuse.

[2] Acidum ructantes non admodum pleuritici fiunt. (Sectio VI, aphor. 33, édit. Lorry, p. 220.)

confirmée par l'observation de Frédéric Hoffmann et de Whytt.

Les prédominances névropathiques de la dyspepsie empêchent le plus souvent le développement de lésions ternaires diathésiques, telles que le cancer et le tubercule. Pinel avait constaté en partie ce point d'antagonisme morbide, quand il soutenait que les fous ne devenaient jamais cancéreux. Ils deviennent aussi rarement tuberculeux ; il en est de même des hystériques et des hypochondriaques, et quand, par exception, ces derniers viennent à être affectés de tubercules, la marche de la phthisie est fort lente, comme si elle était enrayée par une médication antituberculeuse.

Le cancer est en antagonisme avec le tubercule : ainsi un dyspeptique, chez qui se développent des symptômes ternaires de cancer, n'est pas affecté en même temps de tubercules dans un autre organe; de même les tuberculeux ne sont pas en même temps cancéreux.

Comme nous l'avons dit déjà, le cancer survient chez les dyspeptiques au-dessus de quarante ans. Nous avons remarqué que dans un grand nombre de cas il attaquait ceux qui, ayant joui jusque-là d'une santé parfaite, avaient subi tout à coup une dyspepsie intense à la suite de grands chagrins ou de vives contrariétés. Le fait singulier d'individus qui ont passé une grande partie de leur vie sans être malades, c'est-à-dire sans être affectés d'une manière notable de goutte, de catarrhe, de névropathie, de rhumatismes, de phlegmasies, de maladies de peau, etc., et qui deviennent tout à coup cancéreux après une cause morale violente, est bien de nature à prouver que la diathèse cancéreuse, même latente et à l'état d'incubation, suffit pour exclure une foule de maladies avec lesquelles elle est en antagonisme.

Il n'est pas jusqu'à l'état d'anémie globulaire, marqué par des bruits artériels très-intenses avec frémissement tactile et bruit de souffle au premier temps du cœur, qui ne soit en antagonisme avec d'autres manifestations morbides. En général, dans ces cas de bruits artériels très-intenses, il n'y a ni phlegmasie coïncidante, ni lésions hystogéniques profondes, telles que cancer ou tubercules; et si l'individu qui présente ces bruits intenses vient à être affecté de phlegmasie, de cancer ou de tubercules, les bruits diminuent beaucoup et avec eux les autres symptômes de plénitude vasculaire, tels que la plénitude du pouls, les battements artériels, les palpitations, etc.

DIAGNOSTIC DE LA DYSPEPSIE

Le diagnostic de la dyspepsie, considérée dans ses symptômes primitifs, est ordinairement facile à établir. Comment, en effet, ne pas reconnaître ce genre d'affection quand le malade est le premier à vous dire qu'il a perdu l'appétit, qu'il a du dégoût, des nausées, que l'ingestion des aliments lui cause de la gêne à l'estomac, souvent une véritable douleur, de la flatulence, des éructations, des vomissements, etc.

Mais les symptômes de la dyspepsie ne sont pas toujours aussi tranchés, alors on peut la méconnaître ; voici surtout dans quelles formes de la maladie :

1° L'individu dyspeptique n'accuse aucune douleur, aucun malaise, aucune gêne vers la région épigastrique ; il dit même avoir bon appétit et manger comme à l'ordinaire ; mais en l'interrogeant avec précision sur ce dernier point, et par comparaison avec ce qui existait dans le temps où sa santé était florissante, on finira par découvrir qu'il mange à chaque repas un quart ou un tiers moins qu'à son ordinaire. Par conséquent, tous les symptômes se réduisent à une anorexie médiocre qui le plus habituellement n'est pas prise en considération. Or, cependant, une diminution du tiers ou du quart des aliments quotidiens est, en y réfléchissant, une chose très-grave ; car si les aliments servent à réparer les pertes journalières du sang, on doit voir que cette réparation doit être bien incomplète au bout d'un certain temps. Le malade devient donc anémique par le simple fait d'une anorexie incomplète et il le devient avec toutes les conséquences de l'anémie.

2° Il y a une autre forme d'insuffisance assez semblable à la précédente. L'individu ne manque pas d'appétit, mais soit par habitude, soit par exigeance d'affaires, il a des repas en nombre insuffisant. Ici, comme précédemment, l'état dyspeptique, qui tient purement et simplement à l'insuffisance des repas, peut être suivi de toutes les conséquences possibles de cette affection. Combien il y a de dyspeptiques de toutes les formes et de toutes les prédominances qui doivent leur maladie à l'habitude de ne pas manger avant onze heures ou midi !

3° Enfin, la forme la plus difficile à reconnaître est celle dans laquelle l'individu ne se plaint d'aucun symptôme gastrique ou primitif. L'ingestion des aliments est aussi abondante qu'à l'état sain ; mais l'estomac ne fait pas des produits utiles, et l'assimilation est bien incomplète, et le sang s'appauvrit. C'est une dyspepsie qui n'est annoncée par aucun symptôme gastrique, et qui, en un mot, est latente.

Ces trois formes cachées de dyspepsie peuvent, comme nous l'avons dit, présenter les symptômes secondaires et ternaires si nombreux que nous avons exposés, et les présenter avec des prédominances bien marquées. Il faut toujours chercher la filiation de ces prédominances avec l'état de l'estomac, et l'on aura trouvé cette filiation quand on aura constaté que les symptômes prédominants sont plus intenses dans l'état de vacuité ou de plénitude de l'organe gastrique. Dans le doute, il n'y aura aucun inconvénient à chercher à augmenter l'appétit, le nombre des repas insuffisants, et à activer la puissance digestive de l'estomac.

Nous pourrions nous étendre au long sur le diagnostic des différents symptômes secondaires ou ternaires de la dyspepsie, mais nous répèterions sans avantage réel ce que nous avons exposé sur la pathogénie des différents symptômes dont le point de départ est dans le tube digestif.

Cependant nous ferons une remarque qui, pour nous, a été sanctionnée souvent par l'observation : c'est que, lorsqu'on a affaire à un malade dont l'affection paraît étrange, singulière, chargée de phénomènes obscurs et difficiles, cette affection est en général une dyspepsie à prédominance insolite, qui s'améliore uniquement par la restauration des fonctions digestives.

Il y a dans la dyspepsie un diagnostic très-important à poser, c'est celui de la cause qui a produit le dérangement des fonctions digestives. Tant qu'on n'a pas la connaissance précise de cette cause, on agit à l'aveugle pour traiter la maladie, car on ne peut pas remplir l'indication capitale qui est de supprimer l'influence pathogénique de la cause. C'est ce qui nous fait dire habituellement que le diagnostic de la dyspepsie est incomplet tant qu'il ne comprend pas la connaissance de la cause avec la connaissance de la maladie, même dans le cas où la dyspepsie est idiopathique.

Pour bien reconnaître et fixer la cause d'une dyspepsie donnée, il faudrait connaître les habitudes de chaque jour du malade ; car il arrive souvent que le dyspeptique tait sans le vouloir une circonstance antihygiénique de sa vie habituelle, parce qu'il la considère comme très-indifférente.

En général, il faut chercher et interroger sur les *ingesta*, sur les aliments bons ou mauvais, sur les repas insuffisants, faits à la hâte, irréguliers, trop rares ; sur l'habitude de prendre du café, du thé, des liquides rafraîchissants, de boire beaucoup, soit aux repas, soit entre les repas ; sur l'habitude de fumer ; sur les causes morales de toute espèce ; sur les fatigues physiques. C'est le plus souvent dans cet ordre de causes qu'on trouve de quoi expliquer le développement d'une dyspepsie. En général, la dyspepsie produite par une cause morale profonde a cela de particulier et de capable d'éclairer le diagnostic, qu'elle est exaspérée par tous les agents médicamenteux.

Quelquefois la cause de la maladie est anomale ou excentrique, et on ne la découvre que par suite d'un incident de conversation. C'est ainsi qu'une fois interrogeant, sur la cause possible d'une dyspepsie intense, un malade très-soigneux de sa personne et de sa santé, et ne trouvant pas sa cause dans les infractions hygiéniques ordinaires, nous parvînmes à savoir que ce malade, chaque jour, immédiatement après son dîner, lisait à sa femme les quatre pages d'un grand journal politique. Il comprit facilement qu'une lecture aussi considérable dans un pareil moment devait nuire à sa digestion ; il s'en abstint dorénavant, et guérit facilement.

Souvent la cause de la dyspepsie est d'autant plus difficile à découvrir qu'elle se lie à des secrets que l'on cache avec soin.

Telle jeune fille est affectée d'une dyspepsie intense qui résiste à tous les remèdes, parce qu'elle est minée par une jalousie secrète ou par une affection contrariée ; telle autre prend en cachette du vinaigre pour diminuer un embonpoint qui paraît exubérant.

En général, toute personne qui vit dans l'aisance et qui s'est toujours bien portée jusque-là, si elle vient à éprouver un trouble notable des fonctions digestives, est sous l'influence d'une cause morbide que l'on cache, ou que l'on ignore, comme des boissons ou des aliments sophistiqués, et qu'il faut absolument trouver si l'on tient à guérir son malade.

Si la personne malade est d'une famille dans laquelle la dyspepsie règne d'une manière habituelle ou constitutionnelle, il y aura des dérangements gastriques pour les causes les plus légères. Il ne faudra pas oublier ce point étiologique quand on s'occupera de rechercher la cause d'un état dyspeptique.

Il faut se rappeler que les dyspepsies dues à des influences morales sont celles qui ont le plus de ténacité et de gravité. Nous avons vu dans le temps un monsieur d'une nature douce et honnête, qui était tourmenté d'une manière incessante par les paroles sèches et brutales d'une femme avec laquelle il s'était marié par complaisance, et qui, sous cette fâcheuse influence, tomba dans une gastropathie avec prédominance névrosique. Ce malheureux mari, qui éprouvait des malaises extraordinaires de la tête aux pieds, nous avoua qu'il se trouvait victime d'un empoisonnement lent ou gradué, de la part de sa femme. Nous n'eûmes pas de peine à lui faire comprendre qu'il ne subissait pas d'autre empoisonnement que celui qui résultait des mauvaises paroles qu'on lui adressait chaque jour; et que cet empoisonnement moral, non puni par la loi, était pourtant aussi pernicieux que celui qui tient à des breuvages toxiques. Effectivement cet homme succomba, deux ou trois mois après, à une dysurie et à une rétention d'urine qui vinrent s'ajouter à sa dyspepsie névropathique.

S'il est important de connaître la cause de la dyspepsie idiopathique, il ne l'est pas moins de chercher celle de la dyspepsie symptomatique. Or, cette distinction a souvent de très-grandes difficultés.

Ainsi, par exemple, on se trompera facilement sur le simple diagnostic de la dyspepsie bilieuse ou de l'embarras gastrique. On voit, en effet, des malades qui présentent pour symptômes, du dégoût, de l'amertume de la bouche, un enduit de la langue, à qui l'on administre un vomitif pour expulser de l'estomac des matières bilieuses dont la présence anomale dans l'organe gastrique paraît la cause des symptômes précédents, et qui ne vomissent rien, continuant de présenter du dégoût, de l'amertume de la bouche et l'enduit de la langue. Si l'on veut répéter le vomitif, on n'obtiendra pas davantage. Ces malades ont une forme de dyspepsie qui n'est pas rare, et qui ressemble beaucoup à la dyspepsie bilieuse ou saburrale; nous l'appelons dyspepsie pseudo-saburrale.

Il faut tirer de là cette conséquence que l'embarras gastrique est une maladie qui, ainsi que beaucoup d'autres, ne peut pas être diagnostiqué d'une manière sûre et précise. Quelques médecins, qui n'admettent pas l'embarras gastrique comme espèce pathologique, s'appuient sur quelques dyspepsies pseudo-saburrales qu'ils ont rencontrées, pour dire que l'embarras gastrique n'existe pas.

Même difficulté pour diagnostiquer les dyspepsies vermineuses.

On a dit avec beaucoup de raison que le seul signe certain de ces dyspepsies était le rejet d'helminthes, soit pour les lombries, soit pour les tænias. — C'est parce qu'en dehors de ces symptômes physiques et pathognomoniques, tous les autres phénomènes suscités par la présence des helminthes peuvent se rencontrer dans des dyspepsies non vermineuses. Cette question des dyspepsies vermineuses s'agite peu souvent à Paris où ces helminthes sont fort rares, tandis qu'elle occupe une grande part dans ces difficultés diagnostiques qui se présentent sur les malades habitant les pays très-nombreux où les maladies vermineuses sont endémiques.

On dit qu'un symptôme spécial de la dyspepsie vermineuse chez les enfants qui ont des lombrics est le prurit à l'extrémité du nez, mais il n'en est rien. Ce prurit est fréquent chez les enfants non malades, ou malades de toute autre chose que d'une affection vermineuse ; c'est un symptôme infantile propre à toute maladie.

Quant à la bouffissure de la face et à la dilatation des pupilles, données également comme symptômes caractéristiques des lombrics chez les enfants, elles constituent des symptômes d'anémie globulaire consécutifs aux dyspepsies vermineuses et non vermineuses.

Chez les malades qui ont des tænias, on a mis surtout en relief la boulimie comme symptôme caractéristique; mais ce symptôme n'est pas plus fréquent dans cette circonstance que dans les dyspepsies non vermineuses : le plus souvent, l'appétit est diminué, inégal, ou n'est pas sensiblement altéré.

M. Louis, qui a fait un bon mémoire sur ce sujet, à propos de malades traités par le remède de Darbon[1], insiste sur le prurit à la marge de l'anus comme symptôme très-ordinaire de la présence du tænia. Il est vrai que ce prurit est rare dans les dyspepsies ordinaires, et qu'il a sous ce rapport quelque chose de caractéristique.

Le diagnostic du cancer de l'estomac est très-difficile, tant qu'il n'y a pas une tumeur palpable à la région épigastrique avec ou sans vomissements noirs. Nous avons déjà dit que les symptômes des dyspepsies non organiques sont les mêmes que ceux des dyspepsies carcinomateuses. Pourtant c'est une grave présomption en faveur d'un cancer d'estomac, quand chez un individu de quarante à soixante ans on rencontre, avec des symptômes notablement dyspeptiques ordinaires, un teint anémique qui ne provient pas de pertes sanguines.

Quant à l'ulcère simple de l'estomac, c'est une espèce anatomique qu'on voit parfaitement sur une table d'autopsie, mais qu'on ne peut pas reconnaître pendant la vie, à l'aide de signes positifs, tellement les symptômes gas-

[1] *Archives générales de médecine*, décembre 1824.

triques qui l'accompagnent sont communs à toutes les affections dyspeptiques. On peut seulement soupçonner l'existence d'un ulcère simple de l'estomac, quand chez un dyspeptique non carcinomateux, il y a des hémorrhagies fournies par l'estomac.

De toutes les dyspepsies symptomatiques les plus fréquentes chez la femme, la plus importante à connaître est la dyspepsie consécutive à la métropathie.

Elle existe dans l'état physiologique de grossesse, et on l'observe aussi dans les troubles utérins qui accompagnent souvent la puberté, les époques menstruelles, et la ménopause.

En dehors de ces moments souvent difficiles de la vie utérine, il y a des dyspepsies symptomatiques d'une affection continue de l'utérus, telle que l'ulcération du col, l'engorgement, l'inflammation, une lésion mécanique, etc...

On doit suspecter une dyspepsie considérée dans les symptômes primitifs ou secondaires, comme étant d'origine utérine, toutes les fois qu'on la fait remonter à un accouchement qui en serait ainsi le point de départ et la cause. Il est rare que, dans cette circonstance, l'utérus ne soit pas resté malade à la suite des couches, et qu'en le modifiant par une médication convenable on ne fasse disparaître les symptômes dyspeptiques prédominants.

L'affection de l'utérus pourra être peu caractérisée matériellement et néanmoins déranger profondément les fonctions digestives. En 1860, nous avons été consulté par une dame qui se plaignait d'aigreurs d'estomac, d'inappétence et de faiblesse depuis sa dernière couche qui avait eu lieu deux ans auparavant. Nous examinâmes l'utérus et nous ne remarquâmes rien d'anomal. Seulement cette dame, qui aimait beaucoup la promenade et la marche, ressentait un certain malaise profond et indéfinissable dans le bassin, chaque fois qu'elle avait marché un peu plus que de coutume, et c'était alors que les phénomènes gastriques se montraient dans toute leur intensité. Nous pensâmes qu'il y avait là cette affection que nous avons appelée *mobilité utérine*. Nous lui recommandâmes de marcher beaucoup moins, pour prévenir un ballottement utérin qui allait douloureusement retentir sur l'estomac sans charger l'utérus lui-même d'aucun symptôme prédominant. On suivit fidèlement notre prescription et, depuis ce temps, il n'y a plus de symptômes dyspeptiques; les forces et l'embonpoint sont dans l'état le plus prospère.

Ce cas avait une certaine difficulté au point de vue du diagnostic, à cause du peu d'intensité des phénomènes morbides localisés dans le bassin. Mais il aurait été encore plus difficile si au lieu des symptômes gastriques primitifs (aigreurs, inappétence), présentés par la malade, on avait eu affaire à des symptômes dyspeptiques secondaires, tels qu'une céphalalgie, des vertiges, des palpitations, etc.; cependant la chose pouvait fort bien se présenter de cette manière, car nous savons qu'il y a souvent des dyspepsies latentes sous le rapport des symptômes primitifs, et pour cette raison elles sont habituellement méconnues.

Nous avons observé dernièrement un fait assez semblable au précédent. Une jeune domestique, accouchée depuis deux mois, était très-occupée dans la maison où elle servait. Chaque fois que la fatigue avait été plus considérable qu'à l'ordinaire, elle perdait totalement l'appétit et avait par moment des défaillances avec secousses convulsives. Nous pensâmes que ces symptômes tenaient à une influence sur l'estomac de l'utérus affecté de mobilité post-puerpérale, bien qu'il n'y eût aucun symptôme évident localisé dans le bassin. Nous lui fîmes appliquer une ceinture hypogastrique, et depuis ce moment elle put supporter les fatigues de sa place sans en être incommodée comme auparavant.

Nous n'avons pas à mentionner d'une manière spéciale le diagnostic des symptômes ternaires ou secondaires de la dyspepsie. Il faut dire qu'un phénomène morbide, fonctionnel ou anatomique se rattache à la dyspepsie quand il est consécutif à un dérangement des fonctions digestives; la grande difficulté et la chose importante consistent à reconnaître ce dérangement en lui-même, c'est-à-dire à faire la part diagnostique des symptômes primitifs de l'état dyspeptique.

Il resterait aussi à localiser précisément l'état dyspeptique sur un malade donné, c'est-à-dire à prononcer si la digestion est en défaut dans l'estomac seulement, ou bien encore dans le duodénum, dans le jéjunum ou dans l'appareil spléno-hépatique. C'est là un *desideratum* de précision dont l'avenir repose sur la continuation des travaux très-importants qui embrassent la physiologie du tube digestif.

DURÉE, MARCHE DE LA DYSPEPSIE

La plus courte des dyspepsies est celle qui ne porte que sur un seul repas. On l'appelle alors *indigestion ;* elle varie beaucoup en intensité. — Dans son degré le plus élevé, il y a, plus ou moins longtemps après l'ingestion des aliments, sensation de malaise, de plénitude, de douleur dans la région épigastrique. Enfin, le malaise augmentant toujours, le patient éprouve des nausées, puis des vomissements par lesquels l'estomac se débarrasse des matières ingérées ; dans certains cas, il y ajoute des déjections alvines.

Le peuple donne le nom d'indigestion à l'ensemble de phénomènes que nous venons d'indiquer. Il l'appelle *fausse indigestion* quand les symptômes gastriques ne se terminent pas par le vomissement et l'expulsion des matières alimentaires.

Les formes symptomatiques de l'indigestion complète ou incomplète sont les mêmes que celles des indigestions quotidiennes ou des dyspepsies. En effet, on trouve dans l'indigestion passagère les prédominances nombreuses fournies par les symptômes primitifs ou secondaires, nausées, vomissements, gastralgie, flatulence, rapports, aigreurs, pyrosis, pesanteur, névralgie intercostale, dyspepsie gastrique, toux gastrique, ptyalisme, sécheresse à la gorge, palpitations, syncope, vertige, coma, céphalalgie, délire, courbature, crampe musculaire, prostration, fièvre, etc.

Quant aux causes de l'indigestion, ce sont à peu près les mêmes que celles des dyspepsies, mais elles agissent tout d'un coup d'une manière très-intense pour troubler ou suspendre la digestion d'un repas. Ce sont ordinairement des aliments pris en trop grande quantité, avalés d'une manière gloutonne sans avoir été convenablement mastiqués; ce sont des mets antipathiques à l'estomac, altérés ou accompagnés d'une ingestion excessive de boissons alcooliques; ce sont des fatigues physiques ou des causes morales imprévues qui ont agi tout à coup après l'ingestion des aliments, des excès de coït, etc.

Les causes que nous venons d'énumérer sont celles de l'indigestion idiopathique, mais il y a aussi des causes morbides d'indigestion qui, pour cela, peut être appelée symptomatique. C'est ainsi qu'il y aura des indigestions symptomatiques d'une contusion, d'une plaie, d'une fracture, d'une commotion, d'une attaque de douleur néphrétique, d'apoplexie, d'un début de pneumonie, etc.

En général, la répétition des indigestions de temps à autre suppose un estomac faible ou délicat, et elle repose ordinairement sur un fond dyspeptique plus ou moins apparent. En général aussi, une indigestion produite par une cause violente entraîne après elle, pendant plus ou moins de temps, un affaiblissement des fonctions digestives : c'est quelquefois le point de départ d'une dyspepsie qui durera fort longtemps.

A côté de l'indigestion, c'est-à-dire du défaut de digestion qui tient à une mauvaise action de l'estomac par les aliments qui ont été expulsés par le vomissement, nous devons montrer en regard le défaut de digestion qui tient à une absence d'aliment, c'est-à-dire à l'abstinence d'un repas. Ces deux lésions physiologiques, qui paraissent être opposées l'une à l'autre, se touchent par leur résultat final qui est négatif, puisque, dans les deux cas, il y a absence de produits digestifs utiles et défaut proportionnel dans la réparation du liquide sanguin.

Mais la ressemblance ne se voit pas seulement dans le résultat final de ces deux lésions fonctionnelles, elle se montre encore dans les symptômes qui les accompagnent. Il y a, en effet, dans les abstinences complètes d'un repas habituel, chez certaines personnes qui ne peuvent pas les endurer, des phénomènes identiques à ceux des indigestions, tels que des gastralgies, des crampes d'estomac, des flatulences, des gonflements, du pyrosis, des douleurs intercostales, des dyspnées, des toux gastriques, des palpitations, des syncopes, des vertiges, des céphalalgies, etc.

Mais rentrons dans la dyspepsie proprement dite.

Une espèce de dyspepsie qui dure peu longtemps et qui ne suppose pas un estomac foncièrement mauvais, est la dyspepsie bilieuse ou embarras gastrique. Elle arrive chez certaines personnes à chaque renouvellement de saison ou dans les grandes chaleurs et disparaît au bout de quelques jours de durée, à moins qu'elle ne soit emportée par un éméto-cathartique.

Dans certains cas de dyspepsie constitutionnelle ou héréditaire, la maladie peut durer toute la vie en subissant de temps en temps des exacerbations suscitées par les circonstances incidentes, telles qu'une cause morale, un changement de régime alimentaire, un excès ou une abstinence d'aliments, etc.

Dans une dyspepsie de longue durée, il y a souvent des changements de prédominance symptomatique. Ainsi, pendant deux mois, le malade présentera la prédominance gastralgie; l'an d'après, on aura affaire à une flatulence; plus tard, à un état nauséeux, avec ou sans vomissement, etc. C'est l'observation de ces mutations qui montrera l'inanité ou le peu d'importance des symptômes considérés comme espèces morbides distinctes, et qui nous apprendra qu'au milieu des variations nombreuses qu'on pourra rencontrer, il faudra voir surtout la lésion fonctionnelle de l'acte digestif comme maladie proprement dite, s'exprimant par une foule de symptômes disséminés sur plusieurs points de l'organisme.

PRONOSTIC DE LA DYSPEPSIE.

La dyspepsie est d'autant plus difficile à guérir, qu'elle est plus ancienne, qu'elle est en quelque sorte constitutionnelle. Elle est également difficile à guérir quand elle est héréditaire. Tout ce qu'on peut espérer dans ces cas, c'est d'améliorer l'état du dyspeptique ; on ne doit guère penser à le guérir radicalement.

On ne doit pas non plus espérer guérir un dyspeptique qui est sous l'influence de causes morales considérables, telles que celles qui engagent l'avenir d'une manière fatale. Dans ce cas, il ne faut pas vouloir à toute force emporter la maladie avec des médicaments, on ne fait que l'irriter et l'exaspérer.

Il faut bien se garder de considérer comme guéri un dyspeptique chez qui il y a amélioration notable ou même disparition d'un symptôme primitif, tel que gastralgie, flatulence, pyrosis, vomissement, etc., car nous savons qu'il peut y avoir des lésions profondes de l'acte digestif sous les différents symptômes que nous venons d'énumérer. Il faut, pour constater précisément les guérisons, considérer surtout l'état des symptômes secondaires, de ceux qui indiquent une altération de l'organisme entier, et, quand ces symptômes diminuent, s'amendent ou disparaissent, on peut alors proclamer une amélioration certaine. C'est ainsi qu'un dyspeptique chez qui l'on constate le retour du teint, des forces et de l'embonpoint, va nécessairement mieux sous le rapport de ses fonctions digestives, car ce n'est que par elles qu'un semblable résultat peut être obtenu.

La conséquence à tirer de là est que, quand il s'agit de décider si un phénomène morbide, tel que la folie, la stérilité, l'amblyopie, l'épilepsie, la paralysie, etc., est curable ou non, il faut surtout considérer l'état de l'estomac, du teint, de l'embonpoint et des forces. Si le patient affecté d'un des phénomènes précités est pâle, faible et amaigri, en un mot dyspeptique, on peut espérer que le phénomène morbide en question disparaîtra avec le retour des fonctions digestives et nutritives ; si, au contraire, le teint est bon, les digestions excellentes, l'embonpoint convenable, le susdit phénomène ne dépend plus d'un état dyspeptique, et dès lors il y a moins de chance de le voir guérir.

Après avoir parlé du pronostic en ce qui concerne la curabilité de la dyspepsie, venons-en au pronostic de la question de mortalité.

Le pronostic de la dyspepsie est des plus graves si nous la considérons dans les symptômes ternaires ou dans les différentes lésions de tissu, tubercules, cancers, phlegmasies aiguës, chroniques, spéciales, etc., qui sont arrivées comme conséquences accidentelles du désordre produit dans l'organisme par l'insuffisance ou l'altération des produits utiles de la digestion.

Les symptômes secondaires, c'est-à-dire les symptômes

fournis, comme nous le savons, directement par le sang altéré ou les nerfs souffrants, sont beaucoup moins graves que les ternaires. Parmi les prédominances secondaires les plus graves de la dyspepsie, on doit citer l'hydropisie et le scorbut.

L'anémie globulaire ne doit pas être considérée en elle-même comme une prédominance très-fâcheuse de la dyspepsie. Il est rare qu'elle amène directement la mort.

Toutefois l'anémie a sa part d'influence mauvaise dans certains cas de dyspepsie qui se terminent par la mort, en dehors de toute lésion appréciable de tissu. Dans ces cas rares, à la vérité, il y a avec l'anémie quelques symptômes nerveux de peu d'importance, et surtout des symptômes primitifs qui ouvrent la scène et qui restent prédominants jusqu'à la mort; celle-ci arrive ainsi au bout d'un temps plus ou moins long, d'autres fois assez rapide, et le patient meurt alors d'une dyspepsie proprement dite, sans complication d'aucune autre maladie constituée par des lésions ternaires.

Nous avons vu succomber ainsi dans des symptômes dyspeptiques quelques personnes chez lesquelles la dyspepsie avait été produite par des chagrins profonds et permanents. Nous citerons les deux cas suivants :

Un jeune étudiant n'ayant plus de parents éprouva un revers de fortune qui diminua considérablement son petit revenu, et le mit presque dans l'impossibilité de vivre à Paris et de subvenir aux dépenses nécessitées par les différentes épreuves universitaires qu'il avait à subir. Dès ce moment, il perdit l'appétit, maigrit et pâlit. Peu à peu à son anorexie il s'ajouta un état nauséeux et enfin des vomissements bilieux que rien ne put arrêter. Il avait pendant la nuit des insomnies compliquées d'agitation et d'un mouvement fébrile qu'on essaya de combattre par le sulfate de quinine. Ces symptômes allèrent en augmentant et le malade finit par succomber dans un état d'émaciation considérable.

Une jeune fille, extrêmement contrariée de voir marier avant elle sa sœur cadette, perdit son appétit, son teint, son embonpoint et ses forces. L'inappétence s'accompagna bientôt de dégoût pour les aliments. Ce n'était qu'à l'aide de vives supplications qu'on pouvait lui voir ingérer quelques aliments, dont la digestion extrêmement difficile et longue était marquée par des anxiétés, des malaises et des douleurs dans la région gastrique. Ces symptômes augmentèrent rapidement, l'émaciation devint extrême, les forces se perdirent entièrement, et la malade succomba. L'autopsie qui fut faite ne révéla aucune lésion anatomique qui pût être considérée comme la cause des symptômes observés pendant la vie.

Ces cas mortels ne sont pas communs, parce qu'il n'est pas commun de voir des organismes assez purs de toute diathèse plastique, pour que les manifestations matérielles de ces diathèses ne viennent s'ajouter aux désordres dyspeptiques intenses ou prolongés, en donnant à la maladie une nouvelle physionomie et une gravité qui mettent le patient sur une pente fatale.

Il n'y a rien de commun comme d'observer des malades succombant à des lésions organiques entées sur un état dyspeptique. Il n'y a rien de rare comme des dyspepsies entraînant la mort par elles-mêmes sans l'intervention de lésions organiques consécutives à leur influence pathogénique.

Chomel met en première ligne des dyspepsies graves une forme dont la prédominance est marquée pour lui par l'acidité de l'haleine et des matières vomies. Il y a en même temps un symptôme prédominant auquel Chomel n'accorde pas toute l'importance qu'il mérite, c'est le vomissement bilieux incessant. Nous avons exposé plus haut, sous ce nom, une espèce d'embarras gastrique qui nous semble être la même maladie que celle qui est décrite par Chomel : nous n'y insisterons pas davantage.

TRAITEMENT DE LA DYSPEPSIE.

INDICATIONS FOURNIES PAR LA CONSIDÉRATION DES CAUSES.

La première indication thérapeutique de la dyspepsie est d'enlever sa cause, que la dyspepsie soit idiopathique ou symptomatique. Nous avons attaché une grande importance au diagnostic de cette cause, c'est pour satisfaire à ce premier point de la thérapeutique.

Nous devons dire que c'est là le côté faible des divers traitements conseillés par les médecins de cette époque. Ils s'occupent d'abord de combattre la dyspepsie par tous les moyens rationnels ou spécifiques, sans se mettre en peine de rechercher et d'écarter la cause de la maladie qu'ils ont à combattre ; il est inutile d'ajouter que ce sont toujours des traitements manqués, parce que la maladie entretenue par une cause persistante résiste à tous les moyens thérapeutiques.

Nous allons montrer les indications que présente l'étiologie de la dyspepsie idiopathique et symptomatique.

1° DYSPEPSIE IDIOPATHIQUE.

Nous avons énuméré plus haut les causes nombreuses qui produisent la dyspepsie idiopathique ; nous ne les reproduirons pas ici ; nous nous bornerons à dire d'une manière générale qu'il faut les enlever autant que possible.

Les causes qui tiennent aux *ingesta*, occupant une grande place dans l'étiologie de la dyspepsie, seront l'objet d'une attention toute particulière.

Il est parfaitement indiqué de faire cesser autant que possible la mauvaise alimentation due à l'état de misère, tant sous le rapport de la qualité que de la quantité ; mais y parviendra-t-on toujours autant qu'on le voudra ?

Cette réforme sera plus facile à faire chez les gens aisés qui souvent ne savent pas vivre et qui commettent des infractions hygiéniques aussi graves que les nécessiteux.

C'est ainsi qu'on aura le plus souvent à combattre l'insuffisance alimentaire chez les dyspeptiques; on fera manger dès le matin ceux qui attendent midi pour prendre leurs premiers aliments; on leur représentera qu'il y a un intervalle trop considérable entre leur déjeuner, qui se fait à midi, et leur dîner qui a eu lieu la veille à six heures.

Beaucoup d'entre eux se récrient à ce sujet et soutiennent que mangeant déjà très-peu à leur repas de midi, ils mangeront encore moins s'ils prennent quelques aliments après leur lever; mais il faut tenir bon et leur faire comprendre que la faiblesse de leur appétit dépendant de la faiblesse de leur estomac et de l'insuffisance alimentaire, leur appétit augmentera avec l'accroissement d'alimentation.

L'excès d'alimentation, que Chomel craignait par-dessus

tout comme cause de dyspepsie, produit cette maladie d'une manière pour ainsi dire exceptionnelle si on la compare avec l'insuffisance alimentaire.

C'est ici le cas de distinguer la bonne alimentation de la bonne chère. La bonne alimentation, se composant de mets sains et faciles à digérer, ne peut guère rendre malade, même quand les aliments sont pris en quantité surabondante, parce que les aliments sont de bonne qualité. Il n'en est pas de même de la bonne chère, qui suppose l'usage habituel de mets épicés, azotés à l'excès, accompagnés de vins forts, de boissons alcooliques, de café, de thé, etc.

Il suffit d'indiquer la série des *ingesta* de toute espèce qui constituent ce qu'on appelle la bonne chère, pour montrer son danger, et par conséquent pour la défendre à tout le monde et notamment aux gens frappés de dypepsie, et nous ajouterons que très-souvent ceux qui font bonne chère ingèrent en réalité une moindre quantité de bons aliments et mangent avec moins d'appétit, avec moins de profit pour l'organisme, que ceux qui usent de mets vulgaires sans accompagner ces mets de l'ingestion de toutes sortes de liquides qui affaiblissent et fatiguent l'estomac.

L'insuffisance alimentaire est en réalité le résultat commun des différentes causes que nous avons énumérées comme produisant la dyspepsie. En effet, le sommeil prolongé, la fatigue extrême, les poussières nuisibles, les miasmes paludéens ou autres, les causes morales, etc., altèrent les fonctions digestives en agissant d'abord sur l'appétit qui, se trouvant plus ou moins diminué, entraîne à sa suite un apport moindre de matériaux alimentaires.

On voit des dyspeptiques chez qui une longue insuffisance alimentaire a produit une telle fatigue de l'estomac qu'ils ont presque continuellement des nausées ou un dégoût qui les porte à rejeter bien loin l'idée de manger davantage, assurant que les aliments leur donnent un grand malaise et augmentent leur maladie. Il faut combattre cette fausse idée, leur faire comprendre qu'on ne vit que par les aliments et qu'ils doivent se forcer à prendre de la nourriture pour combattre la faiblesse d'où vient l'antipathie morbide de leur estomac pour les aliments.

On sait que l'exercice et notamment l'exercice de la parole, immédiatement après le repas, trouble la digestion et rend dyspeptique : c'est une succession antihygiénique qu'il faut nécessairement modifier si l'on veut guérir le malade, mais tout le monde ne comprend pas de la même manière la réforme qu'on doit apporter à cet état de choses. Il y a quelques années qu'un professeur particulier dont le cours était très-suivi devint dyspeptique ; il s'adressa à Chomel qui pensa avec raison que cette dyspepsie tenait à ce que le cours se faisait aussitôt après le déjeuner. Mais Chomel, pénétré de son idée favorite que la dyspepsie dépendait ici comme presque toujours d'une surcharge de l'estomac par les aliments, lui conseilla de manger beaucoup moins à déjeuner, l'assurant que la digestion étant moins active et moins laborieuse n'aurait guère à souffrir de son cours qu'il pouvait faire à la même heure que par le passé. Le conseil de Chomel fut suivi avec ponctualité, mais le malade n'en retira aucun avantage. Il se trouva même plus mal qu'auparavant ; il maigrit et changea beaucoup, il accusait une faiblesse croissante, ce qui se conçoit sans peine puisque la réparation alimentaire avait considérablement diminué ; c'est alors qu'il nous consulta. Nous lui conseillâmes de manger autant qu'avant la réduction alimentaire à laquelle il s'était soumis, et même plus s'il était possible, mais nous lui dîmes qu'il lui fallait absolument faire son cours après la digestion de son déjeuner. Il comprit facilement l'indication de cette réforme hygiénique, il s'y soumit et éprouva une amélioration progressive suivie d'une guérison complète.

La dyspepsie produite par une cause morale ne peut guérir que quand cette cause est dissipée ; mais cette dernière indication est, le plus souvent, au-dessus des ressources de l'art. Il faut ici s'adresser à la philosophie ou même à la religion, pour que le patient puisse trouver par elle une force de résignation ou de consolation qui pourra adoucir l'intensité des symptômes dus à la perturbation morale. Sans l'influence de cette médecine qui s'adresse au cœur et à l'intelligence, la thérapeutique proprement dite sera d'une stérilité désespérante ; non-seulement les agents pharmaceutiques seront inutiles au malade, ils lui seront encore nuisibles en exaspérant les différents symptômes qu'il présente. Il nous est arrivé souvent de diagnostiquer une cause morale cachée et dissimulée dans un état dyspeptique à l'intolérance de l'organisme pour les médicaments. Nous ajouterons que, dans ce cas, le malade ne les accepte jamais qu'avec difficulté et répugnance, même avant toute médication, car il sait mieux que tout autre que les médicaments ne peuveut guère modifier un état morbide dont la cause est au-dessus de la puissance de la médecine. C'est dans cette circonstance qu'on doit le plus recommander au malade la pratique des œuvres charitables, auxquelles Chomel attachait avec raison une si grande importance.

On se tromperait fort si l'on croyait que, dans les cas de dyspepsie où l'on a pu écarter la cause, la maladie doit se dissiper elle-même sans aucun traitement. Effectivement cela arrive souvent ainsi ; mais lorsque la maladie est ancienne, que la cause a agi longtemps, que le patient est disposé par ses antécédents de famille ou par sa complexion à la dyspepsie, la maladie persiste malgré la suppression de la cause qui l'a engendrée, et résiste même plus ou moins longtemps au traitement le mieux institué.

Nous devons mentionner à part, à ce sujet, les indications fournies par la dyspepsie des enfants à la mamelle.

Nous avons dit que leur alimentation, viciée ou incomplète, était la cause de la plupart de leurs maladies. Il faut donc chercher à réformer ce qu'il y a de mal dans leur régime alimentaire, et, en première ligne, il faut faire choix d'une bonne nourrice. On doit tenir pour suspects les biberons et toutes les ingestions industrielles de lait. Quelquefois un enfant, quoique ayant une excellente nourrice en apparence, sera plus ou moins indisposé : c'est que le lait de cette prétendue bonne nourrice ne va pas à son estomac, et l'on voit la santé se rétablir et devenir excellente si l'on en prend une autre ayant moins bonne apparence. Il en est, en effet, des estomacs des enfants à la mamelle comme des estomacs d'adultes, qui ont leurs caprices et leurs bizarreries.

Dorénavant il faudra peu à peu ajouter au lait des bouillies et des potages, d'autres fois l'enfant ne les supportera pas. Il est quelques enfants à qui ce sevrage prématuré est favorable, d'autres chez lesquels on doit le retarder autant que possible.

Enfin, il ne faudra pas négliger d'écarter les autres causes de la dyspepsie des enfants, et, entre autres, le repos absolu dans un air confiné. Il faut que l'enfant soit porté en plein air quand le temps le permet ; cette pratique a une influence presque immédiate sur son appétit et sur la fraîcheur et la vivacité de son teint.

Nous dirons, en terminant, que la santé de l'enfant à la mamelle réclame rarement des médicaments ; on doit presque toujours chercher à la rétablir par une réforme dans son hygiène et surtout son hygiène alimentaire.

2° DYSPEPSIE SYMPTOMATIQUE.

Embarras gastrique bilieux. — Il y a, avons-nous dit, deux espèces d'embarras bilieux des premières voies : l'embarras bilieux ordinaire qu'on emporte avec un vomitif, et l'embarras bilieux continu qui se manifeste par des vomissements bilieux répétés, qui persiste malgré l'action évacuante des vomitifs, et qui très-souvent finit par amener la mort du malade.

L'embarras bilieux ordinaire se traite le plus souvent par le tartre stibié à dose vomitive, ou par l'ipécacuanha, ou encore par la réunion de ces deux agents administrés dans une potion gommeuse. Si l'on a quelque raison de craindre une supersécrétion de bile, un véritable choléra bilieux comme on en observe de temps en temps après l'emploi de l'émétique, on se bornera à l'ipécacuanha que jamais nous n'avons vu produire ce même effet.

Il arrive ordinairement que l'agent vomitif produit en même temps des vomissements et des selles; alors l'évacuation gastro-intestinale est complète, et c'est une excellente chose. Si l'effet du vomitif se borne à des évacuations par haut, il faut le lendemain prescrire un laxatif, pour parachever l'évacuation du tube digestif.

On agira ainsi quelle que soit la forme de l'embarras bilieux: qu'il soit fébrile ou non fébrile ; qu'il se montre d'emblée ou qu'il apparaisse comme complication d'une dyspepsie idiopathique. Cette dernière combinaison se voit souvent.

Quant à l'embarras bilieux continu, la thérapeutique offre peu de ressources pour le faire disparaître. Le reflux de la bile dans l'estomac, persistant malgré l'évacuation produite par un premier ou un second vomitif, on cherche alors à comprimer directement cet état nauséeux par la glace, la potion de Rivière, les eaux gazeuses, la solution de noix vomique à fort petite dose administrée par cuillerée à café de temps en temps. On emploiera encore dans le même sens les sinapismes, les vésicatoires à l'épigastre et sur la région du foie, les bains, les ablutions, etc.

Cancer, ulcération simple de l'estomac. — L'indication d'attaquer la cause ne peut pas ici se réaliser; on est donc forcé de faire de la médecine symptomatique. Il faut agir en principe comme si le cancer n'existait pas, et chercher à faire digérer le malade par tous les moyens que l'on emploie dans les cas de dyspepsie idiopathique, moyens dont il sera question plus loin.

Quant à l'ulcération simple de l'estomac, c'est une lésion anatomique, dont on ne peut, comme nous l'avons déjà dit, poser le diagnostic d'une manière positive. Si l'on a quelque raison de penser qu'elle existe, il ne faut pas partir de là pour ordonner une diète absolue au malade, dans la fausse idée que les aliments fatiguent l'estomac, et empêchent la cicatrisation de l'ulcère. Il faut alimenter le malade suivant son appétit et sa faculté digestive, même dans le cas où l'on a pour symptôme un vomissement de sang, qui est après tout le signe le moins incertain de tous ceux que l'on prête à l'ulcère simple de l'estomac.

Il faut encore traiter ici l'état dyspeptique comme dans le cas de cancer. Nous ne connaissons pas de moyen particulier à employer pour guérir cette lésion stomacale, qui du reste est parfaitement curable, et qui sous ce rapport ne peut plus être assimilée au cancer.

Vers intestinaux. — Il va sans dire que dans la dyspepsie vermineuse, il faut avant tout chercher à expulser par les moyens connus la cause des symptômes dyspeptiques. On dit généralement qu'il ne faut administrer les anthelminthiques que dans les cas où l'on est parfaitement sûr de l'existence des vers, comme lorsque le malade en a rendu. Nous ne voyons pas qu'on doive suivre à la lettre ce précepte, surtout dans les localités où les vers intestinaux sont endémiques. Il suffit d'une probabilité diagnostique pour employer des moyens qui par eux-mêmes n'ont rien de dangereux quand les vers n'existent pas et qui, dans le cas de réussite, coupent court à une maladie souvent chargée de symptômes inquiétants et pouvant durer longtemps avant qu'il y ait une expulsion spontanée de vers pour vous indiquer la vraie nature de la maladie.

Il est inutile de dire que dans les cas où l'état dyspeptique dépendra de toute autre cause morbide du tube digestif dont elle sera l'effet, telle qu'une hernie, un pincement de l'épiploon, etc., il faudra attaquer cette cause.

Métropathie. — Chez la femme, un très-grand nombre de dyspepsies dépendent, comme symptôme, d'une affection de l'utérus. Nous l'avons déjà dit plus haut et nous n'y insisterons pas davantage ; seulement nous disons ici que l'indication thérapeutique se présente comme toute naturelle. Il faut attaquer par tous les moyens ordinaires l'affection utérine, de quelque nature qu'elle soit, qu'elle dépende d'une lésion de rapport ou d'une lésion de tissu, qu'elle soit interne ou externe, utérine proprement dite ou péri-utérine.

Souvent après le premier emploi du moyen dirigé contre la métropathie, et immédiatement après lui, on voit diminuer et même disparaître un symptôme dyspeptique prédominant, primitif ou secondaire.

C'est ainsi qu'une seule cautérisation pratiquée sur des granulations du col utérin suffit pour faire disparaître du jour au lendemain une gastralgie ou une anorexie qui avait résisté jusque-là à différents moyens dirigés contre elle.

Une jeune femme, récemment accouchée et affectée d'une mobilité utérine par suite de laquelle elle ne pouvait pas marcher sans avoir des *fatigues d'estomac* avec défaillance et tremblements musculaires, fut débarrassée immédiatement de ces symptômes par l'application d'une ceinture hypogastrique qui immobilisa l'utérus.

Nous tenons d'un de nos honorables confrères que l'application d'une ceinture hypogastrique fit également disparaître une lypémanie consécutive à un dérangement des fonctions digestives.

Dans la discussion qui eut lieu à l'Académie de médecine sur le redressement de l'utérus par l'instrument de Simpson, il fut question d'une femme qui, ayant subi l'application de cet instrument, éprouva un soulagement extrême portant sur divers symptômes qu'elle éprouvait. Entre autres bons effets de cette médication, on nota ce fait singulier qu'elle fut guérie d'une amblyopie liée aux symptômes dyspeptiques dépendant de la métropathie.

Ces faits suffiront pour montrer jusqu'où vont les indications thérapeutiques fournies par les symptômes dyspeptiques, quand ces derniers sont symptomatiques des affections utérines, et nous ajouterons que cette indication s'étend même jusqu'aux symptômes ternaires de la dyspepsie. Nous avons eu dans notre service de l'hôpital de la Charité deux jeunes femmes qui, à la suite d'un accouchement, furent affectées d'ulcération granuleuse du col utérin, entraînant après elle un état dyspeptique et une tuberculisation pulmonaire. Elles furent traitées par des cautérisations régulières du col utérin qui peu à peu amenèrent un amendement notable dans les symptômes dyspeptiques et dans les symptômes de tuberculisation. Elles quittèrent l'hôpital au bout de deux mois environ, guéries de leur affection utérine, mangeant et digérant bien, et ne présentant plus la toux, l'expectoration et le gargouillement qu'elles avaient à leur entrée.

Quoique, dans les différents faits que nous venons de citer, l'indication principale soit de traiter l'utérus malade, il ne faut pas négliger le tube digestif. Il est bon d'entourer le malade des différents soins hygiéniques ou autres dont il sera bientôt question quand nous exposerons la manière de traiter la dyspepsie idiopathique ou primitive.

Grossesse. — Tous les symptômes de la dyspepsie gravide se traitent à peu près comme ceux de la dyspepsie ordinaire. Toutefois il y a des moyens énergiques ou exigeant des déplacements, comme l'hydrothérapie, les voyages et le séjour aux eaux, qui ne s'administrent jamais dans l'état de grossesse. Ce qui fait qu'on se résigne souvent à ces symptômes beaucoup plus qu'à ceux qui n'ont pas la même origine, c'est à cause de la conviction où l'on est que leur existence ne dépassera pas les limites de la gravidité.

Cette dyspepsie gravide ne peut être attaquée dans sa source; c'est la seule dyspepsie symptomatique ou consécutive dont il faut respecter la cause, à moins toutefois qu'elle ne mette la vie de la femme en danger. Aussi, dans certains cas où des vomissements répétés et prolongés résisteraient aux moyens ordinaires et plongeraient la malade dans une faiblesse grave et inquiétante, a-t-on proposé et pratiqué avec succès l'accouchement prématuré artificiel.

INDICATIONS FOURNIES PAR LA CONSIDÉRATION DE LA MALADIE EN ELLE-MÊME.

Le traitement de la dyspepsie, considérée en dehors de sa cause, se compose de ce qu'il faut éviter et de ce qu'il faut faire.

Ce qu'il faut éviter, ou indications négatives.

Il faut se garder d'administrer au malade des moyens thérapeutiques, actifs, qui ont toujours une influence fâcheuse sur la dyspepsie. Ainsi, il faut proscrire ici l'emploi des émissions sanguines, locales ou générales, qui ont pour effet inévitable d'augmenter l'aglobulie dépendant du mauvais état des fonctions digestives.

On mettra également de côté certains agents narcotiques tels que l'opium, la belladone, la jusquiame, etc., qui, ayant quelquefois pour avantage de faire taire certains symptômes douloureux, ont le funeste inconvénient de diminuer l'appétit et d'engourdir les fonctions digestives. D'après notre observation, toutes les fois que les narcotiques ont été employés un an et plus dans une dyspepsie, celle-ci est devenue rebelle aux traitements les plus rationnels et ordinairement les plus efficaces.

Il n'y a pas que les narcotiques qui exaspèrent ainsi la dyspepsie; les antispasmodiques, l'éther, l'eau de fleurs d'oranger, les infusions de tilleul et les tisanes de toutes espèces bues froides et surtout tièdes en grande quantité, fatiguent l'estomac et aggravent les symptômes dyspeptiques.

Les malades se prêtent facilement aux thérapeutiques à outrance ; ils ne comprennent guère le danger des médicaments qu'ils demandent avec instance, et ils n'admettent pas qu'il y ait rien à attendre d'avantageux d'une simple réforme dans leur hygiène.

Ils sont également et très-mal à propos tout disposés à se mettre à la diète ou du moins à retrancher beaucoup de leurs aliments, surtout quand ils souffrent ou qu'ils ont des malaises après les repas. C'est le cas de leur dire qu'il vaut mieux prendre des aliments dont l'ingestion est suivie de douleur et de malaise que de ne pas en prendre et de ne pas souffrir. Il faut que le malade se force à manger, même malgré ses dégoûts, et on devra le soumettre à la nourriture de tout le monde. Il faut craindre pour lui les alimentations spéciales et artificielles, telles que la diète lactée, le régime des viandes rôties, ou bien l'alimentation exclusive par les végétaux. Il faut que les mets soient variés, en évitant toutefois ceux qui sont considérés généralement comme indigestes, tels que les légumes à écorce et surtout les légumes secs, les fruits acides et verts.

On retranchera le café, le thé, les liqueurs, du régime des dyspeptiques. Il faut également leur défendre le tabac à fumer.

Quant aux boissons que les dyspeptiques prendront à leurs repas il n'y a guère de principe fixe à poser. Certains malades se trouvent bien du vin, d'autres de la bière, quelques-uns du cidre de bonne qualité; beaucoup de femmes ne digèrent bien qu'en buvant de l'eau à leurs repas. Ce qui fait qu'on se décidera pour tel ou tel des liquides précédents, c'est la considération de la facilité des digestions et de l'appétit qui suivra leur usage.

Il faudra tenir par-dessus tout à ce que les dyspeptiques boivent peu en mangeant. Les estomacs faibles se trouvent toujours mal d'une grande ingestion de liquides.

Il faut également que le dyspeptique se lève de bonne heure et qu'il se couche également de bonne heure. A plus forte raison ne doit-il pas rester tout son temps au lit, comme cela a lieu dans certains cas de prédominance de symptômes secondaires, tels que vertiges, faiblesse, palpitations, etc.; le repos au lit, permanent ou prolongé, affaiblit l'appétit et les fonctions digestives.

Nous avons eu, il y a déjà longtemps, dans notre service à l'hôpital Saint-Antoine, un jeune homme de vingt-cinq ans, assez pâle, anémique, et frappé d'inappétence, qui se croyait atteint d'une maladie organique du foie qu'on avait diagnostiquée dans un autre hôpital, et pour laquelle il était forcé de garder le lit depuis dix-huit mois. Nous ne vîmes chez ce jeune homme d'autre affection qu'une anorexie consécutive à des chagrins, laquelle anorexie avait entraîné à sa suite une anémie, qui par la faiblesse qu'elle occasionnait, forçait en quelque sorte ce jeune homme à garder le lit. Nous le fîmes porter sur un fauteuil dans le jardin où il passa la plus grande partie de la journée; il y descendit les jours suivants, et, au bout de huit jours, l'appétit lui revint avec les forces, si bien qu'en trois semaines, il put sortir de l'hôpital, guéri de sa prétendue maladie du foie.

Ce qu'il faut faire, ou indications positives.

Nous supposons en ce moment la dyspepsie caractérisée par un ensemble de symptômes gastriques ou primitifs; plus loin nous aurons l'occasion de passer en revue les principales prédominances symptomatiques de la maladie.

SYMPTOMES PRIMITIFS.

Parmi les différents moyens à employer contre une dyspepsie donnée, il y en a un qui doit réussir mieux que les autres; mais ce moyen on ne le connaît pas sûrement d'avance, on ne le trouve qu'après des tâtonnements, à moins que par suite d'un hasard heureux on ne débute d'emblée par lui. Cette incertitude, qui a toujours été la grave difficulté de la médecine, tient à ce que les différents organismes ne se ressemblent pas sous le rapport de leur tolérance ou de leur répulsion vis-à-vis tel ou tel agent thérapeutique. Ce point important et difficile a été surtout mis en évidence par les expériences métallo-thérapiques de M. Burck, qui nous montre tel individu heureusement modifié par le fer, tel autre par le cuivre, celui-ci par l'or, cet autre par l'argent, etc. Or, si l'action locale et topique des métaux s'applique à l'individu plutôt qu'à la maladie, il doit en être ainsi plus ou moins des différents agents thérapeutiques administrés non-seulement à l'extérieur, mais encore à l'intérieur, et, pour en revenir à notre sujet, on comprend qu'on ne puisse trouver sans tâtonnement le moyen qui doit avoir de l'efficacité pour dissiper les symptômes dyspeptiques. On reconnaît cette efficacité au sentiment de bien-être et à l'amélioration même légère qui suit plus ou moins immédiatement l'emploi du moyen thérapeutique. Du reste, ce principe de thérapeutique a été depuis longtemps posé par Celse : *Non omnibus eadem conveniunt; oportet experire aliud atque aliud.*

Voici les principaux moyens que l'on emploie dans la dyspepsie proprement dite.

Le charbon de Belloc réussit généralement très-bien, surtout chez les hommes. Nous ne savons trop pourquoi les femmes s'en trouvent moins bien. Il n'est pas nécessaire de l'employer longtemps pour en observer les heureux effets; cela se voit tout de suite à la première ou à la seconde ingestion, et si, le cinquième ou le sixième jour de son emploi, les malades n'accusent aucune amélioration, on peut le supprimer, il est inutile. La meilleure manière d'employer le charbon de peuplier est de le donner en poudre à la dose d'une cuillerée à bouche dans un demi-verre d'eau, après le repas.

Le sous-nitrate de bismuth est un médicament à essayer dans une dyspepsie qui n'est pas améliorée par les moyens précédents. Il en est de même des amers, tels que la petite centaurée, la camomille, la chicorée sauvage, le quinquina, la gentiane, etc., administrés en poudre, en infusion ou en décoction, suivant les règles et les habitudes consacrées pour tel ou tel médicament. Si l'on donne des infusions ou des décoctions, il faut que ce soit en petite quantité, une demi-tasse à peu près, et qu'on n'en prenne qu'une fois par jour, ordinairement le matin entre le premier et le second déjeuner.

La pepsine introduite dans la pratique par M. Lucien Corvisart est un moyen qui a produit de trop bons effets pour qu'on ne la recommande pas dans le traitement de la dyspepsie ; mais il ressemble à tous les moyens précédents en ce que, suivant les individus, il réussit ou il ne réussit pas. Nous devons mentionner un médicament préconisé avec juste raison par M. Germain, médecin à Château-Thierry, qui a fait à ce sujet une communication à l'Académie de médecine : c'est l'arsenic donné chaque jour à la dose d'un milligramme en pilule. Cet agent a réussi dans un grand nombre de cas où tous les autres moyens avaient échoué. A cette dose minime, l'arsenic n'a aucun inconvénient, et, chose merveilleuse, il rétablit l'appétit et les fonctions digestives.

Après les moyens précédents, qu'on pourrait appeler internes, viennent les externes, c'est-à-dire les bains, les lotions, les frictions, etc.

Les bains tièdes ordinaires réussissent fort rarement dans le traitement de la dyspepsie. On est obligé d'en venir aux bains médicamenteux, tels que les bains sulfureux frais ou chauds, les bains alcalins, les bains salés, etc. : les bains froids de rivière ont aussi des avantages et ils doivent être de courte durée, mais l'emploi de l'eau froide réussit surtout en ablutions ou en simples immersions faites rapidement deux ou trois fois de suite.

On doit noter encore en fait de moyens externes le vésicatoire volant. On l'applique à la région épigastrique et on le répète. L'indication de le répéter est positive quand le malade ressent une légère diminution de son mal après l'application du premier vésicatoire. Nous en avons employé jusqu'à dix chez un homme de soixante ans qui, par l'emploi de ce moyen répété, a entièrement guéri de sa dyspepsie.

Les frictions sèches ou alcooliques, les massages, les différents exercices gymnastiques, ont été employés avec avantage.

Nous ne reviendrons pas sur les différents moyens hygiéniques à employer, nous en avons parlé déjà en traitant des médications négatives; nous dirons seulement que le dyspeptique doit éviter autant que possible les repas solitaires, il est important qu'il mange en compagnie de personnes qui lui plaisent.

Quand on a rencontré celui des moyens thérapeutiques qui réussit dans un cas de dyspepsie, il faut s'y tenir et craindre d'annuler ou de contrarier ses effets en employant concurremment d'autres agents en plus ou moins grande quantité. Nous avons vu souvent des dyspepsies se dissiper rapidement par le seul usage de l'un des moyens suivants : bains sulfureux, bains alcalins, lotions froides, infusions amères, du charbon, etc... Celse, que nous avons déjà cité plusieurs fois, ne voulait pas qu'on employât trop de médicaments : *Medicamenta stomachum fere lædunt* (lib. II, chap. XII).

Nous avons parlé, dans l'histoire symptomatologique de la dyspepsie, de certaines prédominances des symptômes primitifs qui doivent être l'objet de considérations thérapeutiques ; car il ne suffit pas de signaler ces prédominances, il faut montrer le traitement qui leur est applicable. Nous allons passer en revue quelques-unes d'entre elles.

Anorexie. – Le traitement de l'anorexie, comme celui des autres prédominances qui vont être passées en revue, est après tout le traitement de la dyspepsie que nous avons exposé plus haut. Nous allons seulement insister sur les particularités importantes qui se rattachent à chacune d'elles.

Comme nous l'avons dit déjà, l'anorexie est le symptôme qui passe le plus facilement inaperçu. On est frappé de la faiblesse du malade, de son état de dépérissement, mais on ne voit pas que ces symptômes résultent de l'inappétence.

Il faut exciter l'appétit par tous les moyens possibles. Il faut rechercher avec soin tous les désirs secrets du malade au sujet des aliments et les satisfaire. Il nous est arrivé de rétablir l'appétit complétement nul d'un convalescent, chez qui l'on avait employé en vain les amers les plus classiques de la pharmacie, en lui donnant des anchois à l'huile. Une autre fois, une jeune fille convalescente d'une affection aiguë, et frappée d'une anorexie qui résistait à tout, vit son appétit se ranimer après avoir pris comme premier aliment quelques feuilles de salade qu'elle désirait vivement. On obtiendra le même résultat en donnant de la glace, des fruits, du vin, etc....

Douleur. — Le symptôme douleur, quand il est porté à un degré intense, est combattu ordinairement par les narcotiques; mais il est bon de dire que chez quelques personnes les mêmes agents ont la fâcheuse propriété d'augmenter et de maintenir la gastralgie. On combat aussi ce symptôme par la diète, sans réfléchir que l'insuffisance alimentaire en est fréquemment la cause. Chez un grand nombre de dyspeptiques on enlève cette douleur à l'aide d'un vésicatoire volant à l'épigastre.

Vomissements. — On peut répéter ici pour le vomissement ce que nous disions pour la douleur : c'est que souvent les vomissements sont exaspérés au lieu d'être calmés par les narcotiques. On les traite aussi par la diète absolue, dans certains cas où précisément c'est la privation absolue des aliments qui les entretient. Nous avons vu dans le temps en consultation un homme d'une cinquantaine d'années, qui, à la suite de fatigues et de préoccupations morales, avait été affecté de dyspepsie intense avec vomissements. On le mit à la diète absolue et à l'usage des narcotiques, mais les vomissements ne firent qu'augmenter. Il était depuis quinze jours dans cet état quand nous fûmes appelé. Nous proposâmes de suspendre tous les moyens thérapeutiques et de donner du bouillon, ce qui fut accepté ! Le malade se trouva mieux et une alimentation de plus en plus substantielle l'eut bientôt rétabli complétement.

Une autre fois, à l'hôpital Cochin, nous avons vu un jeune homme qui, depuis trois mois, vomissait le bouillon et les potages qu'il prenait, et qui à cause de cela n'osait pas se hasarder à prendre des aliments solides. Nous pensâmes que peut-être l'estomac se débarrassait par le vomissement des aliments parce qu'ils étaient liquides et qu'il s'accommoderait beaucoup mieux d'aliments solides. Dans cette idée nous lui fîmes prendre du pain, de la viande, etc., en lui recommandant de boire fort peu en mangeant. Cette tentative réussit à merveille; les vomissements cessèrent immédiatement et le malade sortit bientôt de l'hôpital parfaitement guéri.

Constipation. — C'est une prédominance dont se plaignent fréquemment les dyspeptiques qui la doivent à un affaiblissement du gros intestin connexe de l'affaiblissement des fonctions gastriques. On la traite par des lavements d'eau froide qui n'ont pas comme ceux d'eau tiède la fâcheuse propriété de relâcher de plus en plus les fibres intestinales. On emploie de temps en temps les pilules de rhubarbe et d'aloès. On doit éviter d'administrer des purgatifs actifs qui sont, en général, très-mal supportés par l'estomac. Il faut éviter de réduire la quantité des aliments, de manger seulement des légumes, de prendre force lait ou café au lait, pour diminuer *l'échauffement* qui, dans l'idée des malades, est la cause nécessaire de leur constipation. On doit leur démontrer que la constipation étant un symptôme dyspeptique et surtout un symptôme de dyspepsie par insuffisance alimentaire, on doit pour la dissiper avoir recours à une alimentation saine, variée et suffisante.

Diarrhée. — La dyspepsie qui s'accompagne de diarrhée est plus débilitante que celle qui se joint à la constipation; elle est aussi plus grave : c'est un des symptômes ordinaires de la dyspepsie pellagreuse. On l'observe dans les cas de dyspepsie qui tiennent à l'ingestion d'aliments de mauvaise qualité, chez les gens qui font usage de mauvais cidre, de vin aigre, de café au lait, etc....

La première indication est une réforme alimentaire

qui sera aidée par l'emploi des toniques et astringents.

Les malades, voyant que les selles diarrhéiques suivent ordinairement l'ingestion alimentaire, ne manquent guère, croyant empêcher ce résultat, de se mettre à la diète, de même qu'il y en a qui se privent d'aliments pour prévenir la gastralgie qui se montre après le repas. Il faut empêcher les malades de recourir à cette fâcheuse extrémité, en leur représentant que la privation d'aliments est la pire circonstance de leur maladie, et que la grande indication de la dyspepsie est de traiter les malades en les alimentant.

Névralgie intercostale. — Cette névralgie réflexe de l'estomac dyspeptique acquiert quelquefois, surtout chez les femmes, une intensité qui les prive de sommeil. Il faut l'attaquer alors en dehors des moyens dirigés contre la dyspepsie elle-même. On la combat avec beaucoup d'avantage à l'aide d'un vésicatoire volant appliqué successivement sur les principaux points douloureux. Il n'est pas nécessaire, comme beaucoup de personnes le croient, de recouvrir la surface du vésicatoire de poudres narcotiques; l'action du vésicatoire suffit pour calmer la douleur. On remarquera que l'efficacité de ce moyen sera en raison directe de l'abondance du liquide sécrété dans l'ampoule cantharidienne.

Quelques médecins ont l'habitude de faire sur les points douloureux de la névralgie intercostale des applications de sangsues sans savoir trop à quoi ils ont affaire, mais les émissions sanguines sont moins puissantes que le vésicatoire, et elles ont de plus l'inconvénient majeur d'augmenter l'anémie globulaire qui se lie toujours plus ou moins à la dyspepsie et qui contribue à l'entretenir.

Nous pourrions nous arrêter sur la toux et la dyspnée gastriques, considérées comme symptômes primitifs de la dyspepsie à l'état de prédominance; mais ces symptômes se confondant par leur nature avec les symptômes secondaires névropathiques, nous n'en parlerons pas à ce sujet, pour ne pas nous exposer à des répétitions inévitables.

Moyens extraordinaires à opposer à la dyspepsie.

Les moyens dont nous allons parler, nous les appelons *extraordinaires*, par opposition aux précédents qui peuvent se qualifier d'ordinaires, parce que ce n'est qu'après avoir épuisé l'emploi des premiers moyens qu'on se soumet habituellement à celui des seconds, à cause des déplacements plus ou moins coûteux qu'ils occasionnent, déplacements par lesquels ils sont surtout caractérisés. Ces moyens sont les changements de séjour, les voyages, les thermes, l'hydrothérapie.

Changements de séjour.

Le simple changement de séjour a des effets merveilleux dans le traitement de la dyspepsie : ainsi l'on voit tous les jours des dyspeptiques parisiens, qui ont pris inutilement de nombreux médicaments, être débarrassés de leurs malaises et de leurs douleurs, après avoir séjourné quelques semaines dans une localité plus ou moins éloignée de Paris. Il n'est pas tout à fait nécessaire que le séjour conseillé au dyspeptique soit remarquable par la pureté et la vivacité de l'air ; le simple changement de séjour suffit très-souvent, même le séjour dans une grande ville. C'est ainsi que nous avons vu deux dames, qui se plaignaient toujours de symptômes dyspeptiques, quitter Paris, aller habiter Lyon pendant trois mois, et revenir à Paris dans un état satisfaisant.

On pourrait penser d'après cela que Paris est un lieu foncièrement mauvais pour la santé et qu'il est impossible qu'un dyspeptique puisse y voir son état s'améliorer, mais on se tromperait. Le changement de séjour, qui est habituellement si favorable à ceux qui ont quitté Paris pendant quelque temps, est quelquefois efficace même pour ceux qui, vivant habituellement hors Paris et même à la campagne, viennent séjourner quelque temps dans cette grande ville. Nous avons vu, en effet, plusieurs fois des gens valétudinaires, venant de leur département à Paris, affectés de douleurs gastriques, de flatuosités, d'anorexie, etc., éprouver une grande amélioration après avoir vécu quelques jours sur le sol parisien. On doit certainement accorder une plus grande part dans cette amélioration à la distraction, au contentement produit par ce séjour, aux courses nombreuses faites dans un but agréable, qu'à l'influence de l'air et de la nourriture.

Voyages.

Les voyages doivent être comparés aux changements de séjour, pour l'influence incontestable qu'ils ont dans le traitement de la dyspepsie. Ce sont, à vrai dire, des changements de séjour continus, auxquels il faut ajouter une part de gymnastique ou d'exercice musculaire, pour ceux qui voyagent à pied ou à cheval, et qui dès lors sont plus puissamment modifiés que ceux qui voyagent en voiture ou en chemin de fer.

On doit faire une mention spéciale du voyage sur mer, qui constitue à lui seul un véritable traitement composé de la dyspepsie. En effet, il commence d'abord par une série de vomissements, provoqués par le mouvement du navire, et puis après on est sous l'influence de la respiration de l'air maritime qui est puissant pour provoquer l'appétit et activer les fonctions digestives. On sait que beaucoup de dyspeptiques, qu'on envoie prendre les bains de mer et pour qui ces bains sont trop excitants, se trouvent très-bien du simple séjour au bord de la mer.

Eaux minérales.

Elles s'administrent dans la dyspepsie, en boissons en bains ou en douches.

Elles peuvent être transportées dans des bouteilles ou dans des cruchons bien bouchés, pour être prises loin des sources ; mais, malgré toutes les précautions possibles, elles perdent alors de leurs qualités et de leur efficacité, et souvent même sont mal supportées par l'estomac.

On doit donc reconnaître qu'il y a une grande différence entre l'eau minérale transportée, et l'eau bue à sa source. Mais il faut reconnaître aussi que quand un dyspeptique se trouve guéri ou très-amélioré, par suite de son séjour à une station thermale, il ne serait pas juste de rapporter uniquement cette cure à l'action médicamenteuse de l'eau minérale dont le malade a fait usage, il faut tenir compte de l'influence favorable du changement de séjour et souvent même du voyage qui font du traitement par les eaux minérales un moyen d'une nature très-complexe.

On a observé que la plupart des eaux minérales guérissent la dyspepsie, qu'elles soient froides, tièdes ou chaudes, sulfurées, gazeuses, ferrugineuses, sulfatées, bicarbonatées, sodiques ou calcaires, etc.... Mais on est convenu de regarder comme particulièrement propres à guérir la dyspepsie à symptômes primitifs, les eaux suivantes :

Celles de Vichy, de Plombières, de Saint-Sauveur, de Saint-Alban, de Pougues, d'Evian, de Saint-Galmier, de Condillac, de La Malou, d'Orezza, de Sermaise, de Bagnoles, d'Alet, de Niederbronn, etc..., et à l'étranger les eaux d'Ems, de Spa, de Carlsbad, de Wiesbaden, etc.....

Il y a donc un grand nombre d'eaux minérales qui guérissent la dyspepsie, et ces eaux si efficaces diffèrent entre elles extrêmement, sous le rapport de leur composition, de leur température. Comment se décidera-t-on sur l'eau à ordonner dans un cas de dyspepsie donné ? Car, il faut bien le dire, si certains dyspeptiques se trouvent bien de l'usage d'une eau minérale, la même eau sera inefficace pour d'autres dyspeptiques et nuisible chez quelques autres. On fait habituellement ces observations comparatives, dans les différentes résidences thermales.

C'est là l'éternelle difficulté de la médecine, c'est de savoir d'avance si tel moyen doit réussir dans un cas donné. On est obligé presque toujours de tâtonner. On a voulu tirer de la forme symptomatique de la dyspepsie l'indication de l'espèce d'eau que l'on doit administrer ; ainsi, par exemple, on est à peu près convenu de diriger sur Vichy les dyspepsies indolentes, et d'envoyer à Plombières les dyspepsies gastralgiques. Mais que de mécomptes encore dans cette répartition ! L'action favorable ou nuisible d'une eau minérale résulte beaucoup moins de la nature de la maladie que de la nature particulière et inconnue du malade, à qui sans qu'on sache pourquoi telle eau est favorable, et telle autre eau est nuisible. Pourquoi n'en serait-il pas de ces influences d'eaux minérales sur les individus, comme des influences métalliques signalées par M. Burck, et de l'influence de l'iode qui, suivant les personnes, a une action salutaire, ou produit l'iodisme?

L'action médicatrice des eaux minérales dans la dyspepsie se manifeste de deux manières bien différentes. Dans l'une, on voit le malade éprouver un sentiment de bien-être, aussitôt qu'il est soumis à l'action des eaux ; ses digestions sont plus faciles, son appétit est progressif, puis son teint, son embonpoint et ses forces reparaissent. Dans l'autre, l'administration des eaux augmente le trouble des fonctions digestives, la dyspepsie est vraiment à l'état de recrudescence. Cette aggravation dure ainsi toute la saison thermale, et quelquefois un ou deux mois après ; et puis les symptômes de perturbation dyspeptique se dissipent peu à peu, et avec eux se dissipent les symptômes de la dyspepsie initiale, de sorte que le malade se trouve guéri ou singulièrement amélioré. Dans ce dernier mode de médication, les eaux minérales agissent d'une manière vraiment perturbatrice, comme on voit agir des maladies aiguës pour guérir des maladies chroniques, comme on voit un érysipèle emporter un impétigo, une fièvre éruptive dissiper une aménorrhée, etc.

Hydrothérapie.

C'est un des bons moyens à employer dans la dyspepsie, mais, comme tous les autres, il ne réussit pas toujours.

L'hydrothérapie s'administre, comme l'on sait, de différentes manières : en bains, en douches, en aspersions, en lotions, en immersions, en frictions, en emmaillottements avec le drap mouillé, etc..., suivant la tolérance des malades.

On accompagne quelquefois ces différentes applications d'eau froide sur la peau, de l'ingestion d'eau froide à l'intérieur, de promenades dans la campagne et d'une alimentation plus ou moins frugale. Cet ensemble de moyens, qui était mis en usage dans la primitive hydrothérapie, fondée par Priessnitz, a fait obtenir des cures merveilleuses, particulièrement chez les gens riches qui, vivant au sein des plaisirs et de l'oisiveté, arrivaient à Graenfenberg, saturés d'*ingesta* excitants, azotés et alcooliques. Nous doutons fort que l'emploi de l'eau froide eût donné d'aussi beaux résultats chez les gens qui, vivant dans le travail et l'indigence, deviennent dyspeptiques par insuffisance d'aliments réparateurs.

L'hydrothérapie est une grande conquête de la thérapeutique moderne. Nous verrons qu'elle s'emploie dans beaucoup d'affections qui pour nous sont des symptômes plus ou moins éloignés de la dyspepsie.

Nous devons indiquer, parmi les moyens extraordinaires à opposer à la dyspepsie, les cures de petit-lait et surtout les cures de raisin pour lesquelles on est presque toujours forcé de subir un déplacement plus ou moins considérable. Cette dernière médication a été comparée avec raison à une saison d'eau saturée d'acide tartrique et l'on a constaté très-fréquemment ses bons effets surtout dans la dyspepsie avec prédominance de constipation: mais malheureusement on ne peut l'employer que pendant un temps très-restreint, et seulement pendant les années où la température a été favorable à la vigne.

TRAITEMENT DES SYMPTOMES SECONDAIRES.

Nous avons montré plus haut que la dyspepsie a des symptômes secondaires qui portent sur les nerfs et sur le sang, en exposant la symptomatologie, nous allons continuer cette démonstration en faisant voir que les moyens qui guérissent ces symptômes secondaires sont tous ceux qui restaurent les fonctions plus ou moins altérées de l'estomac.

Nous avons rangé dans les symptômes secondaires de la dyspepsie différents phénomènes tenant, les uns à une affection des nerfs, les autres à une lésion matérielle du sang; c'est dans le même ordre que nous allons faire l'exposition des indications thérapeutiques que présentent ces différents phénomènes portés à l'état de prédominance.

Traitement des prédominances névropathiques.

Les prédominances névropathiques dont nous allons parler au point de vue des indications thérapeutiques sont l'hypochondrie, l'hystérie et la folie.

De l'hypochondrie, de l'hystérie.

A l'exemple de Sydenham, de Whytt et de beaucoup d'autres auteurs, nous réunissons ces deux affections dans le même article thérapeutique. Nous le pouvons d'autant mieux que nous avons montré plus haut leur identité pathologique.

Les mêmes indications que nous avons posées pour la dyspepsie à symptômes primitifs se retrouvent à propos des symptômes hystéro-hypochondriaques. Cela n'a rien d'étonnant, puisque les symptômes primitifs de la dyspepsie s'enchevêtrent, chez certains individus prédisposés d'une manière plus ou moins évidente, avec les symptômes névropathiques secondaires qui sont comme l'extension ou l'irradiation des précédents : aussi plus de symptômes primitifs, plus de symptômes secondaires névropathiques.

Quelquefois, comme l'on sait, les affections hystéro-hypochondriaques sont symptomatiques de la présence des vers intestinaux. L'indication thérapeutique est donc de chasser les vers pour dissiper les symptômes névropathiques, en dissipant du même coup les symptômes primitifs de cette dyspepsie vermineuse.

D'autres fois les mêmes symptômes névropathiques

sont le résultat d'un embarras gastrique bilieux. A l'aide d'un vomitif, on évacue la bile et l'on fait disparaître l'état névropathique. Nous avons fait insérer en 1860, dans la *Gazette des Hôpitaux*, un fait semblable; notre collègue, M. Bourdon, en a publié un autre cas tout à fait analogue. On trouvera également la même idée thérapeutique dans Stoll, qui, à propos d'une hystérique traitée avec succès par un vomitif, dit que l'émétique est dans cette circonstance le meilleur antispasmodique à administrer au malade.

Enfin, dans les cas si nombreux où les symptômes nerveux sont consécutifs à l'anémie globulaire, soit post-hémorrhagique, soit dyspeptique, il faut d'abord reconstituer le sang pour les guérir : or, comme nous le dirons plus loin, la reconstitution du sang ne se fait que par la restauration des fonctions digestives.

Il va sans dire aussi que lorsque les symptômes secondaires nerveux sont, comme les symptômes primitifs qui les accompagnent et les priment, consécutifs à une lésion mécanique ou vitale de l'utérus, c'est sur ce dernier organe qu'il faudra faire porter la principale médication.

Voilà pour les principales indications thérapeutiques des névropathies symptomatiques; passons maintenant aux névropathies qui sont idiopathiques.

Comme on le comprend d'après tout ce qui précède, il n'y a pas d'hystéro-hypochondrie véritablement idiopathique; celle qui paraît être le moins symptomatique dépend toujours d'une gastropathie. C'est avec cette restriction indispensable que nous allons parler de l'hystéro-hypochondrie idiopathique.

Il importe extrêmement, comme dans les indications de la dyspepsie à symptômes primitifs, de chercher à enlever la cause qui a déterminé l'apparition de l'hystéro-hypochondrie idiopathique, et nous savons que le plus ordinairement cette cause est de l'ordre des causes morales.

On peut, à ce sujet, distinguer l'hystéro-hypochondrie en deux espèces sous le rapport thérapeutique :

1° L'hystéro-hypochondrie dans laquelle il y a toujours persistance de la cause morale qui l'a produite ;

2° L'hystéro-hypochondrie qui continue malgré la disparition de la cause morale dont elle est le résultat.

La première espèce résiste ordinairement à tous les médicaments, soit internes ou externes, qui même ne manquent pas de l'exaspérer, et ne doit être d'abord attaquée que dans sa cause, par la distraction, les voyages, les considérations philosophiques ou religieuses, et même par le travail forcé. Nous avons vu dans le temps une dame très-occupée dans un commerce de détail, qui, à la suite d'une perte cruelle, tomba malade d'hystérie vaporeuse. Sa maladie était très-supportable les jours de la semaine, où elle était accablée d'affaires, mais le dimanche les symptômes se montraient dans leur plus grande intensité.

La seconde espèce demande à être traitée par des moyens nombreux qui sont précisément ceux de la dyspepsie à symptômes primitifs, parce que les symptômes primitifs de la dyspepsie se trouvent ici combinés avec les symptômes secondaires névropathiques.

Ainsi, il y a d'abord des indications négatives, qui sont :

de ne pas mettre le malade à la diète, de ne pas le gorger de tisanes, etc...

Ensuite viennent les médicaments internes, tels que l'emploi du charbon de peuplier, le bismuth, quelques infusions amères, la pepsine, etc.

Après cela, on a la série des moyens externes : le vésicatoire volant à l'épigastre, les bains, surtout les bains médicamenteux, tels que le bain sulfureux, le bain alcalin, et particulièrement le bain de valériane, que nous employons avec beaucoup de succès dans les prédominances névropathiques, les bains froids, les lotions froides, les frictions sèches, alcooliques, huileuses, etc., la gymnastique, le massage, etc.

On a recours aussi avec le plus grand avantage aux moyens dits *extraordinaires*, tels que le changement de séjour, les voyages, les eaux minérales, y compris les bains de mer, l'hydrothérapie, les cures de petit-lait, de raisin, etc.

Nous répéterons ici ce que nous avons dit plus haut, à savoir que ces différents moyens réussissent suivant l'idiosyncrasie des personnes et la nature particulière des organismes; quand on a trouvé le moyen efficace, il n'est pas nécessaire de l'employer conjointement avec d'autres moyens qui peuvent entraver ou annuler son action.

On doit noter aussi, dans le traitement de ces prédominances névropathiques, l'influence favorable d'une perturbation morale nouvelle qui souvent vient détruire les effets névropathiques d'une cause morale ancienne.

En février 1848, à l'époque de la révolution, nous donnions

depuis deux ou trois mois des soins à une dame très-nerveuse qui, à la suite de vives contrariétés, était retenue au lit par une anorexie complète, des vomissements, de la dyspnée gastrique avec sentiment de strangulation, des palpitations, etc. Nous cessâmes de la visiter pendant les deux ou trois jours de troubles et de barricades qui marquèrent cette révolution, et, quand nous retournâmes chez elle, nous ne fûmes pas peu surpris de voir qu'elle était venue elle-même nous ouvrir la porte. Elle nous dit que depuis la veille elle se trouvait beaucoup mieux, à la suite d'une vive terreur qu'elle avait ressentie en entendant la fusillade sous ses fenêtres. Dès ce moment, ses fonctions digestives se rétablirent et elle fut guérie de son affection nerveuse.

En mars 1862, une jeune femme était entrée dans notre service à l'hôpital de la Charité, pour une affection semblable à la précédente dans les symptômes et la cause. Pendant la nuit, la poutre qui était placée au-dessus de son lit se rompit avec un bruit effrayant, et notre malade, qui était alors dans une de ses insomnies habituelles, put croire qu'elle allait être écrasée avec ses voisines. Les gens du service accoururent au plus vite et l'évacuation de la petite salle où cet événement avait eu lieu se fit dans le plus grand désordre. Le lendemain matin, nous trouvâmes la malade toute troublée encore du danger qu'elle avait couru, mais le surlendemain elle avoua se sentir mieux, l'appétit se faisait sentir et elle mangea avec plaisir. L'amélioration alla en augmentant et au bout de huit jours elle sortit de l'hôpital guérie ou au moins très-soulagée. La malade rapportait elle-même sa guérison à la vive commotion qu'elle avait ressentie.

Quel que soit le moyen qui amène la guérison de l'hystéro-hypochondrie, on observe que cette guérison, quand elle est vraie, débute par le retour de l'appétit et des fonctions digestives, c'est-à-dire par la disparition des symptômes primitifs de la dyspepsie; et puis, au fur et à mesure que les symptômes nerveux se dissipent, on constate que les forces, l'embonpoint et le teint reviennent à leur ancien état.

Mais, ne manquera-t-on pas de dire, si l'hystéro hypochondrie dérive d'une gastropathie, pourquoi certaines eaux minérales, telles que l'eau de Vichy, dont l'action est souveraine dans la dyspepsie, ne guérissent-elles pas habituellement l'hystéro-hypochondrie? Cela tient à deux raisons principales.

D'abord, dans la grande majorité des cas, l'hystéro-hypochondrie se trouve accompagnée de la cause morale qui l'a produite, et dès lors, comme nous l'avons dit plus haut, elle résiste à l'emploi des agents thérapeutiques, et particulièrement à l'emploi de certaines eaux minérales qui, au lieu de calmer les symptômes, les exaspèrent.

Nous avons dit aussi que certains agents thérapeutiques sont antipathiques, on ne sait pourquoi, à certains organismes. Il peut dès lors très-bien se faire que les organismes nerveux, c'est-à-dire les organismes dans lesquels se développent les dyspepsies à forme hystéro-hypochondriaque, s'accommodent fort mal de quelques eaux minérales et notamment de l'eau de Vichy, comme cela se voit dans certaines dyspepsies à symptômes primitifs gastralgiques. Ce ne serait donc pas une raison pour nier que l'estomac malade soit le foyer des symptômes névropathiques réfractaires à l'eau de Vichy.

Dans le traitement de l'hystéro-hypochondrie il est très-ordinaire et très-classique de combattre certains symptômes avec un ou plusieurs des agents suivants : le musc, le castoréum, l'éther, l'oxyde de zinc, l'assa-fœtida, les narcotiques, le chloroforme, la saignée, la faradisation, etc. Ces moyens réussissent assez souvent à faire disparaître le symptôme contre lequel on les a employés. Si cette amélioration symptomatique s'accompagne du retour des fonctions digestives, l'hystérie est en voie réelle de guérison et le moyen qui a ainsi réussi peut être considéré comme un agent curatif. Si, au contraire, ce qui est le plus habituel pour l'ensemble des agents précités, le symptôme que l'on a voulu combattre a disparu sans aucune amélioration dans les fonctions digestives, le moyen employé est simplement palliatif et ne manquera pas d'aggraver la maladie hystéro-hypochondriaque si on le répète de temps en temps. On doit dès lors regarder comme dangereux ou au moins comme suspect l'emploi des antispasmodiques qui ne relèvent pas les fonctions digestives et qui se bornent à émonder certains symptômes nerveux.

Nous devons à ce sujet signaler une prédominance nerveuse que l'on ne manque guère de traiter par des palliatifs sans réussir à la faire disparaître : c'est la fièvre nocturne dyspeptique. Cette forme fébrile de névropathie qui se présente souvent, mais qui est prise à tort pour une fièvre intermittente ordinaire, résiste opiniâtrément au sulfate de quinine à l'aide duquel on veut l'écraser; elle ne cède qu'aux moyens employés contre la dyspepsie dont elle émane.

Folie.

Nous avons dit que la folie est, dans la grande majorité des cas, liée à des symptômes dyspeptiques qui ont précédé plus ou moins longtemps l'apparition du trouble de l'intelligence. Nous allons achever la démonstration de ce fait pathogénique en même temps que nous établirons à ce point de vue le traitement de la folie.

Nous retrouvons ici les mêmes indications thérapeutiques que dans l'hystéro-hypochondrie.

Ainsi on doit reconnaître une folie symptomatique d'une dyspepsie vermineuse, laquelle ne se dissipe que par l'expulsion des helminthes qui l'ont provoquée. On en trouve des observations concluantes dans les auteurs.

Il y a encore une folie symptomatique d'une dyspepsie bilieuse, c'est-à-dire d'un embarras gastrique bilieux. On enlève pour ainsi dire la maladie en provoquant à l'aide d'un vomitif des évacuations bilieuses, soit par haut, soit par bas. « J'ai vu, dit Hufeland, les vomitifs produire des effets extraordinaires, non-seulement dans la mélancolie, mais encore dans les manies les plus furibondes. » Cette influence saburrale n'avait pas échappé à Stoll qui en retira de grands profits, et qui rapporte l'observation suivante : « Un jeune chirurgien, fatigué par des veilles et des travaux intellectuels, fut pris d'un délire maniaque des plus violents, qui obligea de lui garrotter les quatre membres pour le conduire à l'hôpital. Depuis neuf jours il avait moins d'appétit, et depuis la veille au soir il ne reconnaissait personne. Une saignée avait été pratiquée sans soulagement; la langue était d'un blanc verdâtre et la fièvre peu intense. J'administrai un purgatif par petites doses. Comme il commençait à vomir avant que le ventre ne s'ouvrît, je changeai ma marche, et, laissant ce qui restait du purgatif, je prescrivis un vomitif qui fit rendre à plusieurs reprises beaucoup de matières vertes pituiteuses. La connaissance revint aussitôt après les vomissements. »

Le regrettable docteur de Crozant nous apprend dans sa thèse[1] que M. Voisin retirait les plus grands avantages de l'emploi des vomitifs dans la folie : « Pendant un an, dit-il, interne à Bicêtre, j'ai presque toujours vu, dans le service de M. Voisin, les plus belles guérisons devoir être attribuées à l'émétique en lavage que ce médecin emploie très-souvent. »

Il nous serait facile de démontrer par d'autres citations l'influence curative des évacuants dans la folie, nous rappellerons seulement que l'ellébore, qui a eu dans les temps anciens une réputation populaire pour guérir la folie, avait une action évacuative semblable à celle du tartre stibié, et son efficacité bien constatée par la tradition démontre, pour le temps où on l'employait comme pour le temps actuel, une proportion considérable de folies symptomatiques d'une dyspepsie bilieuse.

Ajoutons que, comme l'hystéro-hypochondrie, on voit la folie succéder à un état anémique, et dès lors pour la

[1] *De l'embarras gastrique*, p. 88. Paris, 1844.

guérir il faut ramener les globules sanguins à leur chiffre normal en restaurant les fonctions digestives. Nous n'insistons pas davantage sur ces deux points qui, nous le croyons, ne sont niés par personne.

Enfin, dans les cas où la folie a son premier foyer dans l'utérus, ainsi que cela est démontré par de nombreuses observations de femmes dont l'intelligence s'est altérée soit dans la grossesse, dans l'état puerpéral, dans l'époque critique, dans les simples aménorrhées, etc., on fera porter les premiers soins et les soins les plus importants sur l'appareil utérin.

En dehors des causes que nous venons d'énumérer, la folie est symptomatique d'une dyspepsie ordinaire, qui n'est ni bilieuse, ni vermineuse, et cela arrive dans un très-grand nombre de cas. Chaque année, il nous vient dans notre service de l'hôpital trois ou quatre malades affectés d'aliénation mentale, que nous guérissons en traitant uniquement l'état dyspeptique qui accompagne et qui a précédé le développement des symptômes vésaniques.

Le 20 mai 1861, il est entré à la Charité, salle Saint-Félix, nº 29, un ouvrier terrassier d'une cinquantaine d'années. On apprend des personnes qui l'ont amené que cet homme a voulu se tuer chez lui ; depuis qu'il est à l'hôpital, il a commis deux tentatives de suicide. On apprend de plus qu'il est très-malheureux ; quand on lui parle de ses chagrins il pleure, mais il ne dit pas un mot, il est impossible d'en tirer une parole. Il est affecté d'une analgésie profonde, dans toute l'étendue de la peau. Nous lui ordonnons une portion d'aliments, avec du vin de Bordeaux ; la religieuse de la salle est priée de le forcer à manger le plus possible, et à boire son vin, malgré l'indifférence profonde et l'apathie dans lesquelles il est plongé.

Rien de particulier à noter les trois et quatre premiers jours. Le malade a mangé par ordre et par force, sans paraître prendre le moindre plaisir à faire ses repas. Le cinquième jour, il est moins triste, il ne pleure plus ; il parle un peu, il nous dit qu'il commence à manger avec un peu de plaisir. Cet appétit est de jour en jour plus marqué, et sa tristesse va en diminuant. On augmente ses aliments.

Il parle alors complétement. Il nous apprend qu'il a une hernie à droite, ce qui est vrai ; que cette hernie mal contenue l'a fait souffrir depuis deux ou trois mois, le gêne dans son travail et l'empêche de faire ses journées complètes. Il a pensé par suite qu'il ne pouvait plus se soutenir lui et sa femme ; il nous dit que cette pensée fait son malheur depuis deux mois et l'empêche de manger, qu'il est devenu de plus en plus faible et malheureux, qu'alors il s'est imaginé que tout le monde lui en voulait et était content de son malheur ; il ajoute que c'est dans cette idée qu'il a voulu se débarrasser de la vie, mais que depuis qu'il est à l'hôpital et qu'il a un bon régime, il se sent plus fort, moins triste et plus confiant dans l'avenir.

Son appétit est progressif. On lui donne les quatre portions *maximum* d'alimentation des hôpitaux, avec du vin de Bordeaux ; on ajoute à sa prescription des bains sulfureux. Il est gai, reprend de l'embonpoint, du teint et des forces ; son analgésie a complétement disparu. Après vingt jours de séjour à l'hôpital, il sort guéri et va à la maison de convalescence de Vincennes, muni d'un bandage qui contient sa hernie, et qui lui permet de travailler.

On dira que l'aliénation mentale de ce pauvre terrassier tenait à l'idée triste de ne plus pouvoir travailler. Mais cette idée triste avait déterminé l'état vésanique, en produisant d'abord l'anorexie et l'anémie qui en était la conséquence. Ce qui le prouve, c'est qu'il a suffi de traiter l'anorexie par un régime réparateur, pour faire reparaître rapidement le bon état de l'intelligence, du teint, de l'embonpoint et des forces.

Voici un autre cas de folie guéri par la curation d'une dyspepsie liée à une lésion du col utérin.

Une femme de vingt-cinq ans, mariée, et malade depuis un an à la suite d'une couche, entre à l'hôpital de la Charité en avril 1862. Depuis ce temps elle a pâli, elle a maigri. Son appétit est inégal, souvent nul; elle a fréquemment des aigreurs dans l'estomac; elle a un souffle fort dans la carotide droite.

Elle se plaint surtout de tristesse et de mélancolie. La nuit elle entend des voix qui la maudissent et lui font des reproches; elle a peur des fantômes, et croit que tout le monde lui en veut. Sa figure est triste, sans aucun sourire; elle a les yeux continuellement inquiets et agités. Elle explique sa tristesse par l'ennui d'être séparée de son mari qui est employé dans une autre maison que celle où elle est domestique, mais nous savons que la véritable cause de cet ennui de séparation est la jalousie la plus vive.

On l'examine au spéculum et l'on constate une ulcération étendue de la lèvre inférieure du col : on la cautérise avec le nitrate d'argent. Au bout de deux jours la malade accuse un meilleur appétit. On lui donne deux portions et du vin de Bordeaux. En même temps on observe qu'il y a moins de tristesse, plus de tranquillité; les hallucinations n'existent plus.

Au bout de cinq jours, examen au spéculum. On constate une diminution de moitié de la surface ulcérée. On fait une seconde cautérisation. Amélioration progressive; le sommeil devient excellent, l'appétit est de plus en plus vif; la gaieté a succédé à la tristesse.

Au troisième examen à l'aide du spéculum, qui a eu lieu huit jours après le premier, on remarque que l'ulcération du col est presque entièrement cicatrisée. La malade veut sortir le 12 mai. Elle se trouve dans d'excellentes conditions; elle a repris son teint, ses forces, sa gaieté; le souffle carotidien a beaucoup diminué.

Ce fait ressemble beaucoup au précédent. La vésanie semble résulter uniquement d'une cause morale, la jalousie, qui a profondément troublé la malade. Mais il est impossible de ne pas tenir un grand compte des fonctions digestives qui, subitement améliorées par la cautérisation d'une ulcération du col utérin (comme nous l'avons vu souvent), ont exercé la plus heureuse influence sur l'état de l'intelligence et sur l'organisme tout entier.

Cela dit sur les indications thérapeutiques présentées par les prédominances névropathiques de la dyspepsie, nous allons passer au traitement des prédominances fournies par les altérations du sang.

Traitement des altérations du sang consécutives à l'état dyspeptique.

Les maladies du sang dont nous allons parler dans autant de chapitres séparés sont les anémies globulaire, albumineuse et fibrineuse.

De l'Aglobulie.

L'aglobulie, ou l'anémie globulaire, est une altération du sang qui, comme nous l'avons dit, joue un très-grand rôle dans la pathologie actuelle. Nous devons répéter qu'elle est souvent la base ou le soutien, non-seulement des affections nerveuses, mais encore des lésions ternaires. Nous avons démontré, au chapitre des symptômes et des causes, que l'anémie globulaire est la conséquence très-habituelle de la dyspepsie ; nous allons maintenant achever la démonstration en établissant qu'on ne guérit l'aglobulie qu'en restaurant les fonctions digestives et en envoyant au sang des matériaux alimentaires qui lui sont assimilables.

Lorsque l'aglobulie dépend de la présence de tænias ou de lombrics dans le tube digestif, il suffit d'expulser les helminthes pour que les globules se régénèrent.

On guérit très-bien l'anémie globulaire qui dépend d'une névropathie, à l'aide des emménagogues et des autres agents internes et externes qui agissent favorablement sur l'appareil utérin.

On traite avantageusement l'anémie globulaire avec les purgatifs[1] et même avec les vomitifs dans les cas où

[1] Hamilton (J.), *Obs. sur les avantages et l'emploi des purgatifs*, etc., trad. de Lafisse, chap. II. Paris, 1825, in-8°.

cette affection dépend d'un embarras gastrique prolongé.

Lorsqu'un individu a perdu ses globules à la suite d'une hémorrhagie traumatique qui n'a pas altéré ses fonctions digestives, il suffit de donner des aliments en quantité suffisante pour que le sang se reconstitue rapidement.

Quant aux moyens à employer directement contre l'aglobulie, on est convenu de recommander d'abord les préparations ferrugineuses; mais il ne faut pas oublier qu'on la guérit parfaitement aussi avec l'hydrothérapie, les amers, le manganèse, le séjour au bord de la mer, les excursions dans les montagnes, les voyages, le mariage, etc.

On recommande aussi contre l'aglobulie les eaux minérales ferrugineuses, telles que celles de Spa, de Forges, du clos Lardy, etc., mais ce ne sont pas les seules qui guérissent cette maladie.

On sait fort bien que l'anémie globulaire est combattue aussi d'une manière victorieuse par des eaux qui ne contiennent pas de fer, ou qui en contiennent une quantité insignifiante.

« L'action des sources de Nauheim (chlorurées sodiques) sur les chloro-anémiques, dit M. Rotureau, est si puissante qu'elle détruit rapidement cette altération du sang sans qu'il soit besoin d'avoir recours à l'emploi simultané des ferrugineux [1]. »

M. Bach nous dit à peu près la même chose des eaux de Soultzmatt, qui sont, comme l'on sait, des eaux bicarbonatées sodiques [2].

[1] *Etude sur les eaux minérales de Nauheim*, 1856, p. 112.

[2] Bach, *Eaux gazeuses alcalines de Soultzmatt.*

Enfin, pour en finir, nous rappellerons, d'après le témoignage des hommes compétents qui l'ont observé, que l'anémie est traitée avec le succès le plus complet par les eaux sulfureuses des Pyrénées [1], par les eaux de Vichy [2], et aussi par les eaux de Salins [3].

C'est un point d'observation incontestable que dans un grand nombre d'anémies, l'emploi le plus méthodique des agents ferrugineux ne produit aucun résultat favorable et que souvent il exaspère la maladie. Pour ce qui nous concerne, nous dirons que depuis deux ans la majorité des anémies que nous avons eues à traiter à l'hôpital de la Charité a résisté au fer et n'a cédé qu'à l'emploi des douches froides.

La conséquence de tout ce qui précède est que le fer ne doit pas être considéré comme le remède proprement dit de l'anémie. La régénération des globules sanguins se fait par l'ingestion d'aliments suffisants, bien digérés, aidée ou non par l'emploi des amers, des toniques, de l'hydrothérapie, des voyages, des eaux minérales de différente espèce, etc., qui ont ramené les fonctions languissantes de l'appareil digestif.

Il est évident que les globules, en se régénérant, doivent prendre quelque part la minime proportion de fer qui entre dans leur composition ; c'est probablement dans les aliments, puisqu'il n'y a pas de fer dans les agents médi-

[1] Astrié, *De la médication thermale sulfureuse appliquée au traitement des maladies chroniques*. Thèse de Paris, 1852.

[2] Petit, *Du mode d'action des eaux de Vichy*, 1850, p. 150.

[3] *Etudes sur les eaux minérales de Salins*, par MM. Réveil et Dumoulin. Paris, 1863, p. 120.

camenteux non ferrugineux qui rétablissent les fonctions gastriques et qui guérissent l'anémie.

Le fer, quand il réussit dans le traitement de l'aglobulie, agit comme les autres agents que nous avons passés en revue, en portant d'abord son action sur l'estomac qu'il excite et qu'il fortifie. Rien ne prouve jusqu'à présent qu'il y ait une part thérapeutique due à la pénétration des produits ferrugineux dans le sang, ayant pour but immédiat la régénération des globules par l'apport du fer qui entre dans sa composition. On ne doit donc pas considérer le globule comme une sorte de cristallisation dans le sang des solutions ferrugineuses.

On refait les globules seulement avec des aliments, mais on ne peut pas les régénérer avec du fer seul. Le fer n'est donc qu'un agent secondaire dans le traitement de l'aglobulie, qui rétablit, quand il réussit, les fonctions digestives et l'assimilation au sang des produits utiles de la digestion, de la même manière que les autres agents non ferrugineux qui ont aussi la propriété incontestable de guérir l'anémie globulaire.

Quant aux symptômes de plénitude vasculaire que l'on observe dans l'anémie globulaire, tels que les battements artériels, les vertiges, le coma, le sentiment de pulsation intra-cranienne que ressentent les malades, la dyspnée, les palpitations, etc., ils ne requièrent aucune indication particulière. Nés d'un *laxum* des vaisseaux sanguins, les symptômes se dissipent par le retour du *strictum* de l'état de santé qui arrive sous l'influence des différents moyens par lesquels on a rétabli l'activité des fonctions digestives.

Le développement du pouls de l'aglobulie ne nécessite

pas plus la saignée que le développement plus considérable encore du pouls que l'on observe souvent dans l'insuffisance valvulo-aortique.

De l'Anémie albumineuse.

Il y a, avons-nous dit, des hydropisies qui dépendent d'une insuffisance d'albumine dans le sérum du sang, et que, pour cela, nous avons appelée anémie albumineuse. Or, cette altération du fluide sanguin dépend à son tour d'une mauvaise alimentation ou d'une digestion habituellement viciée par une lésion fonctionnelle de l'estomac. On guérit l'hydropysie et l'altération du sang qui en est cause en rétablissant les fonctions digestives; il faut alors donner au malade de bons aliments; il faut mettre de côté les végétaux et donner surtout de la viande avec du vin vieux et aider l'action du tube digestif avec les amers et les toniques. Les diurétiques et les purgatifs répétés qu'on emploie en cette circonstance ont pour but de favoriser l'écoulement du sérum extravasé en produisant une dérivation sur les reins et la membrane muqueuse du tube digestif, mais cette indication est secondaire et n'amène aucun résultat réellement avantageux sans la restauration du sang qui ne peut se faire que par celle des fonctions digestives.

Il faut bien dire aussi que la guérison de l'anémie albumineuse est beaucoup plus difficile que celle de l'anémie globulaire, bien que toutes les deux ne puissent avoir lieu que par le rétablissement des fonctions de l'estomac. Cela tient à ce que la diminution de l'albumine du sérum sanguin n'arrive, comme nous l'avons dit, qu'après la diminution de l'élément globulaire; l'organisme est dès lors très-affaibli; il est moins disposé à réagir sous l'influence des médicaments administrés pour exciter l'action de l'estomac. On doit considérer dès lors l'état d'un malade affecté d'une hydropisie dépendant d'une dyspepsie, comme celui d'un malade affecté d'une aglobulie ancienne, invétérée, considérable, qui résiste obstinément à tous les moyens thérapeutiques.

Par conséquent, pour guérir l'anémie albumineuse ou l'hydropisie qui dépend d'un état dyspeptique, l'indication est fort simple, il faut dissiper la dyspepsie, mais ce but est ordinairement difficile à atteindre.

De l'Anémie fibrineuse.

Nous avons appelé ainsi l'altération du sang qui porte particulièrement sur la fibrine et qui donne lieu aux symptômes et aux lésions de la maladie appelée vulgairement *scorbut*. Or, comme nous l'avons dit, cette altération du sang résulte de l'état dyspeptique que produit l'absence ou l'insuffisance des acides végétaux dans l'alimentation. L'indication thérapeutique est ici bien simple. Il s'agit uniquement de donner les aliments dont l'absence a causé la maladie. Du reste, le malade en a l'instinct; il désire vivement les végétaux qui doivent le guérir, tels que le cresson, le chou, le raifort, les oranges, les citrons, etc. Le même moyen, en ramenant la fibrine à l'état normal, guérit aussi l'aglobulie qui précède le scorbut proprement dit et qui en est la compagne inséparable; ce qui prouve une fois de plus qu'il n'y a pas des agents médicamenteux spéciaux pour refaire les globules et que les globules se régénèrent quand les fonctions digestives et la matière digérée reviennent à l'état normal.

De même que certaines hydropisies dues à une mauvaise alimentation ou à une dyspepsie ne cèdent pas aux différents efforts que l'on fait pour rétablir ou améliorer la fonction digestive, de même certains scorbutiques ne sont pas guéris nécessairement par l'administration des végétaux les plus employés en cette circonstance. Lorsque le mal est profondément enraciné, que le sang est altéré depuis longtemps, et que l'individu est tombé dans une grande débilité, l'administration des acides végétaux ne trouve plus un organisme assez puissant pour réagir sous leur influence; dans ce cas, les fonctions digestives ne s'améliorent pas, et rien par conséquent ne s'améliore dans l'état du malade.

TRAITEMENT DES SYMPTOMES TERNAIRES.

Nous avons démontré que des lésions de tissu résultaient d'une dyspepsie ou d'un mauvais état des fonctions digestives; nous allons maintenant achever la démonstration en établissant que ces lésions ou symptômes ternaires de la dyspepsie guérissent par le rétablissement des fonctions du tube digestif.

La chose est démontrée déjà d'une manière indirecte, car plusieurs médecins très-recommandables reconnaissent que l'anémie est la cause déterminante d'un grand nombre de lésions organiques; or, si, comme nous l'avons fait voir, la restauration des fonctions digestives est la condition qui doit guérir l'anémie, on doit par avance en conclure que la même restauration doit être le moyen de guérison des lésions de tissu qui sont implantées sur l'anémie.

Nous allons suivre pour la thérapeutique l'ordre que nous avons adopté déjà dans l'exposition des symptômes. Commençons par les symptômes ternaires qui résultent de la combinaison d'une dyspepsie et d'une diathèse.

Tubercules. — Il faut d'abord poser en principe que les tubercules, et particulièrement les tubercules pulmonaires qui doivent nous occuper, guérissent beaucoup plus souvent qu'on ne le croyait il y a vingt ans. Montrons maintenant qu'ils guérissent par la disparition de l'influence pathogénique provenant de l'état dyspeptique, c'est-à-dire par le rétablissement des fonctions digestives.

On voit un exemple frappant, rapide, de cette médication chez les nourrices qui, étant épuisées par la lactation, deviennent d'abord dyspeptiques, puis tuberculeuses. Elles n'ont qu'à sevrer leur enfant et à cesser leur allaitement pour qu'en quelques jours l'appétit revienne et que les douleurs gastriques disparaissent; en même temps les quintes de toux se dissipent, l'expectoration n'a plus lieu, et l'on cesse d'entendre les bulles (craquements) que l'on percevait à l'aide de l'auscultation dans les sommets de l'organe pulmonaire.

Même rapidité de médication chez les femmes, chez les religieuses qui sont chargées de faire l'école aux petits enfants. L'exercice incessant de la parole fatigue à un tel point quelques-unes d'entre elles, que bientôt elles perdent l'appétit, le teint, les forces, et que la diathèse aidant elles deviennent bientôt tuberculeuses. Si le mal n'est pas très-profond, il suffit de leur faire suspendre cette profession si fatigante pour elles, pour que rapidement, après quelques jours de repos, l'appétit revienne, ainsi que le teint et les forces; en même temps disparaissent tous les symptômes les plus positifs d'une tuberculisation pulmonaire.

Nous avons cité deux ou trois observations de femmes qui, à la suite d'un ulcère du col utérin, étaient devenues dyspeptiques, puis tuberculeuses. Il a suffi chez elles de guérir le col utérin à l'aide de cautérisations, pour rétablir les fonctions digestives et faire disparaître en même temps l'affection tuberculeuse.

Plusieurs auteurs, tels que Lanthois, Bricheteau, et dernièrement M. Fonssagrives, de Brest, ont préconisé l'emploi des vomitifs et notamment le tartre stibié dans le traitement de la phthisie pulmonaire. Nous l'avons nous-même employé avec beaucoup d'avantages dans un assez grand nombre de cas, et nous avons toujours vu que le vomitif, en provoquant des évacuations le plus souvent bilieuses, débarrassait l'estomac, ranimait l'appétit et dissipait en même temps la toux et les autres symptômes de tuberculisation pulmonaire.

On trouve dans la science des cas nombreux de phthisie pulmonaire, qui ont été guéris uniquement par certains aliments employés d'une manière exclusive, tels que les fraises, les huîtres, les choux, le cresson, la conserve de roses, le lait, etc. Cela prouve que chez les personnes qui ont été ainsi guéries, il y avait un beoin d'alimentation spéciale qui, méconnu, avait débilité l'organisme et entraîné la formation des tubercules. Certains estomacs ont souvent l'appétence d'un aliment unique en dehors duquel les autres aliments ne profitent pas à l'organisme, parce qu'ils sont mal reçus par le tube digestif. C'est évidemment alors une dyspepsie curable par un aliment unique qui dès lors doit guérir en même temps la tuberculisation consécutive à l'état dyspeptique. Quand l'organisme est saturé de cette alimentation spéciale, l'estomac cesse d'être antipathique aux autres substances alimentaires; l'état des voies digestives est alors rentré dans les conditions normales.

Parmi les moyens recommandés encore contre la tuberculisation pulmonaire, on note surtout l'exercice du cheval vivement préconisé par Sydenham, les voyages sur mer, sur lesquels Gilchrist a fait un bon livre, l'habitation des pays méridionaux, etc.... Or, ces moyens sont les mêmes qui réussissent si habituellement dans le traitement des simples dyspepsies, pourquoi ne réussiraient-ils pas dans les cas de dyspepsies surchargées de tuberculisation pulmonaire? Dans ces derniers temps, on a fait un procès injuste aux voyages sur mer, considérés comme moyens curatifs de la phthisie, en montrant des observations où l'affection tuberculeuse avait été aggravée par eux. On prouverait également de cette manière que l'équitation est un mauvais moyen dans la phthisie commençante, en montrant des phthisiques dont l'état a empiré après l'exercice du cheval. Mais il y a plus, on prouverait au besoin que ces mêmes moyens sont mauvais dans le traitement de la simple dyspepsie, car beaucoup de personnes ne peuvent ni monter à cheval, ni voyager sur mer, sans éprouver un trouble notable dans leurs fonctions digestives. Ici comme ailleurs, il faut tenir un grand compte des influences individuelles qui varient extrêmement dans leurs résultats, et ne pas condamner un moyen d'une manière absolue, parce qu'il n'a pas réussi chez certaines personnes.

Nous avons vu, il y a quelques années, un cas de tuberculisation pulmonaire parfaitement constaté, céder aux exercices gymnastiques dirigés par Triat aux Champs-Élysées. La guérison s'est toujours maintenue depuis, sans aucun soupçon de récidive. La gymnastique, qui guérit si souvent la dyspepsie simple, a donc guéri aussi une tuberculisation pulmonaire consécutive à l'état dyspeptique, et ce résultat a été obtenu par le retour et l'amélioration des fonctions digestives. Nous devons ajouter qu'on a cité des guérisons de tubercules pulmonaires par l'hydrothérapie, autre excellent moyen, comme l'on sait, pour combattre le mauvais état des voies digestives.

Enfin, parmi les médicaments proprement dits, on a employé dans le traitement de la tuberculisation des agents qui sont connus pour réveiller les fonctions de l'estomac. Nous citerons, à ce sujet, le quinquina, le fer, l'infusion amère de lichen, la phellandrie, l'iodure de potassium, le sirop de proto-iodure de fer, le chlorure de sodium, et puis l'huile de foie de morue, qui agit très-bien chez les enfants parce que chez eux il a habituellement la propriété d'augmenter l'appétit.

Si maintenant nous parlons des stations thermales qui ont une grande efficacité dans le traitement de la tuberculisation pulmonaire, nous trouvons les eaux Bonnes, celles de Cauterets, du Mont-Dore, d'Amélie et du Vernet, etc., qui sont particulièrement recommandées dans le traitement de cette maladie. Or, ces eaux, quand elles agissent favorablement chez certains phthisiques, agissent en rétablissant d'abord l'appétit et les fonctions digestives, et quand elles exaspèrent au contraire la maladie, car elles sont loin de réussir toujours, c'est qu'elles sont mal supportées par l'appareil digestif.

Les médecins allemands envoient leurs phthisiques à Ems, dont les eaux ont de l'analogie avec celles du Mont-Dore, et à Soden, qui nous offre des eaux différentes de toutes celles des stations précédentes. Ils reconnaissent une grande efficacité à ces deux stations thermales dans le traitement de la tuberculisation. Nous acceptons parfaitement ces résultats de leur observation, car nous pensons que la guérison de la tuberculisation pulmonaire peut s'obtenir de plusieurs manières, mais toujours en rétablissant les fonctions digestives, chez les uns à l'aide des eaux sulfureuses, chez les autres avec les eaux bicarbonatées sodiques, et chez certains avec les chlorurées sodiques, etc. Nous pensons même que toutes les eaux thermales peuvent avoir leurs cas de tuberculisation pulmonaire, sur lesquels elles exerceront une heureuse influence, et nous ne doutons pas que dans quelques années on envoie des phthisiques à Vichy ou à Plombières, en même temps qu'on en enverra d'autres à Amélie ou à Cauterets.

Pour bien comprendre ces choses, il faut se rappeler que la tuberculisation pulmonaire résulte de deux facteurs pathogéniques : la dyspepsie et la diathèse tuberculeuse ; guérissez la dyspepsie, la diathèse deviendra impuissante et la production du tubercule ou l'entretien de l'ulcère tuberculeux sera arrêté. Maintenant la dyspepsie qui précède et active la diathèse tuberculeuse est une dyspepsie de toutes sortes d'espèces et qui, par conséquent, doit être attaquée de toutes les manières. Nous l'avons déjà vu en exposant les nombreux moyens, soit alimentaires, soit médicamenteux, soit hygiéniques, qui ont guéri la phthisie; il faut s'attendre aussi à voir une grande quantité d'eaux thermales guérir leurs cas particuliers de tuberculisation. Si la dyspepsie simple et isolée doit être attaquée selon les individus par des eaux thermales d'espèces différentes, pourquoi n'en serait-il pas de même de la dyspepsie quand elle se trouve chez un individu à diathèse tuberculeuse ? On est enfermé actuellement pour la cure thermale de la phthisie dans un cercle étroit dont on sortira tôt ou tard.

Pour se bien guider dans le traitement soit thermal, soit non thermal de la tuberculisation, il importe de se rappeler que dans la phthisie il y a deux dyspepsies bien différentes qu'il n'est pas toujours facile de distinguer : la dyspepsie antérieure aux tubercules ou la dyspepsie initiale, et la dyspepsie consécutive ou symptomatique des tubercules.

La dyspepsie consécutive aux tubercules se montre plus ou moins tard, selon les individus; en général, elle résulte de la quantité ou de l'étendue de la lésion tuberculeuse et s'accompagne ordinairement de fièvre. Cette dyspepsie rend le traitement de la phthisie fort difficile ou même impossible, parce qu'elle ne cède guère aux différents moyens par lesquels on cherche à rétablir la digestion et les fonctions digestives. Il n'en est pas de même de la dyspepsie initiale qui a mis en activité la diathèse tuberculeuse; celle-ci, ne dépendant pas comme l'autre de la lésion tuberculeuse, peut céder aux nombreux moyens par lesquels on attaque la dyspepsie, et alors la maladie tuberculeuse se trouve coupée ou enrayée, puisque la diathèse tuberculeuse n'a plus de soutien dans le mauvais état des fonctions digestives.

Il y a un agent médicamenteux qui a beaucoup d'efficacité dans le traitement de la tuberculisation pulmonaire et dont l'action favorable n'est pas pourtant liée à la restauration des fonctions digestives. Nous avons observé des tuberculeux singulièrement améliorés ou même guéris par l'emploi du carbonate ou de l'acétate de plomb, administrés jusqu'à une saturation suffisante de l'organisme, qui donnait souvent lieu à des symptômes saturnins. Quelquefois l'administration du plomb excitait l'appétit et fortifiait les fonctions digestives, alors les heureux effets de la médication saturnine s'obtenaient rapidement ; d'autres fois, et c'est le cas le plus ordinaire, l'imprégnation saturnine s'accompagnait d'anorexie, de douleurs et d'autres symptômes de dyspepsie saturnine, et néanmoins il y avait un amendement notable, frappant, dans la toux, l'expectoration et les douleurs sus-thoraciques qui étaient diminuées considérablement et souvent emportées.

Il nous a été impossible, par suite de ces faits assez ordinaires dans notre pratique, de ne pas considérer le plomb comme agissant plutôt sur la diathèse tuberculeuse que sur la dyspepsie antérieure à la tuberculisation. Nous comparâmes dès lors l'action du plomb dans la tuberculisation à celle du mercure dans le traitement des symptômes primitifs et secondaires de la syphilis. On sait, en effet, que dans ces cas le mercure agit puissamment sur la syphilis, bien qu'il dérange notablement les fonctions digestives, au point que souvent on est obligé de le suspendre, jusqu'à ce que les symptômes de la dyspepsie mercurielle aient diminué assez pour permettre de reprendre le traitement antisyphilitique.

Mais, à part le fait exceptionnel fourni par la médication saturnine, on ne peut nier que la guérison de la tuberculisation pulmonaire s'obtienne par tous les agents qui ont pour effet médiat ou immédiat la restauration alimentaire de l'organisme.

Cancer. — Nous serons très-bref sur la question thérapeutique du cancer, pour cette excellente raison que le cancer ne se guérit pas à l'aide de remèdes internes. Nous avons bien démontré que la dyspepsie est un état morbide qui met en activité la diathèse cancéreuse, mais nous ne pouvons pas confirmer cette démonstration pathogénique en montrant des cancers guéris par la guérison de la dyspepsie qui a déterminé leur production. Peut-être le cancer est-il le résultat d'une dyspepsie si intense qu'elle ne peut plus céder à aucun moyen? peut-être aussi le cancer produit-il nécessairement par une sorte de cercle vicieux une dyspepsie consécutive qui vient s'ajouter à la dyspepsie initiale?

Des chirurgiens de grande autorité pensent que le cancer ne se guérit pas plus à l'aide du fer et du feu que par les moyens internes. « Habituellement, disent-ils, si le cancer extirpé est un vrai cancer, le mal se reproduit soit dans l'endroit où il a été enlevé, soit ailleurs. » On pourra jusqu'à un certain point annoncer la reproduction de la lésion cancéreuse, en se fondant sur la considération de l'appétit et des fonctions digestives. Si l'individu opéré ne reprend pas l'appétit et reste à peu près indifférent sur la question de l'alimentation, on devra craindre la repullulation du cancer; si au contraire on voit, après l'opération, apparaître un bon appétit, un appétit progressif de convalescent, on aura toute raison d'espérer que le mal ne se reproduira pas, ou, si l'on aime mieux, qu'on n'a pas affaire dans ce cas à un vrai cancer.

Quand le cancer affecte l'estomac, le médecin se résigne et n'espère aucune guérison. Il s'en tient alors à des moyens palliatifs ou insignifiants qui trahissent visiblement le désespoir dont il est frappé. On fait mal en agissant ainsi. Le médecin doit toujours, surtout dans les commencements de la maladie, se comporter comme s'il traitait une simple dyspepsie, et n'accepter le diagnostic désespérant du cancer que lorsqu'il n'y a plus moyen de le repousser. Il nous est arrivé déjà plusieurs fois d'améliorer et même de guérir des affections prétendues cancéreuses de l'estomac qui, entre autres symptômes dyspeptiques, étaient annoncées par un teint cachectique et une tumeur à l'épigastre. La tumeur épigastrique devait dans ces cas heureux tenir à une lésion non cancéreuse du foie, du colon transverse ou de l'estomac plutôt qu'à un véritable cancer. Nous recommandons toujours de traiter les dyspepsies accompagnées d'une tumeur de l'épigastre, comme si l'on avait affaire à une affection non carcinomateuse; il sera toujours temps de ne rien faire de sérieux quand le cancer se montrera avec tous les symptômes caractéristiques.

Scrofules. — Les moyens hygiéniques que l'on recommande pour guérir les scrofules sont de bons aliments, un air sec, l'insolation et l'exercice ; or, ces moyens ont pour effet inévitable, quand ils réussissent, l'amélioration des fonctions digestives et de la nutrition. Quant aux médicaments proprement dits que l'on conseille contre cette maladie, ils agissent aussi en rétablissant l'appétit et en activant la digestion. Ils sont très-nombreux, ce qui prouve que le même médicament n'agit pas toujours bien et qu'il faut ici, comme dans beaucoup d'autres maladies, tomber juste sur l'agent médicamenteux qui convient à l'individu atteint de scrofules. Ce sont : les préparations d'iode, de noyer, de quinquina, de fer, d'or, de houblon, de crucifères, etc. ; les élixirs dits antiscrofuleux, les vins amers, les bières amères ; le café de glands, les tisanes de bourgeons de sapin, de gentiane, etc. ; les eaux thermales chlorurées sodiques, sulfurées et iodurées, les eaux mères des salines, les bains de mer, l'hydrothérapie, etc.

On voit des scrofuleux chez lesquels le mal augmente et semble s'exaspérer sous l'influence d'un traitement en apparence très-rationnel, c'est que ce traitement, parfaitement orthodoxe en lui-même, est mal supporté par les organes digestifs et augmente la dyspepsie au lieu de la diminuer et de la faire disparaître.

Syphilis. — Nous avons dit que les symptômes tertiaires de la syphilis résultaient ordinairement d'une syphilis ancienne mise en relief ou à l'état de manifestation par une dyspepsie plus ou moins profonde. On explique par là pourquoi les préparations mercurielles, qui ont l'inconvénient de léser les organes digestifs, réussissent peu dans le traitement des symptômes tertiaires de la syphilis; on les remplace fort avantageusement par l'iodure de potassium qui attaque le mal dyspeptique sans altérer les fonctions digestives.

Mais il y a mieux : on guérit ou plutôt on fait disparaître des symptômes de syphilis ancienne par l'usage de certaines eaux sulfureuses, chlorurées-sodiques et même par l'hydrothérapie[1]. Il nous paraît incontestable que dans le cas de médication thermale, la disparition des symptômes syphilitiques ne tient pas à l'action directe des eaux sur la syphilis, mais uniquement à l'action des eaux sur une dyspepsie dont l'existence donnait lieu aux manifestations de la syphilis. C'est, comme on le voit, la même idée pathogénique et thérapeutique que celle qui nous a fait comprendre la curation des tubercules et des scrofules. Le symptôme tertiaire de la syphilis résulte de deux facteurs : la syphilis ancienne et la dyspepsie. On guérit cette dernière, et la syphilis n'ayant plus de soutien pour se manifester, on voit disparaître la lésion syphilitique.

D'autres fois les eaux minérales ont un effet opposé, celui de faire manifester des symptômes syphilitiques. C'est qu'alors les eaux minérales, agissant mal sur un organisme récalcitrant, ont profondément troublé les fonctions digestives, et, grâce à cette dyspepsie de cause thermale, le mal syphilitique à l'état latent s'est mani-

[1] Il est à notre connaissance qu'à l'établissement de Divonne on a obtenu des résultats importants dans des cas de syphilis invétérée.

festé au dehors par ses symptômes caractéristiques. Cette apparition de la syphilis sous l'influence d'une dyspepsie produite par des eaux thermales ne doit pas plus nous étonner que les manifestations de tuberculisation pulmonaire ou de scrofules, survenant chez les individus à diathèse tuberculeuse ou strumeuse, soumis à l'usage d'eaux minérales que leur organisme ne supporte pas bien.

Abordons maintenant le traitement des lésions ternaires dyspeptiques dues à une influence extérieure.

Nous comprenons sous ce titre, comme nous l'avons dit dans l'étude des symptômes, les différentes lésions qui viennent affecter les individus plus ou moins atteints de dyspepsie. Or, nous avons montré que la cause occasionnelle qui fait contracter les phlegmasies, les différentes maladies épidémiques, etc., est une dyspepsie antécédente, évidente ou latente.

Nons devons donc maintenant fixer les indications thérapeutiques qui résultent de cette influence pathogénique de la dyspepsie dans les différentes maladies que nous venons de nommer.

Phlegmasies. — Quelques personnes, encore sur la foi de la tradition, regardent les phlegmasies aiguës comme un état de surexcitation résultant de l'excès de santé, et affectant par conséquent d'une manière particulière les jeunes gens d'une forte constitution. Mais ceux qui sont au courant des notions scientifiques récentes, et qui voient les choses telles qu'elles sont, admettent au contraire que les phlegmasies se rencontrent bien moins dans la jeunesse que dans l'enfance, la vieillesse et dans toutes les conditions qui ont débilité l'organisme depuis un temps plus ou moins long. Il y a donc ici, comme dans la pathogénie des lésions diathésiques proprement dites, un état dyspeptique qui, affaiblissant l'organisme, prépare la phlegmasie et l'exposition à une cause occasionnelle qui la fait éclater.

Par conséquent, les phlegmasies les plus franches, les plus aiguës et les plus pures qui ne reconnaissent pas une autre origine, quelque sthéniques qu'elles soient, ont nécessairement pour fondement un état asthénique, puisqu'elles sont entées sur la dyspepsie et l'anémie qui en dépend ; par conséquent encore, les phlegmasies sont fort rarement primitives dans la rigoureuse acception du mot, puisqu'elles sont provoquées par une dyspepsie antécédente qui, le plus souvent, passe inaperçue.

Cette conséquence ne doit pas être oubliée dans la pondération des indications thérapeutiques, auxquelles donne lieu le traitement des phlegmasies. Comment ne pas craindre d'augmenter par des émissions sanguines cet état d'anémie dont un premier degré lié à la dyspepsie initiale a préparé et favorisé le développement de la phlegmasie ?

Les anciens, qui regardaient les phlegmasies comme un excès de vie et de santé, étaient conséquents en saignant leurs malades ; si nous agissions de même nous ne le serions plus, nous autres qui savons que les phlegmasies sont entées au contraire sur le fond asthénique de la dyspepsie. On ne doit pas pour cela proscrire entièrement les émissions sanguines dans le traitement des phlegmasies, il faut en restreindre l'emploi à quelques cas exceptionnels, et surtout il faut les employer dans une juste mesure.

Il est inutile de nous arrêter sur chacune des affections ternaires, dont l'exposition rapide a été faite au chapitre des symptômes de la dyspepsie. Il nous suffira de dire que sous le rapport curatif et surtout prophylactique, il faut avoir l'attention continuellement éveillée sur les fonctions digestives de ceux qui peuvent être atteints ou qui sont atteints de pellagre, de maladie épidémique, d'atrophie musculaire, de rhumatisme noueux, de furoncles, d'anthrax, d'angine de poitrine, de maladies de peau, etc.

Beaucoup de moyens employés jusqu'à présent avec succès, dans le traitement de certaines maladies locales, nous paraissent s'adresser surtout à l'état dyspeptique qui en est le foyer et le point de départ. C'est ainsi que les préparations arsénicales, que depuis longtemps on administre dans certaines affections rebelles de la peau, agissent, selon nous, bien plus sur la dyspepsie cause de ces affections cutanées que sur ces affections elles-mêmes.

C'est ainsi encore que le calomélas et que certains laxatifs doux, dont on fait usage dans certaines affections locales et notamment dans les inflammations sub-aiguës de l'œil, de la conjonctive et des paupières, dissipent ces inflammations en rétablissant les fonctions du tube digestif.

Nous avons parlé de l'érythème des fesses qui survenait chez les enfants mal nourris. Il y a bien d'autres lésions consécutives au mauvais état de leurs voies digestives. On peut noter le muguet, et des éruptions cutanées de toutes formes, qui tiennent comme les précédentes lésions à toutes les mauvaises circonstances de l'alimentation des enfants en bas âge. Ainsi, par exemple, il faut incriminer ici le lait insuffisant ou le lait de mauvaise qualité. Il faut bien savoir que souvent les nourrices, remarquables par l'ensemble de toutes les qualités extérieures qui dénotent une excellente nourrice, ont pourtant quelquefois un lait qui ne va pas à l'estomac de leur nourrisson. Celui-ci, comme l'on dit, ne profite pas ; il est pâle, étiolé, amaigri ; il présente différentes lésions ; et puis tous ces symptômes se dissipent si l'on vient à changer de nourrice.

L'enfant a encore à souffrir de l'emploi du biberon, du sevrage prématuré, du sevrage prolongé, etc. De tout cela il résulte pour l'enfant un état dyspeptique des plus vrais, bien que ce nom ne se prononce pas encore dans la pathologie des enfants à la mamelle.

Le médecin consulté pour un enfant malade doit porter sa première attention sur toutes les circonstances de son alimentation, et presque toujours s'en prendre à la nourrice du mauvais état de son nourrisson. La plupart des affections de la première enfance se dissipent par d'heureux changements apportés à l'alimentation de l'enfant dont l'estomac, il faut bien le dire, a toutes les susceptibilités et même les bizarreries de l'estomac de l'adulte.

FIN.

TABLE

PARIS. — IMP. DE VICTOR GOUPY, RUE GARANCIÈRE, 5.

CATALOGUE DES OUVRAGES DE LA MAISON

P. ASSELIN, successeur de BÉCHET Jeune et LABÉ

Libraire de la Faculté de Médecine et de la Société Impériale et Centrale de Médecine vétérinaire

PLACE DE L'ÉCOLE-DE-MÉDECINE, A PARIS

(Décembre 1865)

DICTIONNAIRE
ENCYCLOPÉDIQUE
DES
SCIENCES MÉDICALES

PUBLIÉ SOUS LA DIRECTION DE M. LE DOCTEUR

A. DECHAMBRE

PAR MM. LES DOCTEURS

AXENFELD, BAILLARGER, BAILLON, BALL, BARTH, BAZIN, BEAU,
BEAUGRAND, BÉCLARD, BÉHIER, BERTILLON, BESNIER, BLACHE, BOINET, BOUCHACOURT,
BOUISSON, BOULEY (H.), BOUVIER, BROCA, BROCHIN, BROWN-SÉQUARD,
BUCHEZ, CALMEIL, CAMPANA, CERISE, CHARCOT, CHASSAIGNAC, CHAUVEAU, CHÉREAU, CORNIL,
COULIER, COURTY, DALLY, DAREMBERG, DAVAINE, DEBOUT,
DECHAMBRE (A.), DELIOUX, DELPECH, DENONVILLIERS, DEPAUL, DIDAY,
DOLBEAU, DUPLAY (S.), DUTROULAU, FALRET (J.), FOLLIN, FONSSAGRIVES, FRITZ,
ALTIER BOISSIÈRE, GAVARRET, GIRAUD-TEULON, GODELIER, GRANDEAU (L.), GRATIOLET, GRISOLLE, GUBLER,
GUÉRARD, GUYON (F.), HECHT, HOLLARD, ISAMBERT, JACQUEMIER,
LABBE (LÉON), LABOULBÈNE, LAGNEAU (GUSTAVE),
LANCEREAUX, LAVERAN, LE FORT (LÉON), LEGOUEST, LE ROY DE MÉRICOURT,
LÉVY (MICHEL), LIÉGEOIS, LINAS, LITTRÉ, LUTZ,
MAGITOT (E.), MALAGUTI, MALGAIGNE, MAREY, MARTINS, MILLARD,
MOREL (B.-A.), OLLIER, ORFILA (L.), PAJOT, PARCHAPPE, PARROT,
PASTEUR, PERRIN (MAURICE), PETER (M.), POTAIN, RAIGE-DELORME, RAYER, REGNAULT,
REVEIL (O.), REYNAL, ROBIN (CH.), ROGER (H.), ROLLET, ROTUREAU,
ROUGET, SAINTE-CLAIRE DEVILLE (H.), SCHUTZENBERGER (CH.), SCHUTZENBERGER (P.),
SÉDILLOT, SÉE (MARC), SOUBEIRAN (L.), TARTIVEL, TESTELIN,
TILLAUX (P.), TOURDES, TRÉLAT (U.), VELPEAU, VERNEUIL, VIDAL (L.), VOILLEMIER,
VULPIAN, WARLOMONT, WORMS (J.), WURTZ.

Les trois premiers volumes complets ont paru

CONDITIONS DE LA SOUSCRIPTION

Le DICTIONNAIRE ENCYCLOPÉDIQUE DES SCIENCES MÉDICALES comprendra environ vingt-cinq volumes grand in-8, chacun de 800 pages.

Des figures sont intercalées dans le texte aussi souvent qu'elles sont jugées nécessaires.

L'ouvrage sera publié en demi-volumes renfermant, en 400 pages, plus de matière que chacun des volumes complets du *Dictionnaire en trente*.

rix du demi-volume, rendu *franc de port* dans toute la France et l'Algérie, 6 francs.

NOTA. — *Toute demande doit être accompagnée d'un mandat ou de timbres-poste.*

L'AGENDA MÉDICAL POUR 1866

CONTENANT

1° **Un Formulaire et Mémorial thérapeutique du Praticien**, par MM. TROUSSEAU, CAZENAVE, PAJOT et DIDAY; 2° **Instruction pratique, pour l'usage du laryngoscope**, par le Dr KRISHABER; 3° **Premiers secours à donner en cas d'empoisonnement et d'asphyxie**, par le Dr REVEIL; 4° **Résumé pratique des Eaux minérales**, contenant leur classification méthodique, ainsi que la désignation des maladies pour lesquelles on les prescrit avec le plus de succès, par le docteur CONSTANTIN JAMES; 5° **Notice sur les stations hivernales de la France et de l'Étranger**, par le Dr DE VALCOURT.

Plus un Calendrier à deux jours par page, sur lequel on peut inscrire ses visites et prendre des notes: la liste des médecins, pharmaciens et vétérinaires du département de la Seine; les médecins des hôpitaux civils et militaires de Paris; les médecins des bureaux de bienfaisance; les médecins inspecteurs des eaux minérales; maisons de santé de Paris et des environs; la liste des divers journaux scientifiques; **les Facultés et Écoles préparatoires de Médecine de France, les Écoles de Médecine militaire et navale**, avec le nom de MM. les professeurs; l'Académie de Médecine et les diverses Sociétés médicales; des modèles de rapports et certificats; le nouveau tableau des rues de Paris, etc., format in-18 de 500 pages, dont 190 de calendrier et 310 de renseignements utiles.

PRIX	Broché	1 fr. 75
	Cartonné à l'anglaise	2 fr. »
	Divisé en 5 cahiers et doré sur tranche, de façon à pouvoir être mis dans une trousse ou portefeuille	3 fr. »

RELIURES DIVERSES

N° 1.	Maroquin	à coulisseau avec crayon,	doublé en papier		3 fr. »
N° 2.	Id.	à patte.	id.	id.	3 fr. 50
N° 3.	Id.	id.	id.	l'agenda divisé en 5 cahiers	3 fr. 75
N° 4.	Id.	id.	id.	en un seul cahier, emboîté dans le portefeuille	4 fr. 50
N° 5.	Id.	id.	id.	l'agenda divisé en 5 cahiers	4 fr. 75
N° 6.	Id.	id.	id.	et petite trousse	5 fr. »
N° 7.	Id.	id.	id.	id.	7 fr. »
N° 8.	Id.	id.	id.	id. avec fermoir en maillechort	9 fr. »

Cet Agenda paraît à la fin du mois de novembre de chaque année, et sert pour l'année suivante. Il est très-utile à MM. les Médecins pour l'inscription de leurs visites et les renseignements dont ils ont besoin.

Archives générales de Médecine, publiées par **E. FOLLIN** et **Ch. LASÈGUE**, professeurs agrégés à la Faculté de médecine de Paris, chirurgien et médecin des hôpitaux.

MODE DE PUBLICATION. Les *Archives générales de médecine* paraissent le *premier jour* de chaque mois, par numéros de 8 feuilles in-8, grande justification, contenant la matière de 12 à 14 feuilles in-8 ordinaire. L'abonnement est annuel et part du 1er janvier. Prix: 20 fr. pour Paris, 25 fr., franc de port, pour les départements. Pour l'étranger, suivant les conditions postales.

ADDE-MARGRAS (de Nancy), médecin à Paris. — **Manuel du Vaccinateur des villes et des campagnes.** 2e édition. 1 vol. in-12. 1856. . . . . 3 fr. 50 c.

ADET DE ROSEVILLE. — Guide médical des Mères de famille. 1 vol. in-8, 1862. . . . . 3 fr. 50 c.

ASTRIÉ. — De la Médication thermale sulfureuse appliquée au traitement des maladies chroniques, etc. 1 vol. in-4, 1852. . . . . 6 fr.

AUZOUX, auteur de l'Anatomie clastique. — **Leçons élémentaires d'Anatomie et de Physiologie humaine et comparée**, au point de vue de l'hygiène et de la production agricole. 1 vol. in-8, avec figures; 2e édition, 1858. . . . . 6 fr.

BANTING. — De l'Obésité. In-8, 1865. 1 fr.

BARNIER (S.) — **Des Paralysies sans lésions organiques appréciables.** In-8, 1857. . . . . 1 fr. 75 c.

BARNIER (S). — **Des Paralysies musculaires.** In-8, 1860. . . . . 2 fr.

BARTH et Henri **ROGER. — Traité pratique d'Auscultation**, ou Exposé méthodique des diverses applications de ce mode d'examen à l'état physiologique et morbide de l'économie, suivi d'un PRÉCIS DE PERCUSSION. 6e édition, soigneusement revue. 1865. 1 vol. in-18, grand-raisin. Cartonné à l'anglaise. . . . . 6 fr. 50 c. Relié. . . . . 7 fr.

Ouvrage adopté par le Conseil de l'Instruction publique pour les Facultés et Écoles préparatoires de Médecine.

Dans les discussions récentes sur les mouvements et les bruits du cœur, il y avait autre chose qu'un pur intérêt de curiosité physiologique. C'est pour cela qu'elles ont tant excité l'attention des médecins praticiens. Les signes fournis à l'auscultation du cœur prennent en effet plus de netteté par l'interprétation des bruits de cet organe, à l'aide des mouvements qui les produisent. MM. Barth et Roger, grâce à ces discussions, ont pu donner à cette partie déjà si lucide de leur *Traité*, une lucidité peut-être encore plus grande. Ce *Traité* joint donc cette fois aux mérites

...S. — Les ouvrages qui se trouvent dans ce Catalogue (sauf ceux au rabais indiqués aux pages 25 et 59) sont expédiés FRANCS *de port dans toute la France et l'Algérie, pour le prix qu'ils sont annoncés; mais alors il faut en envoyer le montant en un mandat de poste. (On peut aussi l'envoyer en timbres de 10 et de 20 cent., quand la somme ne dépasse pas* **5** *à* **6** *fr.)*

qui l'ont depuis longtemps fait apprécier des médecins praticiens, celui de l'opportunité. C'est une simple remarque. Il n'est plus nécessaire de faire l'éloge d'un livre arrivé à sa sixième édition.

BARTH. — **Notice topographique et médicale sur la ville d'Hyères.** 2e édition, in-8, 1846. . . . . 1 fr. 75 c.

BARTH. — **Histoire médicale du Choléra-Morbus épidémique,** observé à l'hospice de la Salpêtrière pendant les mois de mars et avril 1849. In-8. 1 fr. 25

BAUTIER. — **Tableau analytique de la Flore parisienne,** d'après la méthode adoptée dans la Flore française de MM. Lamarck et de Candolle, suivi d'un Vocabulaire renfermant la définition des mots techniques employés dans cet ouvrage, et d'un *Guide du Botaniste* pour les herborisations. 10e édition, revue et corrigée. 1864. In-18, broché. . . . . 4 fr.
Cartonné. . . . . 4 fr. 50 c.

NOTA. — Il y a des exemplaires accompagnés d'une Carte des environs de Paris, dans un rayon de 120 kilomètres, dont le prix est de 4 fr. 50 c. Cette Carte, exécutée avec beaucoup de soin et coloriée, est très-utile pour les herborisations; elle se vend séparément 75 c., et collée sur toile, 1 fr. 25.

BAYLE (A.-L.-J.). — **Traité élémentaire d'Anatomie,** ou Description succincte des organes qui composent le corps humain. 1 joli volume in-32, format de poche, de plus de 500 pag. 1855. Prix, br. 4 fr. 50 c.
Relié. 5 fr. 25 c.

BEAUGRAND. — (Voir Becquerel, *Traité élémentaire d'hygiène*.

BÉCLARD (P.-A.). — **Éléments d'Anatomie générale.** Description de tous les tissus ou systèmes organiques qui composent le corps humain. Quatrième édition, revue, augmentée d'un **Précis d'Histologie,** de nombreuses additions et de figures intercalées dans le texte, par J. Béclard, membre de l'Académie de médecine et agrégé à la Faculté de médecine de Paris. 1 vol. in-8, 1865. . . . . 10 fr.

Cette quatrième édition se distingue de la troisième en ce que le texte de la première édition a été rétabli tel qu'il est sorti des mains de Pierre-Auguste Béclard. Les additions dues à la plume de Jules Béclard, au lieu d'être disséminées dans le corps du livre, comme dans la troisième édition, ont été annexées sous forme d'appendices à la suite de chacun des chapitres de l'ouvrage. Ces additions, imprimées en texte un peu plus fin, représentent dans leur ensemble un *Traité élémentaire d'histologie* dans lequel se trouvent consignées, sous une forme concise, les acquisitions les plus récentes de la science.

A la suite de chaque appendice, le lecteur trouvera le résumé des diverses méthodes de préparation des objets qui doivent être soumis à l'examen microscopique, ainsi que des notices bibliographiques comprenant l'indication des ouvrages ou mémoires publiés en France ou à l'étranger sur les diverses parties de l'anatomie générale et de l'histologie.

BÉCLARD (J.). — **Traité élémentaire de Physiologie humaine,** comprenant les principales notions de la physiologie comparée. 5e édition, revue et mise au courant de la science. 1 très-fort vol. grand in-8 de plus de 1,300 pages, avec 235 figures intercalées dans le texte. 1866.
Prix : broché . . . . 15 fr.
Cartonné à l'anglaise. . . . . 16 fr.

BÉCLARD. — **Hygiène de la première Enfance.** 1 vol. in-12. 1852. . . . . . . 2 fr.

BECQUEREL. — **Traité élémentaire d'Hygiène privée et publique.** 3e édition, avec additions et bibliographie, par le docteur Beaugrand. 1 très-fort volume grand in-18. 1864. . . . . 7 fr.
Cartonné à l'anglaise . . . . 7 fr. 75 c.

Le *Traité élémentaire d'hygiène privée et publique* de M. Becquerel présente, sous une forme concise, un tableau complet de cette science. L'auteur a profité de ses connaissances physiques et chimiques pour aborder un grand nombre de questions entièrement négligées dans la plupart des traités d'hygiène, en même temps qu'il a réuni les applications de toutes les sciences à l'hygiène privée et publique. Cette 3e édition est mise au courant des progrès de la science par de nombreuses additions et augmentée d'une bibliographie très-étendue pour chaque article.

BEDFORD. — **Maladies des Femmes,** leçons cliniques, traduites de l'anglais sur la 4e édition, et suivies d'un commentaire alphabétique, par le docteur Paul Gentil. 1 fort vol. grand in-8, 1860. . . . . 9 fr.

BÉHIER et **HARDY**, médecins des hôpitaux, agrégés de la Faculté de médecine de Paris, etc. — **Traité élémentaire de Pathologie interne.** L'ouvrage formera 4 forts vol. in-8. Les trois premiers ont paru :

Tome I. *Pathologie générale et Séméiologie*. 2e édition. 1858. . . . . 8 fr.

Tome II. *Inflammations du tube digestif et de l'appareil respiratoire, circulatoire et nerveux.* 2e édit., considérablement augmentée. 1 très-fort vol. in-8 de 1,200 pages en deux parties. 1864. . . . . 12 fr.

Tome III. *Inflammation de l'appareil génito-urinaire ; — De la Peau et de l'appareil locomoteur ; — Des Gangrènes ; — Des Hémorrhagies ; des congestions ; — Des Hydropisies ; — Des Névroses.* 2e éd., revue et augmentée. 1 fort vol. in-8, qui paraîtra en 1865. Chaque volume se vend séparément.

L'ouvrage de MM. Béhier et Hardy se distingue de tous ceux qu'on a publiés sur le même sujet par l'esprit philosophique et éminemment médical qui a présidé à sa rédaction. Après avoir exposé d'une manière complète, quoique précise, dans le premier volume, les principes si importants et si négligés de nos jours de la pathologie générale et de la séméiologie, les auteurs abordent, dans les volumes suivants, la classification et l'histoire particulière des maladies. Évitant avec soin les excès et les erreurs de l'école anatomo-physico-chimique, tout en profitant des progrès réels que cette école a imprimés à la science, MM. Béhier et Hardy envisagent la maladie dans son ensemble, c'est-à-dire sous le seul point de vue qui permette de s'en faire une idée juste, complète, et d'instituer le traitement sur des bases rationnelles. Cet ouvrage n'est donc pas moins indispensable aux élèves, pour lesquels il sera un guide fidèle et un sujet de méditations fécondes, qu'aux praticiens, qui doivent trouver dans une étude solide de la pathologie la source la plus précieuse des indications thérapeutiques.

BÉHIER, agrégé de la Faculté de Médecine de Paris, médecin de l'hôpital de la Pitié. — **Conférences de Clinique médicale,** leçons faites à l'hôpital de la Pitié.

1er SEMESTRE de 1862. — Rétrécissement de l'œsophage. — Érysipèle de la face. — Pneumo-Thorax. — Pneumonie. — Maladies des femmes en couches. 1 fort vol. in-8, 1864 .... 9 fr.
1er SEMESTRE de 1863. — PHTHISIE PULMONAIRE. 1 vol. in-8 (sous presse).

BÉHIER. — Étude sur la Maladie dite **Fièvre puerpérale**, lettres adressées à M. le professeur Trousseau. In-8, 18 8. 3 fr.

BENNET (James-Henry). **— Traité pratique de l'Inflammation de l'Utérus, de son col, de ses annexes et des rapports de cette Inflammation avec les autres maladies utérines**, traduit de l'anglais sur la quatrième édition, avec des notes, par le dr MICHEL PETER, chef de clinique médicale de la Faculté de médecine de Paris, à l'Hôtel-Dieu, et REVUE PAR L'AUTEUR. 1 fort vol. in-8, avec figures intercalées dans le texte. 1864. 9 fr.

BERGERON, médecin des hôpitaux de Paris. — **De la Stomatite ulcéreuse** des soldats et de son identité avec la stomatite des enfants. 1 vol. in-8, 1859 .... 4 fr.
Cet ouvrage a été couronné par l'Institut de France (Académie des sciences) en 1861.

BOUSSINGAULT (J.-B.). — **Économie rurale** considérée dans ses rapports avec la Chimie, la Physique et la Météorologie. Deuxième édition, revue, corrigée et considérablement augmentée. 2 forts vol. in-8. 1851 .... 15 fr.

BOUSSINGAULT. — La Fosse à fumier. Leçons professées au Conservatoire impérial des arts et métiers. In-8, avec figures intercalées dans le texte et une grande planche gravée. Paris, 1858. . 1 fr. 25 c.

BRIAND, médecin de l'Hotel-Dieu de Rennes. — **L'Electricité appliquée au traitement curatif des Névralgies**, des rhumatismes, des ganglions, des tumeurs, etc., et en général des affections morbides réputées incurables. 1 vol. in-12, 1855. 3 fr.

BROCA (Paul), professeur agrégé à la Faculté de Médecine de Paris, chirurgien des hôpitaux, etc. — **Des Anévrysmes et de leur traitement**. 1 très-fort vol. in-8, de 940 pages, avec des figures intercalées dans le texte. 1856. Prix... 10 fr.
L'Académie des sciences a décerné à cet ouvrage un prix de 2,500 francs en 1858.
L'ouvrage de M. Broca renferme l'histoire complète des anévrysmes considérés tant sous le rapport médical que sous le rapport chirurgical. Sous ce double point de vue, c'est la monographie la plus complète qui existe; remarquable surtout au point de vue pratique, le traitement y est exposé dans les plus grands détails; avec un examen sérieux et une appréciation sévère des anciennes méthodes, il contient l'exposé des procédés les plus récents, et, en particulier, ceux qui ne se rencontraient encore dans aucun des traités classiques, à l'aide desquels on pratique la galvanopuncture, la compression indirecte et les injections coagulantes.

BROCA (Paul). — **Traité des Tumeurs.** 2 vol. in-8, avec figures. Le tome 1er est en vente. Prix .... 8 fr.

BRONGNIART et **SALVETA**. — **Traité des Arts céramiques** ou **des Poteries** considérées dans leur histoire, leur pratique et leur théorie. Deuxième édition, revue, corrigée et augmentée de notes et d'additions. 2 vol. in-8, remplis de tableaux et de figures dans le texte, avec un atlas in-4° de 9 tableaux et de 60 planches. 28 fr.

BROUARDEL, ancien interne lauréat des hôpitaux et de la Faculté de médecine de Paris. — **De la Tuberculisation des organes génitaux de la femme.** 1 vol. in-8 avec figures. 1865 .... 3 fr. 50 c.

CASTAN (A.). — **Traité élémentaire des Fièvres.** 1 vol. in-8. 1864... 5 fr.

CAZENAVE. — Leçons pratiques sur les Maladies de la Peau, professées à l'École de Médecine de Paris, et publiées par fascicules avec planches gravées et coloriées. L'ouvrage est entièrement achevé; il se compose de 59 feuilles de texte in-folio, de 60 planches du même format gravées et coloriées avec beaucoup de soin. 1856. Prix en feuilles ou livraisons. 144 fr.
En demi-reliure avec dos et coins en maroquin .... 160 fr.
Cet ouvrage constitue un ensemble complet de pathologie cutanée, un musée de la plus grande richesse, d'un prix relativement peu élevé, et qui a sa place marquée, non-seulement dans toutes les bibliothèques publiques, mais encore dans celles des praticiens des grandes villes et de la province [et] privées d'hôpitaux spéciaux consacrés au traitement de ces affections.

CAZENAVE. — Traité des Syphilides ou Maladies vénériennes de la Peau, précédé des considérations sur la syphilis, son origine, sa nature, etc. Paris, 1844, 1 vol. grand in-8, accompagné d'un atlas in-folio de 12 planches du même format, gravées et coloriées avec beaucoup de soin .... 34 fr.
Le texte seul, 1 vol. grand in-8.... 13 fr.
L'Atlas séparément .... 22 fr.

CAZIN. — Traité pratique et raisonné des Plantes médicinales indigènes, ouvrage qui a été couronné (médaille d'or) au concours ouvert en 1847 par la Société royale de médecine de Marseille sur la question suivante : *Des ressources que la Flore médicale indigène présente aux médecins de campagne*, etc. 2e édition, revue, corrigée et considérablement augmentée. 1 fort vol. grand in-8, de 1,100 pages, avec un atlas de 200 plantes du même format. 1858. Prix : figures noires : 16 fr.; figures coloriées.... 22 fr.

CAZIN. — De l'Organisation d'un service de santé pour les Indigents des campagnes, considéré au point de vue administratif, hygiénique et thérapeutique. (Mémoire couronné par l'Académie de Reims en 1852.) .... 1 fr. 25 c.

CAZIN. — Monographie médico-pratique et bibliographique de la Belladone. Grand in-8. 1856... 2 fr. 50 c.

CAZIN. — Notions physiologiques et

hygiéniques à l'usage des Baigneurs. In-12. . . . . 50 c.

CAZIN fils. — **Etude anatomique et pathologique sur les diverticules de l'Intestin.** Grand in-8, 1862. 2 fr. 50 c.

CHARTROULLE (P.). — **Traité de la Phthisie pulmonaire et de son traitement.** 1 vol. in-8. 1857 . . . . 7 fr.

CHEVALLIER (A.).—**Dictionnaire des Altérations et Falsifications des Substances alimentaires, médicamenteuses et commerciales,** avec l'indication des moyens de les reconnaître. 3e édition, revue, corrigée et augmentée. 2 forts vol. in-8, accompagnés de 12 planch. noires et coloriées. Paris, 1858 . . . 14 fr.

CHEVALLIER père et fils, et Emile **GRIMAUD.** — **Secrets de l'Industrie et de l'Economie domestique** mis à la portée de tous, choix de recettes et de procédés utiles, la plupart nouveaux et inédits. 2e édition. 1 vol. in-8, 1860. . . . . . . 5 fr.

CHEVALLIER fils et **HARDY.** — **Manuel du Commerçant en Epicerie, Traité des marchandises, commerce, falsifications qu'on leur fait subir.** 1 vol. in-18, avec planches. 1862 . . . . 3 fr. 50 c.

Codex, Pharmacopée française, rédigé par ordre du Gouvernement par une Commission composée de MM. les professeurs de la Faculté de médecine et de l'Ecole spéciale de pharmacie de Paris, suivi d'un Appendice thérapeutique, par Cazenave. 1 fort vol. in-8. Paris, 1839. . . 9 fr. 75 c.

COLLONGUES (L). — **Traité de Dynamoscopie,** ou Appréciation de la nature et de la gravité des maladies par l'auscultation des doigts. 1 vol. in-8, 1862. . . . 6 fr.

COLOMBAT. — **Nouveau traité du Bégaiement.** ou recherches théoriques et pratiques sur les causes, les variétés et le traitement de tous les vices de la parole. 3e édit. Paris, 1843, 2 vol. in-8, fig. 12 fr.

Compendium de Chirurgie pratique, ou Traité complet des maladies chirurgicales et des opérations que ces maladies réclament. Commencé par A. Berard et Denonvilliers, et continué depuis la 8e livraison, par MM. C. Denonvilliers et L. Gosselin, et à compter de la 16e livraison avec la collab. de MM. Foucher, Richet, Verneuil, Léon Le Fort et P. Tillaux.

MODE DE PUBLICATION

Le *Compendium de chirurgie pratique* se publie par livraison de 160 pages de texte, format grand in-8, équivalant à 40 feuilles imprimées en caractères ordinaires et de format in-8, c'est-à-dire à 640 pages d'impression.

Le prix de chaque livraison est fixé à 3 fr. 50 c. Les quinze premières livraisons sont en vente. La seizième livraison est sous presse et paraîtra très-prochainement.

Les matières contenues dans les quinze premières livraisons de cet important ouvrage sont:

Diagnostic chirurgical, opérations et pansements, petite chirurgie, inflammation, abcès, gangrène, brûlures et congélation, plaies et leurs accidents, rage et morve, cicatrices, ulcères, fistules, kystes, tumeurs érectiles, cancer, corps étrangers, déviations organiques, maladies du tissu cellulaire, des membranes séreuses, de la peau, des artères, des veines, du système lymphatique, des nerfs, des muscles et de leurs dépendances, des os, des articulations, savoir : plaies, arthrite aiguë, arthrite chronique, hydarthrose, tumeurs blanches, ankylose, corps étrangers, les opérations qui se pratiquent sur les os et les articulations, les amputations en général, précédées de la description des inhalations d'éther et de chloroforme, les résections en général, les maladies du crâne, comprenant les tumeurs, les contusions, les plaies, les fractures, les lésions traumatiques du cerveau, le trépan, les anévrismes, varices artérielles, tumeurs érectiles et tumeurs enkystées du crâne, le céphalématome, les tumeurs fongueuses de la dure-mère du crâne et du cerveau, les maladies du rachis, savoir : fractures et luxations des vertèbres, les lésions traumatiques de la moelle, le mal vertébral de Pott, les abcès par congestion, l'arthrite, les tumeurs blanches et les déviations du rachis, les maladies de la face, savoir : l'autoplastie en général, les maladies du nez et la rhinoplastie, les maladies des fosses nasales, les maladies des sinus frontaux et maxillaires, les maladies des yeux, les maladies des oreilles, les maladies de la bouche et ses dépendances.

CORVISART (Lucien). — **Études sur les Aliments et les Nutriments.** Grand in-8, 1854 . . . . 2 fr. 50 c.

CORVISART (Lucien). — **Dyspepsie et Consomption.** ressources que la pepsine (*poudre nutrimentive*) offre dans ces cas à la médecine pratique. Gr. in-8, 1854. 2 fr. 50 c.

COURTY, professeur à la Faculté de médecine de Montpellier. — **Traité pratique des Maladies de l'Utérus et de ses annexes,** particulièrement considérés, au point de vue du Diagnostic et du traitement médical et chirurgical, avec un appendice sur les maladies de la vulve et du vagin. 1 fort vol. in-8, avec des figures intercalées dans le texte. (*Sous presse*)

COURTY (A.). — **Excursion chirurgicale en Angleterre.** Lettres adressées à M. le Pr Bouisson. In-8. 1863. 2 fr. 50 c.

COURTY (A.). — **Recherches sur les conditions météorologiques de développement du Croup et de la Diphthérie,** sur le traitement de cette affection, et sur les médicaments qui remplissent le mieux les indications de ce traitement, précédées d'une Observation de croup guéri par la trachéotomie. In-4. 1863. . . . . 3 fr.

CRUVEILHIER, professeur à la Faculté de médecine de Paris.— **Traité d'Anatomie descriptive.** 4e édition, revue, corrigée et considérablement augmentée, avec la collaboration de M. le dr Sée, professeur agrégé à la Faculté de médecine de Paris, et de M. Cruveilhier fils, prosecteur à la Faculté de médecine de Paris. 3 forts vol. grand in-8, avec un très-grand nombre de figures tirées en noir et en couleur, et intercalées dans le texte. En vente le tome Ier contenant l'**Ostéologie,** l'**Arthrologie** et la **Myologie.** 884 pages, avec 542 fig. Prix, broché . . . . 15 fr.
Cartonné à l'anglaise . . . . 16 fr.

Tome II, 1re partie, contenant la **Splan-**

chnologie, 524 pages avec 358 fig. 9 fr.

Cette quatrième édition, que nous annonçons aujourd'hui, laisse bien loin derrière elle celles qui l'ont précédée. Elle renferme un exposé sommaire, mais complet, des principales et des plus essentielles découvertes histologiques faites à l'aide du miscroscope. Mais ce qui la distingue plus spécialement, c'est l'addition de figures coloriées, intercalées dans le texte, et représentant, en face de la description, la disposition des parties et leurs rapports avec celles qui les avoisinent.

Cette addition de gravures dispense des atlas d'anatomie, embarrassants par leur volume et leurs dimensions, et d'un prix trop élevé pour être à la portée des modestes ressources des étudiants. Gravées sur cuivre d'après les dessins originaux faits sur nature par les plus habiles artistes et dans des dimensions beaucoup plus grandes que celles des manuels, tirées en noir et en couleur par des procédés nouveaux, ces représentations graphiques seront du plus utile secours, tant pour l'élève qui se livre aux travaux de l'amphithéâtre, que pour le praticien qui voudra, dans un cas donné, rappeler à sa mémoire, en quelques minutes, les souvenirs, un peu effacés par le temps, de ses études premières.

Ces importantes modifications réclamaient une surveillance continuelle et le concours d'un homme familier avec les travaux anatomiques. Les nombreuses occupations de M. le professeur Cruveilhier, les exigences d'une clientèle étendue, ne lui permettant pas de consacrer tout le temps nécessaire à cette nouvelle édition, c'est M. le docteur Marc Sée, ancien prosecteur, aujourd'hui professeur agrégé à la Faculté de médecine de Paris, qui, avec le concours de M. Cruveilhier fils, prosecteur à la même Faculté, a bien voulu se charger de la direction générale de cette édition, et qui s'est acquitté de cette tâche difficile avec le plus entier dévouement.

CRUVEILHIER fils, prosecteur de la Faculté de médecine de Paris. — **Sur une forme spéciale d'Abcès des Os,** ou des abcès douloureux des épiphyses. 1 vol. gr. in-8 avec 3 pl. 1865 .... 3 fr. 50 c.

CURLING. — **Traité des maladies du Testicule,** trad. de l'anglais sur la 2e édition, avec des additions et des notes, par L. Gosselin. 1 vol. in-8, avec figures dans le texte. 1857 ... . 8 fr.

DECHAMBRE. — (Voir *Dictionnaire Encyclopédique des Sciences médicales*).

DELPECH (A.). — **Mémoire sur les Accidents** que développe chez les ouvriers en caoutchouc l'inhalation du sulfure de carbone en vapeur. In-8, 1856. 1 fr. 75 c.

DEMARQUAY et **PARMENTIER.** — **Des lésions du Pénis déterminées par le coït.** Grand in-8, 1861 .... 75 c.

DEMARQUAY. — **De la Glycérine** et ses applications à la chirurgie et à la médecine. In-8, 1863 (épuisé).

DEMARQUAY. — **Mémoire sur la pénétration des Liquides dans les Voies respiratoires.** In-8, 1862. 1 fr. 50 c.

DENONVILLIERS et **L. GOSSELIN,** professeurs à la Faculté de Médecine de Paris. — **Traité théorique et pratique des Maladies des Yeux.** 1 fort vol. in-18 de plus de 950 pages, 1855. . 6 fr.

Cet ouvrage est destiné aux praticiens et aux élèves qui ont besoin d'apprendre à bien connaître une des parties les plus intéressantes de l'art, d'approfondir les règles relatives au traitement des maladies des yeux, qui sont si nombreuses et si variées. Il fallait donc un livre essentiellement pratique, qui, dépouillé de tous détails inutiles, présentât les faits d'une manière succincte, mais exacte, d'après l'ordre le plus généralement suivi. Ce sont ces conditions que réunit le *Traité des maladies des yeux* de MM. les professeurs Denonvilliers et Gosselin.

DESCURET (J.-B.-F.). — **La Médecine des Passions,** ou les Passions considérées dans leurs rapports avec les maladies, les lois et la religion. 3e édition, revue et augmentée. 2 vol. in-8, 1860..... 12 fr.

DESCURET (J.-B.-F.). — **Les Merveilles du Corps humain,** précis méthodique d'anatomie, de physiologie et d'hygiène dans leurs rapports avec la morale et la religion. 1 vol. in-8, 1856..... 6 fr.

DEVAY (Francis). — **Traité spécial d'Hygiène des familles,** particulièrement dans ses rapports avec le mariage au physique et au moral, et les maladies héréditaires. 2e édition entièrement refondue. 1 très-fort vol. in-8, 1858.......... 9 fr.

DEVILLIERS. — **Recueil de Mémoires et d'Observations sur les Accouchements et sur les maladies des Femmes,** tome 1er, in-8, 1862... 5 fr.

DEVILLIERS. — **Observations et Recherches** sur quelques maladies de la Membrane caduque. In-8, avec planches, 1842.......................... 1 fr. 50 c.

Dictionnaire raisonné des Dénominations chimiques et pharmaceutiques, contenant tous les termes employés en chimie et en pharmacie, pour désigner les lois, phénomènes, substances, combinaisons ou préparations connues jusqu'à ce jour, par MM. A. Chevallier, Ch. Lamy et Ed. Robiquet. 2e éd. 1 très-fort vol. divisé en 2 parties. En vente la 1re partie, in-8 de 500 p. texte compacte à 2 colonnes, 1853.. 9 fr.

Dictionnaire de Médecine ou Répertoire général des Sciences médicales considérées sous les rapports théoriques et pratiques. 2e édition entièrement refondue. 30 forts volumes in-8, 1832-1846, au lieu de 180 fr., net................. 100 fr.

DIDAY (P.), rédacteur en chef de la *Gazette médicale de Lyon.* — **Histoire naturelle de la Syphilis,** leçons professées à l'École pratique de la Faculté de médecine de Paris, en mars 1863 1 vol. in-8. 4 fr. 50 c

DORVAULT. — **L'Officine** ou **Répertoire général de Pharmacie pratique,** contenant le Dispensaire pharmaceutique, ou conspectus des pharmacopées légales et particulières : allemande américaine, anglaise, belge, espagnole, française, hollandaise, italienne, polonaise, portugaise, russe, sarde, suédoise, etc. Sixième édition, revue, corrigée et considérablement augmentée. 1 très-fort volume grand in-8 compacte, de plus de 1,200 pages, avec planches intercalées dans le texte, imprimé sur deux colonnes et contenant la matière de six volumes in-8. (Sous presse, pour paraître en 1866.)

NOUVEAU DICTIONNAIRE LEXICOGRAPHIQUE ET DESCRIPTIF DES

SCIENCES MÉDICALES ET VÉTÉRINAIRES

Comprenant l'Anatomie, la Physiologie, la Pathologie générale, la Pathologie spéciale, l'Hygiène, la Thérapeutique, la Pharmacologie, l'Obstétrique, les Opérations chirurgicales, la Médecine légale, la Toxicologie, la Chimie, la Physique, la Botanique et la Zoologie,

PAR MM. RAIGE-DELORME, CH. DAREMBERG, H. BOULEY, J. MIGNON, CH. LAMY

UN TRÈS-FORT VOLUME GRAND IN-8

de plus de 1500 pages à deux colonnes, texte compacte, avec figures intercalées et contenant la matière de 10 volumes in-8. — 1863.

PRIX rendu *franc de port* dans toute la France.		
	Broché	18 fr. »
	Cartonné à l'anglaise	19 50
	Relié, dos en maroquin	20 50

Ce Dictionnaire présente un tableau complet, quoique élémentaire, de toutes les connaissances qui se rattachent à la médecine, à la chirurgie, à l'obstétrique, à la pharmacologie et à la médecine vétérinaire, en un mot, un tableau général de toutes les sciences relatives à l'art de guérir. C'est en ce sens qu'il peut servir de manuel à l'étudiant comme au praticien, et être aussi consulté par ceux d'entre les gens du monde qui désirent avoir une idée exacte des sciences médicales et vétérinaires ou s'instruire sur quelques points de ces sciences.

DORVAULT. — **Iodognosie**, ou Monographie chimique, médicale et pharmaceutique des iodiques en général, et en particulier de l'IODE et de l'IODURE DE POTASSIUM. 1 vol. in-8 de 300 pages. 1850.. 3 fr.

DUBOIS et **CH. PAJOT**, professeurs à la Faculté de Médecine de Paris. — **Traité complet de l'art des Accouchements.** 2 très-forts vol. in-8. avec figures. Les livraisons 1 et 2 de chacune 260 pages ont paru. Prix........ 7 fr.

DUMAS, membre de l'Institut. — **Leçons sur la Philosophie chimique** professées au collége de France. 1 vol. in-8. 6 fr.

DUMONT (G.). — **Recherches statistiques sur les causes et les effets de la Cécité.** Grand in-8, 1856... 4 fr.

DUPLAY (Simon), aide d'anatomie de la Faculté de médecine de Paris, ancien interne lauréat des hôpitaux, etc. — **Des Collections séreuses et hydatiques de l'Aine.** 1 vol. in-8. 1865.... 3 fr. 50 c.

DUPUY (de Frenelle). — **Traité du Rhumatisme musculaire ou névromyalgie.** Nouveau mode de traitement de cette maladie et des névralgies en général. 1 vol. in-18 1864 .... 2 fr. 50 c.

DUVAL (Joseph). — **Du Mamelon et de son auréole** (anatomie et pathologie). 1 vol. in-4, 1861 .... 5 fr.

EMPIS (S.). — **De l'Incubation des maladies.** In-4. 1857........ 2 fr. 50 c.

EMPIS (S.). — **De la Méthode à suivre dans l'examen des maladies.** In-4. 1853........ 2 fr. 50 c.

EMPIS, professeur agrégé à la Faculté de médecine de Paris, médecin de l'hôpital de la Pitié. — **De la Granulie**, ou maladie granuleuse, connue sous les noms de fièvre cérébrale, de méningite granuleuse, d'hydrocéphale aiguë, de phthisie galopante, de tuberculisation aiguë, etc., 1 vol. in-8. 1865. Prix........ 6 fr.

ESPAGNE. — **Études pratiques sur la Fièvre puerpérale**, spécialement considérée dans ses rapports avec les causes débilitantes. In-8........ 3 fr.

FABRE (J.-P.-A.), de Meironnes (Basses-Alpes). — **Traité du Goitre et du Crétinisme** et des rapports qui existent entre ces deux affections. 1 vol. in-8, avec planches, 1857........ 6 fr.

FAVROT. — **Traité élémentaire** de Physique, Chimie, Toxicologie et Pharmacie, ouvrage destiné spécialement aux élèves qui se préparent aux examens de pharmacie et de médecine; avec 200 figures explicatives intercalées dans le texte. 2 vol. in-8, 1841........ 14 fr.

FAVROT. — **Traité élémentaire d'Histoire naturelle pharmaceutique et médicale.** 1843, 2 vol. in-8, avec 500 figures intercalées dans le texte...... 14 fr.

FERRAND. — **Des Exanthèmes du Rhumatisme.** In-4, 1863........ 2 fr.

FERNET (Charles), interne lauréat (médaille d'or) des hôpitaux de Paris. — **Du Rhumatisme aigu et de ses manifestations**, 1 vol. in-8. 1865... 2 f. 50 c.

FLEURY (Louis). — **Traité thérapeutique et clinique d'Hydrothérapie** de l'application de l'hydrothérapie ou **Traitement des maladies chroniques** dans les établissements publics et au domicile des malades. 3e édition entièrement refondue et considérablement augmentée, avec figures dans le texte, un très-fort volume, grand in-8, qui paraitra très-prochainement.

FLEURY (Louis). — **Essai sur l'Infection purulente.** In-8, 1844.. 3 fr. 50 c.

FLEURY (Louis). — **Cours d'Hygiène** fait à la Faculté de Médecine de Paris.

Mode de publication. — Le Cours d'hygiène est publié par livraisons de 8 feuilles chacune, imprimées en petit texte. Le prix de chaque livraison

MM. les médecins qui n'ont pas complété le DICTIONNAIRE DE MÉDECINE ou *Répertoire général des Sciences médicales*, 30 vol., peuvent le faire au prix de 2 fr. 50 par volume, au lieu de 6 fr., et depuis le 4e jusqu'au 30e et dernier.

contenant la matière d'un fort demi-volume in-8 en caractères ordinaires, est fixé à 2 francs.

Les douze premières livraisons sont en vente. La 13e livraison est sous presse, et l'ouvrage sera achevé prochainement.

FLEURY (Louis). — **Clinique hydrothérapique de Bellevue : Recherches et observations sur les Maladies chroniques.**

PREMIÈRE PARTIE : **Gastrite chronique**, gastralgie, entéralgie, dyspepsie, hypochondrie. In-8, 1855........ 2 fr. 50 c.

DEUXIÈME PARTIE : **Congestion sanguine chronique du Foie**; engorgement, obstruction du foie ; lypémanie, hypochondrie, nostomanie. In-8, 1855 . 2 fr. 50 c.

FLEURY (Louis). — **Du traitement hydrothérapique des Fièvres intermittentes**, de tous les types et de tous les pays, récentes ou anciennes et rebelles. 1 vol. in-8, avec planches. 1858. 4 f. 50

FOLLIN. — Examen de quelques nouveaux procédés opératoires pour le **Traitement des Fistules vésico-vaginales**. In-8, avec figures intercalées dans le texte, 1860........................... 2 fr.

FOLLIN. — V. *Archives générales de Médecine.*

FORGET (Eugène). — **Étude pratique et philosophique du Col de la matrice**, considérée sous le triple rapport de son anatomie normale et tératologique, de sa physiologie et de sa pathologie, précédée d'un coup d'œil sur l'utérus et ses maladies. 1 vol. in-8, 1849.............. 3 fr. 50 c.

FOUCART (A.). — **De la Suette miliaire, de sa nature et de son traitement**, traité pratique, suivi d'une analyse de toutes les épidémies de suette observées jusqu'à nos jours ; ouvrage honoré de souscriptions par les ministères du commerce, de la guerre et de la marine. 1 vol. in-8, 1854............. 6 fr.

FOUCHER. — De l'Anus contre nature. In-8 avec planche. 1857.......... 4 fr.

FOUCHER. — (V. *Compendium de chirurgie.*)

GANOT. — **Traité élémentaire de Physique** expérimentale et appliquée, et **de Météorologie**. 12e édition augmentée d'un recueil de problèmes avec solutions. 1 fort vol. gr. in-18, avec 715 belles gravures sur bois intercalées dans le texte, 1866. 7 fr.

GANOT. — Cours de Physique purement expérimentale à l'usage des gens du monde, des aspirants au brevet de supérieur, des élèves des écoles normales, des institutions de demoiselles, et en général des personnes étrangères aux connaissances mathématiques. 3e édition. 1 vol. grand in-18, orné de 368 magnifiques vignettes, 1866 5 fr. 50 c.

GERDY (J.-V.). — **Études sur les eaux minérales d'Uriage**, 1 vol. in-8, 1849. 6 f.

GILLE. — Monographie thérapeutique et pharmacologique de l'Iodure de fer. 1 vol. in-12, 1857.... 4 fr. 50 c.

GOSSELIN. — Des Pansements rares. In-4, 1851.................... 1 fr. 25 c.

GOSSELIN. — Voir 1° *Compendium de chirurgie*, 2° CURLING, 3° DENONVILLIERS.

GOURDIN. — Du Traitement de la Tuberculose. 1 vol. in-4, 1861... 5 fr.

GUERSANT (P.), chirurgien honoraire des hôpitaux. — **Notices sur la Chirurgie des enfants.**

PREMIER FASCICULE, contenant : 1° *Médecine opératoire.* — 2° *Adénites cervicales.* — 3° *Phimosis* — 4° *Fractures.* — 5° *Trachéotomie dans le croup.*

DEUXIÈME FASCICULE, contenant : 1° *De l'Hypertrophie des amygdales.* — 2° *Des Polypes du rectum.* — 3° *Tumeurs et taches vasculaires et Nævi-Materni.* — 4° *Des kystes et des tumeurs enkystées.* — 5° *Des calculs vésicaux, de la taille et de la lithotritie.* — 6° *De l'Hydrocèle.* — 7° *De la chute du rectum.* In-8. Chaque fascicule....... 1 fr.

TROISIÈME FASCICULE : 1° *Des Arthrites chroniques et de leur traitement.* — 2° *Quelques reflexions sur les brûlures.* — 3° *Traitement du Bec de lièvre.* — 4° *De la Coxalgie et de son traitement.* Chaque fascicule... 1 fr.

QUATRIÈME FASCICULE, contenant : 1° *De la Vulvite chez les petites filles.* — 2° *Coup d'œil sur les moyens les plus prompts et les plus inoffensifs pour extraire les corps étrangers du conduit auditif interne.* — 3° *De la Cataracte.* — 4° *Des Hernies abdominales.* — 5° *De la Leucorrhée.* — 6° *Du Torticolis.* — 7° *Des Vices de conformation des doigts et des orteils.* — 8° *De la Carie vertébrale.*

CINQUIÈME FASCICULE : *Des Imperforations congénitales de l'anus et des intestins.* — *Deux cas de Luxation traumatique du fémur.* — *Des corps étrangers dans les voies aériennes.* — *De l'Ophtalmie purulente des nouveaux-nés.* — *De l'Incontinence d'urine.* — *Du Cancer de l'œil.* — *Des Petits-Pois.* Vient de paraître.

Prix de chaque fascicule.......... 1 fr.

GUYON (F). — (Voir *Compendium de chirurgie.*)

HARDY. — (Voir BÉHIER et HARDY, *Traité de pathologie interne.*)

HÉLIE (TH.), professeur d'anatomie à l'École de médecine de Nantes. — **Recherches sur la disposition des fibres musculaires de l'Utérus développé par la grossesse.** In-8, avec atlas de 10 planches in-fol., dessinées d'après nature et lithographiées par M. CHENANTAIS, professeur à la même École............ 10 fr.

HEURTELOUP (le baron). — **De la Lithotripsie sans fragments.** 1 vol. in-8, 1846.............................. 6 fr.

HEURTELOUP. — Rétrécissement de l'Urètre, guérisons immédiates, permanentes, authentiques et nombreuses de cette affection. 2e éd. 1859.... 4 fr.

HEURTELOUP. — L'Art de broyer les pierres dans la Vessie humaine. Grand in-8 avec figures, 1858......... 2 fr.

HIPPOCRATE (ŒUVRES CHOISIES). —

Le Serment, la Loi, l'Art, le Médecin, les Prorrhétiques, le Pronostic, les Prénotions de Cos, les Airs, les Eaux et les Lieux, les Épidémies (1er et 3e livres), le régime dans les Maladies aiguës, les Aphorismes: extraits et analyses de plusieurs traités; traduites du grec, sur les meilleurs textes imprimés et manuscrits; accompagnées d'arguments et de notes, et précédées d'une notice sur la vie et les écrits d'**Hippocrate**, par le docteur Ch. DAREMBERG. 2e éd. entièrement refondue et augmentée. 1 fort vol. in-8, 1855. 9 fr.

HORTELOUP (Paul), ancien interne des hôpitaux de Paris — **De la Sclérodermie.** In-8. 1865. .... 3 fr.

JARJAVAY. — **Traité d'anatomie chirurgicale,** ou de l'Anatomie dans ses rapports avec la pathologie externe et la médecine opératoire. 2 vol. in-8, 1852-1854. .... 14 fr.

JARJAVAY.— Recherches anatomiques sur l'Urètre de l'homme. 1 vol. in-4, accompagné de 7 planches lithographiées par E. Beau. 1856. .. 14 fr.

Journal de Chimie médicale, de Pharmacie, de Toxicologie et Revue des nouvelles scientifiques, nationales et étrangères, publié par A. CHEVALLIER. — Le *Journal de Chimie médicale, de Pharmacie, de Toxicologie* paraît une fois par mois, par cahiers de 4 feuilles d'impression, de manière à former par par an 1 volume de près de 800 pages. On y joint des planches toutes les fois que le sujet l'exige. Le prix de l'abonnement est fixé, pour l'année, à 12 fr. 50 c. pour toute la France, et pour l'étranger suivant les conventions postales.

JOUSSET (de Bellesme). — **De la Méthode hypodermique et de la pratique des Injections sous-cutanées.** 1 vol. in-8, 1865. Prix........ 3 fr. 50 c.

KAULA.— De la Spermatorrhée. 1 vol. grand in-8. Paris, 1846....... 4 fr. 50 c.

KOBELT. — **De l'Appareil du Sens génital des deux sexes** dans l'espèce humaine et dans quelques mammifères au point de vue anatomique et physiologique. Traduit de l'allemand par le docteur Kaula. 1 vol. in-8 avec planches, 1851. Prix: Figures noires......... 4 fr. 50 c.
Figures coloriées....... 5 fr. 50 c.

LABOULBÈNE. — **Recherches cliniques et anatomiques sur les Affections pseudomembraneuses.** (Productions plastiques, diphthéritiques, ulcéro-membraneuses, aphtheuses, croup, muguet, etc.). 1 vol. grand in-8 avec planches coloriées, 1861. .... 8 fr.

LADREIT DE LACHARRIÈRE. — **Des Paralysies syphilitiques.** 1 vol. grand in-8, 1861. .... 2 fr. 50 c.

LAGNEAU fils.—**Mémoire sur les mesures hygiéniques propres à prévenir la propagation des Maladies vénériennes.** In-8, 1856...... 3 fr.

LAGNEAU fils. — **Abcès peri-uréthraux de la partie antérieure du Pénis survenus à la suite de la blennorrhagie.** In-8, 1862...... 50 c.

LAGNEAU fils. — **Maladies syphilitiques du Système nerveux.** 1 vol. in-8, 1860........................ 7 fr.

LAGNEAU fils.— **Maladies syphilitiques consécutives des Voies lacrymales.** In-8, 1857............... 75 c.

LAGNEAU fils.— **De la Prostitution considérée sous le rapport de l'hygiène publique.** In-8, 1858.. 75 c.

LALLEMAND. — **Des Pertes séminales involontaires** 3 vol. in-8 en 5 parties, 1838 à 1842............ 25 fr.

LAMY (Ch.). — (Voir *Dictionnaire des Dénominations chimiques, et Nouveau Dictionnaire lexicographique des sciences médicales.*)

LASÈGUE. — (Voir *Archives générales de Médecine.*)

LE FORT (Léon). — (Voir *Compendium de chirurgie.*)

MAISONNEUVE ET **MONTANIER.** — **Traité pratique des Maladies vénériennes,** contenant un chapitre sur la syphilisation; suivi d'un formulaire spécial. 1 vol. in-8, 1853......... 7 fr. 50 c.

MARCHAL (de Calvi), agrégé honoraire de la Faculté de médecine de Paris, ancien professeur au Val de Grâce. — **Recherches sur les Accidents inflammatoires et gangreneux diabétiques,** théorie nouvelle du Diabète. 1 fort vol. 1864......................... ..... 10 fr.

MARTIN (Henri-Charles), ancien interne lauréat des hôpitaux de Paris. — **De la contagion dans l'Erysipèle.** Gr. in-8. 1865....................... 3 fr. 50 c.

MERCIER (Aug.). — **Recherches anatomiques, pathologiques et thérapeutiques sur les Maladies des Organes urinaires et génitaux,** considérées spécialement chez les hommes âgés. Ouvrage entièrement fondé sur de nouvelles observations. 1 vol. in-8, 1841. Prix.............................. 6 fr.

MERCIER (Aug.). — **Recherches sur le traitement des Maladies des Organes urinaires,** considérées chez les hommes âgés, et sur celui des rétrécissements de l'urètre; suivies d'un essai sur la gravelle et la pierre; principalement sur la lithotripsie, l'extraction des fragments, et sur celle des autres corps étrangers (ouvrage formant le complément du précédent). 1 vol. in-8 avec des figures dans le texte. 1856 .... 7 fr. 50 c.

MERCIER (Aug.). — **Recherches anatomiques, pathologiques et thérapeutiques sur les Valvules du col de la vessie, cause fréquente et peu connue de rétention d'urine.** 1 vol. in-8, 1848............... 7 fr.

MERCIER (Aug.). — **Explication de la maladie de J.-J. Rousseau** et de l'influence qu'elle a eue sur son caractère et sur ses écrits. In-8, 1859........ 2 fr.

MIGNON (J.). — **Du Cowpox** ou VACCINE PRIMITIVE. Grand in-8. 1848........ 2 fr.

MONNERET, professeur de pathologie interne à la Faculté de Médecine de Paris, médecin de l'Hôtel-Dieu. — **Traité élémentaire de Pathologie interne.**

L'ouvrage se composera de 3 forts volumes grand in-8 et sera publié en 12 livraisons de 160 pages chacune, qui paraîtront régulièrement de quatre mois en quatre mois. Les 7 premières livraisons ont paru. — Prix de chaque livraison : 3 fr.

MONNERET. — **Traité de Pathologie générale**. 3 vol. in-8. 1857-1861.... 25 fr.

MONNERET. — **Programme du cours de Pathologie interne fait à la Faculté de Médecine de Paris,** pendant les années scolaires 1861, 1862, 1863. 1 vol. in-8.................. 4 fr. 50 c.

MONTANIER. — **Des conditions pathogéniques et de la valeur séméiologique de l'Albuminurie**. In-8, 1857. Prix......................... 1 fr. 50 c.

MONTANIER. (Voir MAISONNEUVE et MONTANIER.)

MONTANIER. — **Critique médicale : le Vitalisme et l'Organicisme**. In-8. 1865........................ 1 fr. 25 c.

NÉGRIER. — Recherches anatomiques et physiologiques **sur les Ovaires** dans l'espèce humaine. 1 vol. grand in-8, avec 11 planches noires. 1840. Prix..... 6 fr. Figures coloriées................ 12 fr.

N[illegible]RIER. — **Recherches et Consi[illegible]ations** sur la constitution et les fonctions du Col de l'Utérus. 1 vol. in-8, 1846. Prix.............................. 3 fr.

NÉGRIER. — **Du traitement des Affections scrofuleuses** par les préparations de noyer. In-8, 1856.. 2 fr. 50 c.

NÉGRIER. — **Recueil de faits pour servir à l'histoire des Ovaires et des affections hystériques de la femme**. Grand in-8, 1858.......... 3 fr.

Nouveau livre registre pour la vente légale des Substances vénéneuses et des médicaments dans lesquels on les fait entrer, en exécution de l'ordonnance royale du 29 octobre 1846, et du décret du président de la république, promulgué le 8 juillet 1850 ; par MM. A. CHEVALLIER et A. THIEULLEN. Nouvelle édition, contenant divers modèles de rapports et lois régissant l'exercice et l'enseignement de la pharmacie, plus 200 pages pour l'inscription des ordonnances. 1 vol. in-fol. solidement relié.............. 8 fr.

ORFILA. — **Traité de Médecine légale**. QUATRIÈME ÉDITION, revue, corrigée et considérablement augmentée, contenant en entier le **Traité des Exhumations juridiques,** par MM. ORFILA et LESUEUR, avec 7 planches dont 4 coloriées. 1848. 4 forts vol. in-8................. 26 fr.

ORFILA. — **Atlas pour le Traité de médecine légale** ci-dessus, contenant 26 planches, dont 7 coloriées, représentant les plantes vénéneuses et les animaux venimeux.................. 3 fr. 50 c.

ORFILA. — **Éléments de Chimie médicale**. 8e édit., revue, corrigée et considérablement augmentée. 2 forts vol. in-8, avec planches. 1851.............. 17 fr.

ORFILA. — **Traité de Toxicologie**, 5e édition, revue, corrigée et augmentée, contenant, en outre, l'éloge de l'auteur, prononcé par M. le professeur Bérard, en 1854. 2 forts vol. in-8, ensemble de 1,920 pages. 1852. *Il ne reste plus que quelques exemplaires de cet ouvrage et le prix est de* 30 fr.

ORFILA. — **Portrait** exécuté par Léon **Noël** d'après le beau tableau de **H. Scheffer**. Prix : 10 fr. (format colombier, sur papier de Chine, avant la lettre), 8 fr. (même format, sur papier blanc et avant la lettre), 5 fr. (format jésus, avec la lettre). *Franco d'emballage.* Les frais de transport pour la province sont à la charge des quéreurs.

NOTA. — Ce portrait est d'une parfaite ressemblance et d'une très-belle exécution.

ORFILA (Louis). — **De l'Élimination des poisons,** comparaison des procédés proposés pour rechercher le plomb, le cuivre et le mercure, contenus dans les substances organiques. In-4, 1852. 2 fr. 50

ORFILA (Louis). — **De la Chaleur dans les phénomènes chimiques**. In-8. 1853...................... 2 fr. 50 c.

ORFILA (Louis). — **Leçons de Toxicologie,** professées à la Faculté de médecine de Paris. In-8. 1858......... 3 fr.

PAJOT, professeur à la Faculté de médecine de Paris. — **De la Céphalotripsie répétée sans traction,** ou Méthode pour accoucher les femmes dans les rétrécissements extrêmes du bassin. In-8. 1863.............................. 1 fr.

PAJOT. — **De la présentation de l'épaule dans les rétrécissements extrêmes du bassin** et d'un nouveau procédé d'embryotomie. In-8, 1865. 75 c.

PAJOT. — (Voir DUBOIS *et* PAJOT.)

PÉCHOLIER. — **Illusions et réalités de la Thérapeutique**. In-8. 1862. Prix...................... 2 fr. 50 c.

PÉCHOLIER (G.). — **Études sur l'action du Quinquina dans les fièvres typhoïdes,** sur la fièvre pernicieuse dothinenthérique. In-8. 1864....... 1 fr. 50 c.

PÉCHOLIER (G.) et **C. St-PIERRE**. — **Étude d'Hygiène** sur quelques industries des bords du Lez. In-8. 1864. 1 fr. 50 c.

PÉCHOLIER (G.) et **C. St-PIERRE**. — **Etude sur l'Hygiène des ouvriers employés à la fabrication du Ver-**

det (vert-de-gris, acétate basique de cuivre). In-8. 1864.... .... 1 fr.

PETER (Michel), chef de clinique de la Faculté de médecine de Paris. — **Des Maladies virulentes comparées chez l'homme et les animaux.** Grand in-8. 1863........................ 2 fr. 50 c.

PETER (Michel). — **Quelques Recherches sur la Diphthérite et sur le croup,** faites à l'occasion d'une épidémie observée à l'hôpital des Enfants. In-4. 1859........................ 1 fr. 50 c.

PETER. (Voir BENNET, *Maladies de l'utérus.*)

PIDOUX. — **Etudes sur le Vitalisme organique.** *La fièvre puerpérale.* In-8. 1858........................ 2 fr. 50 c.

PIDOUX. — (Voir TROUSSEAU *et* PIDOUX, *Traité de thérapeutique et de matière médicale.*)

PINEL neveu. — **De la Monomanie** considérée sous le rapport psychologique, médical et légal. In-8. 1855..... 1 fr. 75 c.

RAIGE-DELORME. — (Voir *Dictionnaire encyclopédique des sciences médicales* et *Nouveau Dictionnaire lexicographique descriptif des sciences médicales et vétérinaires.*)

REINVILLIER. — **Cours élémentaire d'Hygiène** en vingt-cinq leçons. 1 vol. in-12, 1854................. 3 fr. 50 c.

REINVILLIER. — **Hygiène pratique des Femmes.** 1 vol. in-12, 1855. 3 fr. 50 c.

REYBARD. — **Traité pratique des Rétrécissements du canal de l'urètre,** ouvrage couronné par l'Académie impériale de Médecine, qui lui a décerné, en 1852, le grand prix d'Argenteuil (12,000 fr.). 1 vol. in-8, avec planches. 1853. 7 fr. 50 c.

RICHARD (Achille). — **Éléments d'Histoire naturelle médicale,** contenant des notions générales sur l'histoire naturelle, la description, l'histoire et les propriétés de tous les aliments, médicaments ou poisons tirés des végétaux et des animaux. 4e édition, revue, corrigée et considérablement augmentée, ornée de 1,000 gravures intercalées dans le texte, 3 vol. in-8, dont le 1er contient la *Zoologie*, les 2e et 3e la *Botanique Médicale.* 1849... 20 fr.

NOTA. On vend séparément le tome Ier contenant la *Zoologie*.............................. 6 fr.
les tomes II et III contenant la *Botanique médicale*......... 15 fr.

ROBIQUET (E.). — **Manuel de Photographie théorique et pratique sur collodion et sur albumine.** 1 vol. gr. in-18, avec figures intercalées dans le texte. 1859................ 4 fr. 50 c.

ROGER (Henri). — **Séméiotique des Maladies de l'enfance,** leçons professées à l'hôpital des Enfants en 1863. 1 vol. in-8. 1864........ .... 3 fr. 50 c.

ROSTAN. — **De l'Organicisme,** précédé de Réflexions sur l'incrédulité en matière de médecine, et suivi de commentaires et d'aphorismes, 3e édition. 1 vol. in-8. 1864.......................... 5 fr.

SÉE (Marc). — (Voir CRUVEILHIER, *Traité d'anatomie descriptive.*)

SIMPSON, professeur à l'université d'Edimbourg, etc. — **De l'Acupressure,** méthode nouvelle de réprimer les hémorrhagies chirurgicales et d'accélérer la cicatrisation des plaies. 1 vol. in-8, avec figures intercalées dans le texte. 1865................ 4 fr.

SOCIÉTÉ MÉDICALE DES HOPITAUX DE PARIS. — **Actes,** 6 vol. ont paru de 1850 à 1864. Prix : les tomes I à IV, chacun 3 fr. 50, et les tomes V et VI, 4 fr.; — **Bulletins et Mémoires,** en vente le tome 1er de la 2e série, 1 vol. grand in-8, année 1864. Prix .... 5 fr.

THORE (A.-M.). — **De la résection du Coude,** et du nouveau procédé pour la pratiquer. In-4, 1843........ 3 fr. 50 c.

TILLAUX (Paul), chirurgien des hôpitaux de Paris. — **De l'Uréthrotomie.** In-8, 1863 .... 3 fr.

TILLAUX. — (Voir *Compendium de chirurgie.*)

TRIQUET (Eug.). — **Abrégé de Pathologie médico-chirurgicale,** ou Résumé analytique de médecine et de chirurgie. 2 vol. in-8. 1852............. 12 fr.

A. TROUSSEAU, Professeur de thérapeutique à la Faculté de médecine de Paris, Médecin de l'Hôtel-Dieu, et **H. PIDOUX,** Médecin de l'hôpital Lariboisière. — **Traité de Thérapeutique et de matière médicale.** — Septième édition. 2 très-forts vol. gr. in-8. Paris, 1862. Prix .... 22 fr. 50 c.

TROUSSEAU et **O. RÉVEIL.** — **Traité de l'Art de formuler,** comprenant des notions de pharmacie, la classification par familles naturelles des médicaments simples les plus usités, leur dose, leur mode d'administration, etc., suivi d'un formulaire magistral, avec indication des doses pour adultes et pour enfants, terminé par un abrégé de toxicologie. 2e édition, revue, corrigée et augmentée d'un précis sur les eaux minérales. 1 vol. gr. in-18. Paris, 1859. Prix.......................... 5 fr. 50 c.

VERNEUIL. — (Voir *Compendium de chirurgie.*)

WILL. — **Guide pour l'Analyse chimique** (qualitative et quantitative) et tableaux d'analyse qualitative; à l'usage des médecins, des pharmaciens et des étudiants en chimie et de minéralogie. 2e édition française, revue et corrigée d'après la 4e édition allemande, par JEAN RISLER. 1 vol. in-8, 1858.......................... 6 fr.

WILL. — **Tableaux pour l'Analyse chimique qualitative,** traduits de l'allemand, par JEAN RISLER. In-8, cartonné, 1856 .... 2 fr. 25 c.

MÉMOIRES DIVERS

ARCHAMBAULT. — **Intoxication saturnine par la poussière de cristal,** chez les ouvriers travaillant la contre-oxydation du fer. In-8. 1861. Prix.... 75 c.

AXENFELD. — **Des lésions atrophiques de la moelle épinière.** In-8, 1863.......................... 1 fr.

BAIZEAU. — **Mémoire sur les perforations et les divisions de la voûte palatine.** In-8. 1861........... 75 c.

BÉCLARD (J.). — **De la contraction musculaire** avec la température animale. In-8. 1861..... .... 2 fr.

BÉHIER. — **Maladies des Européens dans les pays chauds.** In-8. 1861. Prix.......................... 60 c.

BERGERON et LEMATTRE. — **De l'Elimination des médicaments par la sueur** et de quelques-unes de ses altérations pathologiques. In-8, 1864. 75 c.

BERGERON. — **De la Rage,** observations et réflexions. In-8, 1862. 1 fr. 25 c.

BERNARD (Claude). — **Recherches expérimentales sur les fonctions du nerf spinal.** In-8. 1844.. 1 fr. 50 c.

BLOT. — **De la version pelvienne** dans les cas de rétrécissement du bassin. In-8, 1863.......................... 50 c.

BLOT. — **Du ralentissement du pouls** dans l'état puerpéral. In-8, 1863.. 50 c.

BOTREL. — **Mémoire sur l'angioleucite utérine puerpérale.** In-8. Prix..................... 1 fr. 50 c.

BOURDON. — **Nouvelles Recherches sur l'ataxie locomotrice progressive.** In-8, 1862............... 75 c.

BOURDON (Hip.). — **Etudes cliniques et histologiques sur l'ataxie locomotrice progressive.** In-8, avec figures coloriées. 1861 .... 1 fr. 25 c.

BRICHETEAU. — **Relation d'une épidémie chorée,** observée à l'hôpital Necker. In-8, 1863............... 1 fr.

CAHEN — **De l'Acide arsénieux** dans le traitement des congestions qui accompagnent certaines affections nerveuses. In-8, 1863.................. 1 fr.

CARVILLE. — **De l'Ictère grave épidémique.** In-8, 1864........ 1 fr. 50 c.

CAZENAVE. — **De la blennorrhagie syphilitique.** In-8. 1844......... 60 c.

CHAUFFARD. — **Etude clinique** sur la constitution médicale de l'année 1862. In-8, 1863................. 1 fr. 25 c.

COLSON. — **Mémoire sur l'opération de la hernie étranglée** sans ouverture du sac. In-8, 1863...... 1 fr. 25 c.

CONTÉ. — **Recherches sur le traitement des ulcères aux jambes.** In-8. 1843......................... .. 75 c.

CORNIL.—**De l'Erysipèle du pharynx.** In-8, 1862.................... 75 c.

COSSY. — **Sur un cas d'anévrysme spontané de l'aorte ascendante** ouvert dans la veine cave supérieure. In-8. 1845........................... 60 c.

DAGA. — **Documents** pour servir à l'histoire de la syphilis chez les Arabes. In-8, 1864........ .... 1 fr. 50 c.

DAMOISEAU.— **Recherches cliniques** sur plusieurs points du diagnostic des épanchements pleurétiques. In-8 avec planches. 1844 .... 1 fr. 50 c.

DANJOY. — **De l'Albuminurie dans l'Encéphalopathie et l'amaurose saturnine.** In-8, 1864....... 75 c.

DEBROU.—**Sur le tic non douloureux de la face.** In-8. 1864.......... 50 c.

DEVILLE. — **Études cliniques** sur la vaginite granuleuse. In-8 1844 1 fr. 75 c.

DIDAY. — **De l'uréthrorrhée** ou **échauffement,** espèce non décrite d'écoulement uréthral chez l'homme. In-8, 1861. 50 c.

DIDAY. — **De la réinfection syphilitique,** de ses degrés et de ses modes divers. In-8, 1862.... .. .. 1 fr.

DOUSMANI. — **Recherches expérimentales** sur la Diplopie monoculaire. In-8, 1864..................... 50 c.

DRON. —**De l'Epididyme syphilitique.** In-8, 1864...................... 75 c.

DUCHENNE (de Boulogne). — **Paralysie musculaire progressive de la langue,** du voile du palais et des lèvres. In-8, 1860...................... 75 c.

DUCHENNE (de Boulogne). — **Mécanisme de la physionomie humaine.** In-8, 1862.. .... 1 fr. 25 c.

DUCHENNE (de Boulogne), fils. — **De la paralysie atrophique graisseuse de l'enfance.** In-8, 1864.... 1 fr. 50 c.

DURAND-FARDEL. — **Mémoire sur la réparation** ou cicatrisation des foyers hémorrhagiques du cerveau. In-8, 1844. Prix..................... 1 fr. 50 c.

DUROZIEZ. —**Du Rhythme pathognomonique du rétrécissement mitral.** In-8, 1862.................... 50 c.

DUROZIEZ.—**Du double souffle intermittent crural** comme signe de l'insuffisance aortique. In-8, 1861....... 1 fr.

EMPIS. — **De l'affaiblissement musculaire** progressif chez les vieillards. In-8, 1862...................... 1 fr.

EMPIS.—**Des diarrhées et des dysenteries** qui ont régné à Paris et dans plusieurs départements pendant les mois d'août et de septembre 1861. In-8.. 1 fr.

FALRET (Jules).—**De l'état mental des épileptiques**. In-8, 1860... 1 fr. 50 c.

FALRET (Jules). — **Des théories physiologiques de l'Epilepsie**. In-8, 1862. Prix... 75 c.

FALRET (Jules) - **Des troubles du langage et de la mémoire des mots** dans les affections cérébrales. In-8, 1864... 1 fr. 25 c.

FALRET (Jules). — **De la consanguinité**. In-8, 1865... 1 fr. 25 c.

FAURE. — **Recherches expérimentales** sur les Caillots fibrineux et sur les produits d'inflammation du cœur. In-8, 1864... 1 fr.

FELDMANN.—**Mémoire sur la kératoplastie**. In 8, 1864... 75 c.

FERRAND — **Etude pour servir à l'histoire de la pneumonie catarrhale**. In-8, 1862... 50 c.

FISCHER. — **Du Diabète consécutif aux Traumatismes**. In-8, 1862. 1 fr.

FISCHER. — **De la luxation spontanée du cristallin**. In-8, 1861.. 50 c.

FONSSAGRIVES.—**Mémoire sur l'engorgement des ganglions bronchiques chez l'adulte**, considéré comme cause d'asphyxie, et sur la possibilité d'établir le diagnostic de cette affection. In-8, 1861... 75 c.

FONSSAGRIVES et **LE ROY DE MÉRICOURT**. — **Mémoire sur la caractérisation nosologique** de la maladie connue vulgairement dans l'Inde sous le nom de **Béribéri**. In-8, 1861..... 1 fr.

FOUBERT. — **De l'homme** dans les temps antéhistoriques. In-8, 1864.. 75 c.

FRITZ, L. RAMIER et J. VERLIAC. — **De la Stéatose dans l'empoisonnement par le phosphore**. In-8, 1863... 50 c.

GELLÉ. — **Etude du rôle de la déchirure capsulaire** dans la réduction des luxations récentes de la hanche. In-8, 1861. Prix... 1 fr.

GOSSELIN. — **Mémoire** sur les résultats obtenus par l'opération de la temporisation dans l'étranglement herniaire. In-8, 1861... 50 c.

HERVIEUX. — **Recherches sur l'emphysème pulmonaire enfantile**. In-8, 1861... 1 fr.

HOMOLE. — **Expérimentations physiologiques** sur quelques préparations de digitale. In-8, 1860... 75 c.

JOULIN. — **Anatomie et physiologie comparée** du bassin des mammifères. In-8, 1864... 75 c.

JOULIN. — **Mémoire sur le bassin** considéré dans les voies humaines. In-8, 1864... 1 fr.

JOUSSET. — **De la Bronchotomie** ou **Trachéotomie** dans le traitement du croup. In-8, 1844... 50 c.

JOUSSET. — **Des formes de la folie**. In-8, 1845... 75 c.

LALOY. — **Deux observations de croup** traitées avec succès par la trachéotomie, avec quelques remarques. In-8, 1849... 50 c.

LANCEREAUX. — **Des Hémorrhagies méningées** considérées principalement dans leurs rapports avec les néomembranes de la dure-mère crânienne. In-8, 1862. Prix... 1 fr. 50 c.

LANCEREAUX. — **De l'Amorose** liée à la dégénération des nerfs optiques dans les cas d'altération des hémisphères cérébraux. In-8, 1864... 1 fr. 50 c.

LARCHER. — **Des Phénomènes cadavériques** au point de vue de la physiologie et de la médecine légale. In-8, 1862. Prix... 75 c.

LAUGIER. — **Mémoire sur l'écoulement d'un liquide aqueux par l'oreille** considéré comme signes de fractures du crâne et en particulier du rocher. 60 c.

LAURENCET. — **Du coussin bivalve**. Nouvel appareil contentif pour les fractures du membre inférieur. In-8 avec planches, 1851... 1 fr. 50 c.

LECOQ. — **Deux observations d'ataxie locomotrice progressive**. In-8, 1861... 50 c.

LECORCHÉ. — **Du strabisme convergent et du strabisme divergent** au point de vue médical et chirurgical. In-8, 1864... 50 c.

LECORCHÉ — **De la cataracte diabétique**. In-8, 1861... 1 fr. 25 c.

LEGENDRE.—**Du développement simultané de la vaccine et de la variole** et des modifications qu'exercent ces deux éruptions l'une sur l'autre. In-8, 1844... 50 c.

LEGENDRE. —**Quelques mots sur la pneumonie lobulaire chez les enfants**, par l'emploi réuni de la saignée et des vomitifs. In 8, 1844... 50 c.

LEGENDRE et **BAILLY**. — **Nouvelles recherches sur quelques maladies du poumon chez les enfants**. In-8, 1844... 1 fr. 75 c.

LEUDET. — **Etude clinique des troubles nerveux périphériques vasomoteurs** survenant dans le cours des maladies chroniques. In-8, 1864.. 1 fr. 50 c.

LEVEN et OLLIVIER. — **Recherches sur la physiologie et la pathologie du cervelet** In-8, 1864.... 1 fr. 25 c.

LIEBREICH. — **De la prédisposition de la rétinite pigmenteuse** chez les enfants nés d'un mariage entre consanguins. In-8, 1862... 25 c.

LISLE. — **Revue analytique et critique** des recherches modernes sur les maladies mentales. In-8, 1844.... 50 c.

LUTON. — **Etudes sur la médication substitutive.** In-8, 1863.... 1 fr. 25 c.

LUYS. — **Études sur l'anatomie, la physiologie et la pathologie du cervelet.** In-8, 1864. Prix...... 1 fr. 50 c.

MARTIN et **LÉGER.** — **Recherches sur l'anatomie et la pathologie** des appareils sécréteurs des organes génitaux chez la femme. In-8, 1862.... 1 fr. 50 c.

MAUVEZIN. — **Coup d'œil sur les divers traitements de la pustule maligne** et exposé d'une nouvelle méthode de traitement de cette affection. In 8, 1864..................... 75 c.

MESNET. — **Physiologie pathologique du cerveau**, des mouvements circulaires. In-8, 1862.............. 50 c.

MONNERET. — **Mémoire sur l'emploi de la teinture de bulbe de colchique**, du nitrate de potasse et des saignées non formulées dans le traitement du rhumatisme articulaire. In-8, 1844.... 50 c.

MOREL-LAVALLÉE. — **De la coxalgie chez le fœtus** et de son rôle dans la luxation congénitale du fémur. In-8, 1861. Prix.......................... 75 c.

MOREL-LAVALLÉE. — **Décollements traumatiques de la peau et des couches sous-jacentes.** In-8, 1863. Prix.............................. 1 fr. 50 c.

NÉGRIER. — **Mémoire sur le traitement des affections scrofuleuses** par les préparations de feuilles de noyer. In-8, 1844.......................... 50 c.

NIVERT. — **De l'inflammation spontanée des veines variqueuses des membres inférieurs** chez les femmes récemment accouchées. In-8, 1862. 50 c.

OLLIVIER. — **De l'albuminurie saturnine.** In-8, 1863............ 75 c.

PATRY. — **De la gangrène des membres** dans la fièvre typhoïde. In-8, 1863. Prix.............................. 1 fr.

PIHAN-DUFEILLAY. — **Étude sur les statistiques de l'opération césarienne.** In-8, 1861.......... 1 fr. 50 c.

RÉVEIL. — **Note sur l'hygiène et la toxicologie.** In-8, 1862......... 50 c.

RÉVEIL. — **Des descriptions et de leurs applications à la thérapeutique.** In-8, 1863............ 1 fr. 50 c.

REVEIL. — **Sur quelques médicaments nouveaux.** In-8, 1861... 1 fr.

REVEIL. — **Sur les progrès récents de la toxicologie** et ses tendances actuelles. In-8, 1861................ 50 c.

RICHET. — **Recherches sur les tumeurs vasculaires des os.** In-8, 1865. Prix.............................. 2 fr.

RILLIET (de Genève). — **Du traitement de la goutte par les eaux de Vichy.** In-8, 1844........................ 50 c.

ROGER (Henri). — **De la température chez les enfants à l'état physiologique et pathologique.** In-8, 1844. Prix.............................. 2 fr.

ROGER (Henri). — **De l'Emphysème généralisé.** In-8, 1862..... 1 fr. 50 c.

ROGER (Henri). — **Recherches cliniques sur la Paralysie consécutive à la diphthérite.** In-8, 1862. 1 fr. 25 c.

ROLLET. — **Recherches sur plusieurs maladies de la peau** réputées rares ou exotiques qu'il convient de rattacher à la syphilis. In-8, 1861....... 1 fr. 50 c.

SIREDEY. — **Des indications et des contradictions de la thoracentèse** dans les diverses espèces d'épanchements. In-8, 1864................. 1 fr. 25 c.

SIRELIUS. — **Du placenta prœvia,** de sa nature et de son traitement. In-8, 1861.................... 1 fr. 25 c.

STOUT. — **Description de l'appareil du docteur Jarvis** pour la réduction des luxations, l'ajustement des fractures et leur maintien. In-8 avec planches, 1846. Prix.......................... 1 fr. 25 c.

THORE. — **Mémoire sur la courbure accidentelle** et la fracture incomplète des os longs chez les enfants. In-8, 1844. Prix.............................. 75 c.

TRIFET. — **Fistule vésico-vaginale** survenue à la suite d'un accouchement laborieux. Opération de l'infibulation pratiquée par M. le professeur A. Bérard. In-8. 1843.............................. 50 c.

TRIPIER. — **Application de l'électricité à la médecine.** In-8, 1861. 75 c.

VERNEUIL. — **Observations pour servir à l'histoire des altérations locales des nerfs.** In-8, 1861.... 75 c.

VERNEUIL. — **Nouvelles Observations de fistules vésico-vaginales** suivies de remarques sur les procédés américains. In-8, 1862....... 1 fr. 25 c.

VERNEUIL. — **De l'Hidrosardénite phlegmoneuse et des abcès sudoripares.** In-8, 1865.......... 1 fr. 50 c.

VIGLA. — **Recherches sur la rupture spontanée de la rate.** In-8, 1844. Prix.............................. 75 c.

WILLEMIN. — **Recherches expérimentales sur l'absorption par le ligament externe de l'eau et des substances solubles.** In-8, 1863. 1 fr. 25

WILLEMIN. — **Nouvelles Recherches expérimentales sur l'absorption cutanée.** In-8, 1864....... 1 fr. 25 c.

OUVRAGES DONT LE PRIX EST CONSIDÉRABLEMENT DIMINUÉ :

ALIBERT (le baron). — **Physiologie des passions**, ou nouvelle doctrine des sentiments moraux. 2 vol. in-8, 3ᵉ édition. 1837. Ornée de 17 belles gravures. Prix, au lieu de 16 fr. .... 6 fr.

BARRAS. — **Traité sur les gastralgies et les entéralgies, ou maladies nerveuses de l'estomac et des intestins.** 2 vol. in-8. Prix, au lieu de 14 fr. .... 6 fr.

BÉRARD (P.). — **Cours de physiologie fait à la Faculté de médecine de Paris**. Les 31 livraisons qui ont paru. 1848-1855. au lieu de 31 fr... 16 fr.

BICHAT. — **Recherches physiologiques sur la vie et la mort.** 5ᵉ édition, augmentée de notes par M. Magendie. 1830. In-8. Prix, au lieu de 6 fr.... 2 fr.

BORDEU. — **Œuvres complètes**, précédées d'une Notice sur sa vie et sur ses ouvrages, par RICHERAND. 2 forts vol. in-8, Paris, 1810. Prix, au lieu de 15 fr.. 6 fr.

BOYER (le baron). — **Traité des maladies chirurgicales et des opérations qui leur conviennent.** Cinquième édition, publiée par le baron Philippe Boyer, chirurgien de l'Hôtel-Dieu. 7 forts volumes in-8, ensemble de 6,260 pages. 1844-1853. Au lieu de 56 fr. 30 fr.

CABANIS. — **Rapports du physique et du moral de l'homme.** Quatrième édition. 2 volumes in-8. Prix, au lieu de 8 fr. .... 3 fr. 50 c.

CAZENAVE, médecin de l'hôpital Saint-Louis. — **Annales des maladies de la peau et de la syphilis.** 4 vol. grand in-8 à 2 colonnes, 1843-1847. Prix, au lieu de 40 fr. .... 12 fr.

CHEVALLIER, RICHARD et **GUILLEMIN.** — **Dictionnaire des drogues simples et composées.** 1827-1829. 5 volumes in-8, avec figures. Prix, au lieu de 34 fr .... 9 fr.

CLOQUET (Jules). — **Anatomie descriptive du corps humain** ; ouvrage composé de 340 planches in-4, représentant près de 1400 figures, et formant 4 vol dont 2 pour le texte et l'explication des planches. Au lieu de 210 fr. .... 60 fr. Figures coloriées, au lieu de 392 fr. 160 fr.

COLOMBAT (de l'Isère). — **Traité complet des maladies des femmes et de l'hygiène de leur sexe.** 3 vol. in-8, 1843. Prix, au lieu de 17 fr. .... 8 fr.

CRUVEILHIER. — **Le Centre nerveux céphalo-rachidien.** Deux magnifiques planches de grandeur naturelle. Prix, au lieu de 8 fr. .... 3 fr.

CRUVEILHIER. — **Vie de Dupuytren.** 1841. In-8. Prix, au lieu de 1 fr. 25 c. 25 c.

DANCE. — **Guide pour l'étude de la clinique médicale** ou **Précis de séméiotique**, 1 vol. in-18, Paris, 1834. Prix, au lieu de 3 fr. .... 1 fr. 25 c.

DAUVERGNE. — **Hydrothérapie générale.** Du véritable mode d'action des eaux de mer en particulier, des eaux thermo-minérales, et de l'eau simple en général. 1 volume in-8. 1853. Prix, au lieu de 6 fr. .... 2 fr. 50 c.

DE CANDOLLE. — **Physiologie végétale, ou exposition des forces et des fonctions des végétaux.** 1832. 3 vol. in-8. Prix, au lieu de 20 fr... 6 fr.

DE LARROQUE. — **Traité de la fièvre typhoïde.** 2 vol. in-8, 1847. Prix, au lieu de 12 fr. .... 2 fr. 50 c.

DEPAUL. — **Traité théorique et pratique d'auscultation obstétricale.** 1 vol. in-8, avec 12 planches. 1847. Prix, au lieu de 5 fr. .... 2 fr. 50 c.

DUGÈS. — **Traité de physiologie comparée de l'homme et des animaux.** 1838-1839. 3 vol. in-8 avec pl. Prix, au lieu de 24 fr. .... 10 fr.

FERRUS. — **Des Prisonniers, de l'Emprisonnement et des Prisons.** 1 vol. in-8. 1850. Prix, au lieu de 7 fr.... 2 fr.

FERRUS. — **De l'Expatriation pénitentiaire.** 1 vol. in-8. 1853. Prix, au lieu de 3 fr. .... 1 fr.

FUSTER. — **Des maladies de la France dans leurs rapports avec les saisons**, ou **Histoire médicale et météorologique de la France.** 1 vol. in-8. 1840. Prix, au lieu de 8 fr. 2 fr.

GERDY. — **Chirurgie pratique.** Les 3 volumes qui ont paru, 1851 à 1855. Prix, au lieu de 24 fr .... 9 fr.

GERDY. — **Physiologie philosophique des sensations et de l'intelligence.** 1 volume in-8, 1846. Prix, au lieu de 7 fr. .... 2 fr. 50 c.

GERDY. — **Anatomie des formes extérieures du corps humain**, appliquée à la peinture, à la sculpture et à la chirurgie. 1 vol. in-8, accompagné de 3 planches au trait. Paris, 1829. Prix, au lieu de 6 fr. .... 1 fr. 50 c.

GERDY. — **Physiologie médicale.** 2 parties in-8, 1830-1832. Prix, au lieu de 8 francs.......................... 2 fr.

GERDY. — **Recherches sur la langue, le cœur et l'anatomie des régions**, etc., 1823. In-4 avec figures. Prix, au lieu de 3 fr. 50 c. .... 1 fr.

AVIS. — A cause du grand rabais qui est fait sur ces livres, il faut, lorsqu'on désire les recevoir *franco de port* dans toute la France et l'Algérie, ajouter 50 centimes par volume au prix réduit. Ainsi pour l'ouvrage d'ALIBERT, c'est **1** franc.

GERDY. — Des polypes et de leur traitement. 1833, in-8. Prix, au lieu de 3 fr. 50 c. . . . . 75 c.

HOLLARD (H.). — **Précis d'anatomie comparée.** Paris, 1837. 1 vol. in-8. Prix, au lieu de 6 fr. 50 c. . . . . 2 fr. 50 c.

HOLLARD (H.). — **Nouveaux éléments de zoologie.** 1 fort volume in-8, orné de 22 planches gravées, représentant un grand nombre de sujets. 1839. Prix, au lieu de 8 fr. 50 c. 3 fr.
Figures coloriées, au lieu de 14 fr. . 7 fr.

HOLLARD (H.). — **Étude de la nature pour concourir à l'éducation de l'esprit et du cœur,** comprenant les faits les plus importants de la Physique et de la Chimie générale, de l'Astronomie, de la Météorologie, de la Géologie, de la Botanique et de Zoologie. Nouvelle édition. Paris, 1853, 4 tomes en 2 vol. in-12. Prix, au lieu de 12 fr. . . . . 6 fr.

HOLLARD (H.). — **De l'homme et des races humaines** 1 vol. in-18, format Charp., 1853. Prix, au lieu de 3 fr. . 2 fr.

LAGNEAU. — Traité pratique des maladies syphilitiques. Sixième édition. 2 volumes in-8. 1828. Prix, au lieu de 10 fr. . . . . 2 fr. 50 c.

LALLEMAND. — Recherches anatomo-pathologiques sur l'encéphale et ses dépendances. 3 vol. in-8. 1830-35. Prix, au lieu de 27 fr. 7 fr.

LALLEMAND. — Clinique médico-chirurgicale, contenant les affections vénériennes, les rétrécissements de l'urètre et les affections de la prostate. Prix, au lieu de 5 fr. . . . . 1 fr. 25 c.

LASSAIGNE. — Dictionnaire des réactifs chimiques employés dans les cours publics et particuliers, les recherches médico-légales, les expertises, les essais, les analyses qualitatives et quantitatives des corps simples et de leurs composés utiles, soit dans les arts, soit en médecine. 1 fort vol. in-8, 1839. Prix, au lieu de 10 fr. . . . . 6 fr.

MAYGRIER (J.-P.). — **Nouvelles démonstrations d'accouchements.** —
Prix, fig. noires, au lieu de 40 fr. . 20 fr.
Prix, fig. coloriées, au lieu de 70 fr. 40 fr.
Ce magnifique ouvrage se compose de 81 planches in-folio, gravées en taille-douce, représentant dans leur ensemble plus de 200 sujets, et d'un fort volume de texte. Paris, 1840.

MAYOR. — La Chirurgie simplifiée, ou Mémoires pour servir à la réforme et au perfectionnement de la médecine opératoire. 2 forts vol. in-8, avec planches, 1841. Au lieu de 12 fr. . . . . 3 fr. 50 c.

Mémoires et prix de l'Académie royale de chirurgie. — 12 vol. in-8, 1810. Prix, au lieu de 45 fr. . . . . 20 fr.

MILLOT. — L'art de procréer les sexes à volonté. Sixième édition, 1 vol. in-8, orné de 15 gravures. Prix, au lieu de 7 fr. 50 c. . . . . 2 fr. 50 c.

MONFALCON. — Histoire médicale des marais et Traité des fièvres intermittentes causées par les émanations des eaux stagnantes. Deuxième édition, 1 vol. in-8, 1826. Prix, au lieu de 7 fr. 50 c. . . . . 2 fr.

MORGAGNI. — Recherches anatomiques sur le siége et les causes des maladies. 1824, 10 vol. in-8. Au lieu de 60 fr. . . . . 12 fr.

Muséum d'anatomie pathologique de la Faculté de médecine de Paris. ou **Musée Dupuytren,** publié au nom de la Faculté. Paris, 1842, 2 vol. in-8 et atlas in-folio de 24 planches. Prix, au lieu de 14 fr. . . . . 6 fr.

OZANAM. — Histoire médicale, générale et particulière des maladies épidémiques, contagieuses et épizootiques. 2e éd. 4 vol. in-8, 1835. Au lieu de 12 fr. . 6 fr.

RICHARD (A.). — **Formulaire de poche à l'usage des praticiens.** 7e éd. Prix, au lieu de 3 fr. . . 1 fr. 25 c.

RICHARD (A.). — **Éléments de minéralogie.** 3e édition. 1838. 1 vol. in-8. Prix, au lieu de 6 fr. . . . . . 1 fr. 50 c.

RICHERAND (le baron). — **Des erreurs populaires relatives à la médecine.** 1821. In-8. Prix, au lieu de 6 fr. 1 fr. 50 c.

ROCHOUX. — Recherches sur l'apoplexie. Deuxième édition. 18.3. Prix, au lieu de 7 fr. . . . . 1 fr. 50 c.

ROSTAN. — Cours élémentaire d'hygiène. Deuxième édition. 1828. 2 vol. in-8. Prix, au lieu de 14 fr. . . . . 5 fr.

ROSTAN. — Recherches sur le Ramollissement du cerveau. 1823. 2e éd. In-8. Prix, au lieu de 7 fr. . . . 1 fr. 50 c.

SCARPA. — Traité pratique des hernies. 1825. 1 gros vol. in-8. et un Atlas in-fol. de 34 pl. Prix, au lieu de 22 fr. 12 fr.

SCUDAMORE. — Traité sur la nature et le traitement de la goutte et du rhumatisme. 1823. 2 vol. in-8. Prix, au lieu de 12 fr. . . . . 2 fr. 50 c.

SEGOND (L.-A.). — **Hygiène du chanteur.** 1 v. in-12. 1846. Au lieu de 3 f. 1 f. 25

SKODA. — Traité de percussion et d'auscultation, traduit de l'allemand, avec des notes et des remarques critiques, par le docteur Aran. 1 vol. grand in-18. 1854. Prix, au lieu de 4 fr. 50 c. 2 f. 50 c.

STEINBRENNER. — Traité sur la vaccine. 1 fort vol. in-8, de plus de 800 pages. Paris, 1846. Au lieu de 8 fr. 2 fr.

TANQUEREL DES PLANCHES. — Traité des maladies de plomb ou saturnines. 2 forts vol. in-8, 1839. Au lieu de 15 fr. . . . . 3 fr. 50 c.

TAVERNIER. — Manuel de clinique chirurgicale. 1 vol. in-18, 1837. Au lieu de 5 fr . . . . 1 fr. 50 c.

OUVRAGES DE MÉDECINE VÉTÉRINAIRE

(Décembre 1865)

NOUVEAU DICTIONNAIRE PRATIQUE

DE MÉDECINE, DE CHIRURGIE ET D'HYGIÈNE VÉTÉRINAIRES

PUBLIÉ PAR

MM. H. BOULEY et REYNAL

PROFESSEURS A L'ÉCOLE VÉTÉRINAIRE D'ALFORT

Avec la collaboration

D'UNE SOCIÉTÉ DE PROFESSEURS VÉTÉRINAIRES

ET DE VÉTÉRINAIRES PRATICIENS

QUI SONT POUR LES SEPT PREMIERS VOLUMES

MM. P. BROCA, agrégé à la Faculté de médecine de Paris, chirurgien des hôpitaux;

CHAUVEAU, professeur à l'École vétérinaire de Lyon;

CLÉMENT, chef de service à l'École vétérinaire d'Alfort;

CRUZEL, membre correspondant de la Société impériale et centrale de médecine vétérinaire;

E. FISCHER, vétérinaire à Ceissengen-lez-Luxembourg (Belgique);

Eug. GAYOT, ancien chef de division des haras au ministère de l'agriculture;

J. GOURDON, docteur en médecine, chef de service à l'École vétérinaire de Toulouse;

A. LAVOCAT, professeur à l'École vétérinaire de Toulouse;

LEBLANC père et fils, vétérinaires à Paris;

MAGNE, directeur de l'École vétérinaire d'Alfort;

MERCHE, vétérinaire principal de l'armée;

PATTÉ, vétérinaire et docteur en médecine à Paris;

Eug. RENAULT, inspecteur général des Écoles vétérinaires;

A. SANSON, secrétaire adjoint de la Société impériale vétérinaire;

S. VERHEYEN, directeur de l'École vétérinaire de Bruxelles.

MODE DE PUBLICATION ET CONDITIONS DE LA SOUSCRIPTION

Le Nouveau Dictionnaire pratique de médecine, de chirurgie et d'hygiène vétérinaires se composera d'environ 12 forts volumes in-8, qui paraîtront successivement

Le prix de chaque volume est de 7 fr. 50 c. rendu franco dans toute la France et l'Algérie.

Les tomes I à VII sont en vente : le tome VIII est sous presse.

AGENDA-FORMULAIRE

DU VÉTÉRINAIRE PRATICIEN

POUR 1866

CONTENANT :

1° PETIT DICTIONNAIRE DE PATHOLOGIE, MATIÈRE MÉDICALE ET POSOLOGIE;
2° REVUE DE MATIÈRE MÉDICALE ET PHARMACEUTIQUE DE 1865 POUR 1866;
3° CONSIDÉRATIONS GÉNÉRALES SUR LA PRÉPARATION DES MÉDICAMENTS;

RÉDIGÉ PAR M. CLÉMENT

CHEF DE SERVICE DE CHIMIE ET DE PHARMACIE A L'ÉCOLE IMPÉRIALE VÉTÉRINAIRE D'ALFORT

Précédé d'un

CALENDRIER A DEUX JOURS PAR PAGE

Sur lequel on peut inscrire ses visites et prendre des notes.

PRIX, FRANC DE PORT DANS TOUTE LA FRANCE ET L'ALGÉRIE

1° Cartonné à l'anglaise	2 fr.	»
2° Arrangé de façon à pouvoir être mis dans une trousse ou portefeuille	2	»
3° Relié en portefeuille, avec patte et crayon	3	75
4° L'Agenda dans un beau portefeuille en chagrin	6	»

NOTA. — Cet Agenda paraît à la fin du mois de novembre de chaque année et sert pour l'année suivante.

Nouveau Dictionnaire lexicographique et descriptif des Sciences médicales et vétérinaires, comprenant l'Anatomie, la Physiologie, la Pathologie générale, la Pathologie spéciale, l'Hygiène, la Thérapeutique, la Pharmacologie, l'Obstétrique, les Opérations chirurgicales, la Médecine légale, la Toxicologie, la Chimie, la Physique, la Botanique et la Zoologie, par MM. Raige-Delorme, Ch. Daremberg, H. Bouley, J. Mignon, Ch. Lamy, 1 très-fort volume grand in-8° de plus de 1500 pages, à deux colonnes, texte compacte, avec figures intercalées et contenant la matière de 10 volumes in-8°, 1863. Prix, rendu *franc de port* dans toute la France, broché... 18 fr.
Cartonné à l'anglaise........ 19 fr. 50 c.
Relié, dos en maroquin...... 20 fr. 50 c.

BELLAMY. — La Vache bretonne, utile au riche, Providence du pauvre. In-12, 1857........................ 2 fr. 50 c.

Bibliothèque vétérinaire, ou Collection des principaux mémoires publiés sur les différentes branches de la médecine vétérinaire, depuis les temps les plus reculés jusqu'à nos jours. 1 vol. in-8, publié dans les années 1849 à 1852 du *Recueil de médecine vétérinaire*, et contenant les Mémoires de Flandin (1790 et 1793), Nuhan (1834 et 1817), Gilbert (1795 et 1796), Viborg (1788 et 1792), W. Youatt (1846), Lafosse (1754, 1756 et 1788), W. Moorcroft (1800)... 6 fr.

BOUCHARDAT. — Formulaire vétérinaire. 2e édition, 1 vol. in-18. 1861. Prix........................ 4 fr. 50 c.

BOULEY (H.), professeur à l'Ecole vétérinaire d'Alfort. — **Traité de l'organisation du pied du cheval**, comprenant l'étude de la structure, des fonctions et des maladies de cet organe (1re partie: Anatomie et Physiologie). Accompagnés d'un Atlas de 34 planches dessinées et lithographiées d'après nature, par Ed. Pochet.
Prix, figures noires............... 10 fr.
Figures coloriées.................. 16 fr.

BOULEY (H.). — De la péripneumonie épizootique du gros bétail. Rapport général des travaux de la commission scientifique instituée près le ministère de l'agriculture, du commerce et des travaux publics, rédigé par M. le professeur H. Bouley. In-8, 1854........................ 2 fr. 50 c.

CHARLIER. Des indigestions gazeuses du cheval et de l'efficacité de la ponction du cœcum comme moyen curatif. In-8, 1859.......................... 50 c.

CHARLIER. — De la castration des vaches. In-8. 1855........... 1 fr. 25 c.

DELAFOND. — Traité de pathologie générale comparée des animaux domestiques. 2e édition, revue, corrigée et considérablement augmentée 1 vol. in-8, 1855.............................. 8 fr.

DELAFOND. — Traité sur la maladie de sang des bêtes à laine, suivi de l'étude comparée de cette affection avec la fièvre charbonneuse, l'empoisonnement par les végétaux vénéneux et la maladie rouge. 1 vol. in-8, 1843.............. 2 fr. 50 c.

DELAFOND. — Traité sur la maladie de poitrine du gros bétail, connue sous le nom de *péripneumonie contagieuse*. Paris, 1844. 1 vol. in-8, 1843....... 4 fr.

DELAFOND. — Traité sur la maladie de sang des bêtes bovines, suivi de l'étude comparée de cette affection avec l'entérite suraiguë et la fièvre charbonneuse. 1 vol. in-8, 1848.............. 2 fr. 50 c.

DELAFOND. — Progrès agricole et amélioration du gros bétail de la Nièvre, caractères et qualités de la race. In-8, 1846......................... 3 fr.

DELAFOND. — Traité de la pourriture, ou Cachexie aqueuse des bêtes à laine. In-8, 1854................. 1 fr. 25 c.

DELAFOND et LASSAIGNE. — Traité de matière médicale et de pharmacie vétérinaire, théorique et pratique. 2e édition, revue, corrigée et augmentée d'un choix de Formules publiées à l'étranger. 1 fort vol. in-8 de 844 pages, avec des figures intercalées dans le texte. 1853......................... 9 fr.

DELWART. — Traité de médecine vétérinaire pratique. 3 vol. grand in-8, 1850-53............................ 36 fr.

Dictionnaire usuel de chirurgie et de médecine vétérinaires, Manuel pratique où l'on trouve exposés avec clarté et dans un langage à la portée de tout le monde: 1° Tout ce qui regarde l'histoire naturelle, la propagation, l'entretien et la conservation des animaux domestiques; 2° la description de toutes les maladies auxquelles ces animaux sont sujets; 3° les moyens de les traiter de la manière la plus efficace et la plus économique; 4° la législation vétérinaire, rédigé par M. Beugnot, ancien chef de service à l'École vétérinaire d'Alfort, d'après les travaux de Bourgelat, Vitet, Hazard, Chabert, Chaumontel, Gohier, Flandrin, Fromage, Dupuy, Girard, V. Yvart, Moiroud, Grognier, Bernard, Vatel, Hurtrel-d'Arboval, etc. *Nouvelle édition*, revue, corrigée et mise au courant de la science, d'après les travaux les plus récents des professeurs et praticiens français et étrangers de l'époque. 2 forts vol. grand in-8 à 2 col. 1859. 18 fr.

Cet ouvrage est nécessaire aux propriétaires, aux fermiers, aux cultivateurs, aux officiers de cavalerie, aux maréchaux ferrants et aux vétérinaires.

GIRARD. Traité de l'âge du cheval, du *Bœuf*, du *Mouton*, du *Chien* et du *Cochon*. 3e édition 1834........... 3 fr. 50 c.

GOUBAUX (A.), professeur à l'Ecole d'Alfort. — **Etudes sur les animaux de boucherie,** 1er Mémoire traitant des *maniements* considérés spécialement chez le Bœuf et la Vache. In-8, 1855.. 1 fr. 25 c.

GOURDON, docteur en médecine, professeur à l'École impériale vétérinaire de Toulouse. — **Éléments de chirurgie vétérinaire.** 2 forts vol. in-8, accompagnés d'un grand nombre de figures intercalées dans le texte. 1855-1857 . . . . 21 fr.

GOURDON. — Traité de la castration des animaux domestiques. 1 vol. in-8 de 550 pag., avec figures intercalées dans le texte. 1860. . . . . 6 fr. 50 c.

GOURDON. — Traité du pied des animaux domestiques. 1 vol. in-8, avec figures intercalées. (Sous presse.)

GOYEAU, vétérinaire en 1er à l'Ecole de Saint-Cyr. — **Étude sur le cheval de guerre.** In-8. . . . . 1 fr. 25 c.

LAVOCAT, directeur de l'École vétérinaire de Toulouse. — **Nouvelle Ostéologie comparée de la tête des animaux domestiques**, suivie d'un exposé de la construction vertébrale de la tête. In-8, 1863. Prix. . . . . 2 fr.

LEBAS et LELONG. — Pharmacie vétérinaire, chimique, théorique et pratique. 6e édition, 1 vol. in-8, 1844. 5 fr. 50 c.

LECOQ, inspecteur général des Ecoles vétérinaires. — **Traité de l'extérieur du cheval et des principaux animaux domestiques.** 3e édit., ornée de 155 fig. intercalées dans le texte. 1 beau vol. in-8, 1855 . . . . 9 fr.

LECOQ. — Des annexes du fœtus dans les principales espèces d'animaux domestiques. In-8, 1857. Prix. . . . . 1 fr. 25 c.

LECOQ. — Notes anatomiques sur l'opération de l'hyovertébrotomie, ou Fonctions des poches gutturales des solipèdes. In-8, avec planches, 2e édition, 1864. Prix. . . . . 2 fr.

LESCOT (E.), vétérinaire principal de l'armée. — **Cours d'hippologie**, ou Abrégé sommaire de l'anatomie, de la physiologie, de l'extérieur, de l'hygiène, de la maréchalerie, des maladies et des accidents dont le cheval est le plus souvent atteint, et des premiers soins à lui donner avant l'arrivée du vétérinaire. 1 vol. in-18, 1863. Broché. 1 fr. 50 Cartonné. . . . . 1 fr. 75

MAGNE, directeur de l'Ecole vétérinaire d'Alfort. — **Hygiène vétérinaire appliquée.** Etude de nos races d'*animaux domestiques* et des moyens de les améliorer, suivie des règles relatives à l'entretien, à la multiplication, à l'élevage du Cheval, de l'Ane, du Mulet, du Bœuf et du Mouton, de la Chèvre et du Porc. 2e édition, revue, corrigée et considérablement augmentée, accompagnée de figures intercalées dans le texte, et la plupart représentant des animaux domestiques. 2 forts vol. in-8, 1857. Prix . . . . 16 fr.

MAGNE. — Traité d'agriculture pratique et d'hygiène vétérinaire générale. 3e édition augmentée et refondue. 3 vol. grand in-18, avec des figures intercalées dans le texte. 1859. . . . . 12 fr

MARIAGE. — Guérison infaillible dans tous les cas du javart cartilagineux (vulgairement appelé *javart encorne*), en quinze jours sans opération. 1 vol. in-12, 1847. . . . . 6 fr.

MEGNIN, vétérinaire militaire. — **Mémoire sur le crapaud du cheval**, sa nature et son traitement. In-8, avec planches coloriées, 1864. 2 fr.

MEGNIN. — Etude microscopique et iconographique des altérations des fourrages. In-8 avec planches, 1864. Prix. . . . . 2 fr.

MEGNIN. — Origine de la Ferrure du cheval. In-8, 1865. Prix. . . . . 2 fr.

Mémoires de la Société impériale et centrale de médecine vétérinaire. 5 volumes ont paru, le 1er coûte 3 fr. 50 c., et les 2, 3, 4 et 5, chacun 5 fr.

MIGNON (J.). — Quelques réflexions sur la mécanique animale appliquée au cheval. In-8. 1841. (Epuisé.)

MIGNON. — Du Cowpox ou Vaccine primitive. Gr. in-8. Paris, 1848. . . . . . . 2 fr.

MILES (William). — **Petit traité de la ferrure du cheval**, traduit de l'anglais sur la 3e édition, par le Dr GUYTON 2e édition française. 1 vol. grand in-18 avec planches. 1865. . . . . 1 fr. 50 c.

MOIROUD. — Traité élémentaire de matière médicale, ou de Pharmacologie vétérinaire, suivi d'un Formulaire pharmaceutique raisonné. 2e édit., 1843. . 6 fr.

ORFILA. — Éléments de chimie appliquée à la médecine et aux arts. 8e édition. 2 forts vol. in-8, avec planche, 1851. 17 fr.

PRADAL (Amédée). — **Traité des maladies du porc**, leurs symptômes, leurs causes avec l'indication des procédés opératoires, des moyens de les guérir et de les prévenir. 1 vol. In 8. 1840. . . . . 4 fr.

RAINARD. — Traité complet de la parturition des principales femelles domestiques, suivi d'un Traité des maladies propres aux femelles et aux jeunes animaux. 2 vol. in-8. 1845. 12 fr.

RENAULT, inspecteur général des Ecoles vétérinaires de France. — **Traité du javart cartilagineux.** 1 vol. in-8, fig., 1831 . . . . 3 fr.

RENAULT. — Gangrène traumatique, mémoires et observations cliniques sur une des causes plus fréquentes dans les animaux domestiques. In-8. 1840. . . . . . 2 fr. 50 c.

RENAULT. — Typhus contagieux du gros bétail. In-8. 1856. . . . . 1 fr. 25 c.

RENAULT. — Typhus contagieux des bêtes bovines. 1860. . . . . . . 2 fr. 50 c.

RENAULT. — Jurisprudence vétérinaire. Commentaire de la loi du 20 mai sur les *Vices rédhibitoires*, ouvrage publié par MM. REYNAL, professeur à Alfort, et L. C. RENAULT, avocat à la Cour impériale de Paris. 1 vol. in-8 (*sous presse*).

REYNAL, professeur de pathologie, de police sanitaire et jurisprudence commerciale à l'Ecole vétérinaire d'Alfort. — **Traité de la police sanitaire vétérinaire.** 1 vol. in-8 (*sous presse*).

RIGOT. — Anatomie des régions du cheval, considéré dans ses rapports avec la chirurgie et la médecine opératoire. 1828. 1 vol. in-f°, avec 5 belles pl........ 5 fr.

RIGOT et **LAVOCAT. — Traité complet de l'anatomie des animaux domestiques.** 6 parties. In-8... 24 fr.

RIQUET, vétérinaire principal en retraite. — **Mémoire sur l'application du Système Rarey.** In-8 avec figures, 1861. Prix...................... 1 fr. 25 c.

RODET (H.-J.-A.), directeur de l'Ecole impériale vétérinaire de Lyon. — **Leçons de Botanique élémentaire,** comprenant la phytotomie, l'organographie, la physiologie, la géographie, la photologie et la taxonomie des plantes. 2ᵉ édition. 1 volume in-8, avec un grand nombre de figures intercalées dans le texte. 1863.......... 7 fr.

RODET (H.-J.-A.). — Botanique agricole et médicale, ou étude des plantes qui intéressent principalement les vétérinaires et les agriculteurs, et suivie d'une Méthode dichotomique ayant pour but de conduire au nom de ces plantes. 2ᵉ édition, 1 vol. fort in-8. (*Sous presse.*)

SAINT-CYR, chef de service à l'Ecole vétérinaire de Lyon — **Recherches anatomiques, physiologiques et cliniques sur la pleurésie du cheval.** In-12, 1860................. 2 fr. 50 c.

SAINT-CYR. — Nouvelles études historiques, critiques et expérimentales sur la morve, et spécialement de la morve chronique. In-8. 1864. Prix...................... 1 fr. 50 c.

SANSON (A.). — De la Diathèse typhoïde du cheval et de ses manifestations ordinaires dans l'armée. In-8. 1856................ 1 fr. 50 c.

SANSON (A.). — Les Missionnaires du progrès agricole (organisation économique de la médecine vétérinaire). 1 vol. in-18. 1858.................. 3 fr. 50 c.

SANSON (A.). — Le meilleur préservatif de la rage, étude de la physionomie des chats et des chiens enragés, lésions, causes, degré de contagion du virus; remèdes antirabiques. 1 v. in-12. 1860. 1 fr.

SERRES, chef de service à l'Ecole vétérinaire de Toulouse. — **Guide hygiénique et chirurgical pour la castration et le bistournage** du cheval, du taureau, de la vache, du bélier et du verrat. 1 vol. grand in-18, de 550 pages, avec des fig. intercalées dans le texte. 1861. 4 fr. 50 c.

TABOURIN, professeur à l'Ecole vétérinaire de Lyon. — **Nouveau Traité de matière médicale, de thérapeutique et de Pharmacie vétérinaire.** 2ᵉ édition, revue, corrigée et augmentée. 2 forts vol. in-8, avec près de 100 figures intercalées dans le texte, 1865-1866....... 18 fr.

TISSERANT, professeur à l'Ecole vétérinaire de Lyon. — **Guide des propriétaires et des cultivateurs** dans le choix, l'entretien et la multiplication des vaches laitières. 2ᵉ édition, 2ᵉ tirage. 1 vol. in-12, avec des figures intercalées dans le texte. 1865..................... 4 fr.

Recueil de Médecine vétérinaire, journal consacré à l'étude et aux progrès de la médecine vétérinaire et des sciences qui s'y rattachent, publié avec le concours d'un certain nombre de professeurs et de vétérinaires praticiens français et étrangers, par MM. H. Bouley et Reynal, professeurs à l'Ecole vétérinaire d'Alfort. Un numéro d'au moins 80 pages chaque mois. Prix de l'abonnement annuel: **13** fr. pour Paris; **14 fr. 50** pour les départements, et pour l'étranger suivant les conditions postales.

Journal de Médecine vétérinaire, publié par MM. les professeurs et chefs de service de l'Ecole vétérinaire de Lyon.

Ce journal paraît depuis janvier 1845, par livraisons mensuelles de trois feuilles d'impression (48 pages).

Prix de l'abonnement, **10** fr. pour toute la France, et **12** fr. pour l'étranger.

Journal des Vétérinaires du Midi, consacré à la médecine vétérinaire et à l'économie rurale, publié à l'Ecole impériale vétérinaire de Toulouse par un comité de rédaction, sous la présidence de M. Prince, directeur de l'école.

Mode de publication : Le journal paraît tous les mois, par cahier in-8 de trois feuilles d'impression.

Le prix de l'abonnement est de **8** fr. pour la France, **10** fr. pour l'étranger.

Journal de Médecine vétérinaire militaire, publié sous la direction de MM. Goux, Arboyer, Merche, Lescot et Hugot, Vétérinaires principaux, parait depuis le mois de juin 1862, par numéros de 4 feuilles in-8°. — Prix de l'abonnement annuel, **10** fr. pour la France et l'Algérie et **13** fr. pour l'Etranger.

NOUVELLE ICONOGRAPHIE FOURRAGÈRE

Comprenant un atlas avec texte explicatif des plantes fourragères et des plantes nuisibles qui se rencontrent dans les prairies et les pâturages.

Accompagnée d'un traité de l'alimentation du cheval et des autres animaux domestiques par MM. Gourdon, professeur à l'école vétérinaire de Toulouse, et Naudin, vétérinaire au train de la garde impériale.

L'ouvrage se composera de 100 et quelques très-belles planches coloriées et d'un texte explicatif; il sera publié en 4 fascicules de 25 à 30 planches, avec texte, dans le format in-4°. — Prix de chaque fascicule, 20 fr.

Le premier fascicule est en vente, et le 2ᵉ ne tardera pas à paraître.

46730 RENOU ET MAULDE

www.ingramcontent.com/pod-product-compliance
Ingram Content Group UK Ltd.
Pitfield, Milton Keynes, MK11 3LW, UK
UKHW012017240726
13965UKWH00002B/417